Bernhard Fischers

Kurzgefaßte Anleitung

zu den wichtigeren

hygienischen und bakteriologischen Untersuchungen

Dritte, wesentlich umgearbeitete Auflage

von

Dr. med. Karl Kisskalt

o. ö. Professor der Hygiene, Direktor des hygienischen Institutes in Kiel

Springer-Verlag Berlin Heidelberg GmbH 1918

ISBN 978-3-662-34978-6   ISBN 978-3-662-35313-4 (eBook)
DOI 10.1007/978-3-662-35313-4
Softcover reprint of the hardcover 3rd edition 1918

Vorwort zur dritten Auflage.

Gerne bin ich der Aufforderung des Verlages gefolgt, die „Anleitung zu hygienischen Untersuchungen" meines verstorbenen Vorgängers neu herauszugeben. Das Buch, zunächst als Hilfsbuch für den Studenten im hygienisch-bakteriologischen Kurse gedacht, hat in dieser Verwendung hier und an zahlreichen anderen Universitäten vorzügliche Dienste geleistet. Die Anordnung des Stoffes und die Numerierung hat es ermöglicht, daß im Kurse bei jeder Übung die Anleitung sofort zur Hand ist, und daß es gleichzeitig als Repetitorium benutzt werden konnte. Insbesondere auch für Kreisarztkandidaten ist das Buch als Einführung in die Methodik zu verwenden. Schon in der zweiten Auflage war es derart ergänzt, daß es auch in Laboratorien als Nachschlagebuch dienen konnte.

Die dritte Auflage hat entsprechend dem Fortschreiten der Wissenschaft wesentliche Umänderungen erfahren. An die Spitze gestellt ist ein neuer Abschnitt „Der gesunde Mensch", entsprechend dem leitenden Gedanken, daß der Mittelpunkt der Gesundheitspflege der Mensch ist, nicht die Objekte der Natur und Technik. Neu bzw. gänzlich umgearbeitet sind die Abschnitte über Untersuchung der Einwirkung nützlicher und schädlicher Einflüsse, Wasser, Ernährung, Wohnung; insbesondere sind sozial-hygienische Untersuchungsmethoden eingefügt. Eine eingehendere Darstellung der Medizinalstatistik hätte den Umfang des Buches über chritten; sie soll in einem besonderen Hefte nachgeholt werden. — Den Übergang zum folgenden Abschnitt bildet das Kapitel „Erforschung einer Epidemie". Bei der großen Unbeholfenheit, die bei solchen Vorfällen in praxi meist herrscht, möchte ich der Hoffnung Ausdruck geben, daß diese kurze Darlegung manchem eine Hilfe sein möge. —

Der große, die zweite Hälfte des Buches einnehmende Abschnitt über die bakteriologischen, protozoologischen und serologischen Untersuchungsverfahren hat ebenfalls eine wesentliche Umarbeitung erfahren, den zahlreichen Erweiterungen unserer Kenntnisse entsprechend, die uns teils die Zeit vor dem Kriege, teils dieser selbst gebracht hat. Um den Umfang des Buches nicht allzusehr anschwellen zu lassen, sind dafür einige mehr lehrbuchmäßige Abschnitte gekürzt worden.

Bei der Herstellung der neuen Auflage habe ich mich vielfach der Unterstützung durch Herrn Prof. Dr. L. Bitter zu erfreuen gehabt, dem ich auch an dieser Stelle meinen besten Dank aussprechen möchte.

Nachdem auch der Herr Verleger in anerkennenswerter Weise allen in betreff der äußeren Ausstattung des Buches geäußerten Wünschen nachgekommen ist und trotz der schweren Zeiten den Druck schnell ermöglicht hat, hoffe ich, daß es sich auch in der neuen Form einer guten Aufnahme erfreuen möge.

Kiel, den 12. April 1918.

Kißkalt.

Inhaltsverzeichnis.

Der gesunde Mensch (physische Hygiene).

A. Konstitution gesunder Personen.

I. Einzelmaße.

Besichtigung im entkleideten Zustande. Man achte auf feste, elastische Haut, starken Nacken, breite Schultern, Gestalt des Thorax (normal, paralytisch, pyriform, emphysematös, rachitisch), des Rückens, gut gebaute Extremitäten.

Messungen. *Äußere Körpermaße. Länge* mit dem Körpermeßständer. Die Länge kann am Morgen bis zu mehreren Zentimetern mehr betragen als am Abend. Die Messung hat ohne Schuhe zu geschehen; (wenn mit Schuhen, wären bei Männern etwa 3—4 cm, bei Frauen ganz verschiedene Größen abzuziehen).

Die Größe der Gestellungspflichtigen beträgt in Deutschland im Durchschnitt 167,7 cm.

Gewicht. Nur Wagen mit aufsetzbaren oder verschiebbaren Gewichten sollen verwendet werden. Federwagen (z. B. Jarasowage) zeigen oft Fehler um 5% und mehr.

Das Eichen der Wagen geschieht, da entsprechend schwere Gewichte oft nicht zu haben sind, dadurch, daß man eine Flasche zu mindestens 5 l auf die Wage stellt und sie mit Wasser von 16° füllt, dann sie entleert, die Wage mit Gegenständen von etwa 50 kg belastet (oder sich selbst darauf stellt) und das vorige wiederholt. Dem Eingießen von 1 l Wasser muß die Zunahme um 1 kg entsprechen.

Für Kleider sind abzuziehen: bei Männern im Sommer 3 kg, im Winter 5 kg; bei Kindern von 10 bis 13 Jahren 6%, 7 bis 9 Jahren 7%, 3 bis 6 Jahren 8%.

Brustumfang mit einem Stahlbandmaß bei Einatmung und Ausatmung. Beim Messen während der Inspiration achte man darauf, daß die Einatmung mit der Thoraxmuskulatur, nicht mit dem Zwerchfell geschieht, weil sonst die Werte zu niedrig ausfallen.

Bauchumfang.

Bauchfett nach Öder. Der zu Untersuchende liegt wagrecht; Aufheben einer Falte, die Haut und Fett einbegreift, rechts vom Nabel; messen mit dem Tasterzirkel.

Oberarmumfang an der dicksten Stelle.

Unterarmumfang entweder an der dicksten Stelle oder an der Grenze des oberen und mittleren Drittels.

Oberschenkelumfang. Wadenumfang.

Eine *Beurteilung nach einzelnen Körpermaßen* ist nicht möglich, sondern nur nach dem Verhältnis der Maße zueinander, der **Proportion**.

II. Proportion.

1. *Verhältnis von Länge zu Gewicht.*

a) Index von Broca. Länge in Zentimeter minus 100 soll gleich Gewicht in Kilogramm sein. Stimmt nur für kleine Menschen unter 156 cm, da bei den anderen die Beine länger sind.

b) Index von Broca-Oeder. Länge in Zentimeter vom Scheitel bis zur Mitte der Symphyse × 2 soll gleich Gewicht in Kilogramm sein.

c) Index von Livi: $J = \dfrac{100 \sqrt[3]{P}}{L}$. P = Gewicht; L = Länge. — Der Index ist abgesehen von der ersten Kindheit annähernd konstant 23,5.

d) Index von v. Pirquet: Gelidusi. Ge = Gewicht in Gramm mal 10; Geli = dritte Wurzel daraus; du = dividiert durch; si = Sitzhöhe in cm. — Gelidusi bei Erwachsenen um 100; bei Säuglingen 93—99; bei Kindern 90—96.

2. *Verhältnis von Länge zu Brustumfang.* Brustumfang bei Ausatmung soll gleich der halben Länge sein. Stimmt am besten bei 168 cm; größere Personen haben kleineren, kleinere größeren Brustumfang; in der Jugend erfolgt Längenwachstum schneller als Zunahme des Brustumfangs.

3. *Verhältnis von Länge, Gewicht und Brustumfang.* Index von Pignet. Von Länge in Zentimeter werden Gewicht in Kilogramm und Brustumfang subtrahiert. Rest 10: sehr stark; 11—15: stark; 16—20: gut; 21—25: mittelgut; 26—30: schwach; 31—35: sehr schwach; > 35: äußerst schwach. Stimmt weniger gut für sehnige Menschen.

4. *Länge und Bauchumfang* (Florschütz). Länge dividiert durch (doppelter Bauchumfang minus Länge). Quotient 5 = gute Durchschnittsernährung; unter 5 = Korpulenz.

III. Innere Körpermaße und Funktion.

Spezifisches Gewicht. Schwierig und schwer deutbar.

Atemvolum mit dem Spirometer.

Inspirationsdruck.

Druckkraft der Hände mit dem Dynamometer. Das Instrument wird in die Hand genommen, so daß es bequem liegt; dann mit einem Ruck abwechselnd rechts und links je dreimal gedrückt; die höchste Zahl notiert. Außer der Muskelmasse spielt der Impuls, besonders infolge momentaner psychischer Zustände eine wichtige Rolle. Das Dynamometer ist von Zeit zu Zeit zu eichen.

Hubkraft der Lenden, Zugkraft der Arme.

Reservekräfte des Herzens nach den Regeln der Klinik.

Toleranz für Traubenzucker. Morgens werden nüchtern 150—200 g Traubenzucker in Wasser gelöst gegeben und der Urin stündlich untersucht. Normalerweise wird kein Traubenzucker ausgeschieden. Vorsicht!

IV. Sonstiges.

Die fortlaufende Kontrolle des Gesundheitszustandes geschieht nach obigen Regeln. Der Einfachheit halber wird oft nur das Gewicht bestimmt, z. B. in Gefängnissen. Doch dürfen aus dem Konstantbleiben keine Schlüsse gezogen werden, da Eiweiß- und Fettverlust eintreten und dafür Wasser angesetzt werden kann.

Die Untersuchung auf *Krankheiten* geschieht nach den Regeln der Klinik.

Erblichkeit. Aufstellen eines Stammbaumes, in dem die Vorfahren (stets väterlicher- und mütterlicherseits) und deren Geschwister nach dem erreichten Alter, den Krankheiten (auch Alkoholismus) und der Todesursache sowie nach sonstigen Besonderheiten (Beruf usw.) aufgenommen sind.

B. Gesundheitszustand von Bevölkerungsgruppen.

1. Konstitution. Für umfangreichere Messungen kommen nur Methoden in Betracht, die sich schnell ausführen lassen. Stets mißt man Länge, Gewicht, Brustumfang; wenn möglich Sitzhöhe, Armumfang und Druckkraft.

Material, aus dem sich Schlüsse ziehen lassen: Fabrikarbeiter, Studenten, Soldaten, Schulkinder, Vorschulkinder, Impflinge.

Stets müssen sehr zahlreiche Individuen gemessen werden. Die Genauigkeit nimmt mit der Quadratwurzel ihrer Zahl zu.

Notiert werden: Geburts*tag* (zur genauen Zusammenstellung der Altersklassen), Geschlecht, Stand der Eltern, Einkommen, Zahl der lebenden und toten Geschwister, Konfession (jüdische Rasse).

Die gewonnenen Zahlen werden mit Zahlen aus anderen Untersuchungen verglichen. Zu berücksichtigen sind: Wohlhabenheit, Rasse, Tageszeit, Jahreszeit (das Längenwachstum erfolgt hauptsächlich von Februar bis August, die Gewichtszunahme von Juli bis Januar), Ferien.

Im allgemeinen vergleicht man die Durchschnittswerte. Es kann jedoch vorkommen, daß diese gleich sind, daß aber die verglichenen Menschengruppen verschieden zusammengesetzt sind, indem die eine aus zahlreichen sehr großen und zahlreichen sehr kleinen Individuen besteht, die andere überwiegend aus mittelgroßen. Man zeichnet daher auf eine wagrechte Linie (Abszisse) die Körperlängen in Abständen von 2 oder 5 cm an, und errichtet darauf senkrechte Linien, deren Höhe der Zahl der Individuen der entsprechenden Körperlänge entspricht. Verbindet man deren Endpunkte, so erhält man eine gebogene Linie, die am Anfange und am Ende der Abszisse am nächsten ist, in der Mitte sich am weitesten davon entfernt. — Grundsätzlich sind also die mittleren Größen am häufigsten, Abweichungen um so seltener, je bedeutender sie sind. — Beim Auftragen anderer Messungen wird man öfters Abweichungen in der Lage und dem Verlauf der Kurven finden.

2. Krankheiten und Todesfälle (Medizinalstatistik im älteren Sinne).

a) Das Urmaterial findet sich in den Veröffentlichungen der Staaten und Städte, in den Versicherungsakten oder kann selbst gesammelt werden. Seine Güte ist vor allem abhängig von der Zahl der Ärzte und der Vorschrift der ärztlichen Leichenschau. Fehler sind häufig durch falsche Meldungen, die unabsichtlich oder absichtlich (Furcht vor der Desinfektion) sein können.

b) Bei der *Bearbeitung* will man entweder das Material nach bewährten Mustern aufarbeiten, oder man sucht die Bestätigung oder Widerlegung eines vorgefaßten Gedankens darin.

Man halte sich stets vor Augen, was das Urmaterial geben *kann*, auch wenn es nicht in jeder Rubrik verzeichnet ist, so z. B. daß es nicht heißen muß: „es starben an Tuberkulose", sondern „es wurden als an Tuberkulose verstorben gemeldet".

Man beachte ferner, daß in einzelnen Jahren neue Bestimmungen über die Totenscheine erschienen sind, so daß man hier meist einen Knick in den Kurven nach oben oder unten findet.

Grundsätzlich ist eine weitgehende Unterteilung durchzuführen nach: Jahreszeit, Alter, Geschlecht, Wohlhabenheit, Landes- und Stadtteilen, ferner je nach Art und Zweck der Untersuchung: z. B. bei Säuglingen nach Ehelichkeit und Unehelichkeit, Ernährungsweise, Kinderreichtum der Eltern usw., bei Städten und Stadtteilen Vorhandensein eines Krankenhauses, in das Patienten von auswärts gebracht werden. Stets soll die Zahl der Lebenden jeder Altersklasse bekannt sein. Doch darf die Unterteilung nicht so weit gehen, daß die Zahlen zu klein werden, da damit die Wahrscheinlichkeit des Zutreffens der Schlußfolgerungen abnimmt (Gesetz der großen Zahl).*)

<hr>

2. Abteilung:

Untersuchung der Einwirkung nützlicher und schädlicher Einflüsse auf den Menschen.

A. Auf das Individuum.

Die Art der Einwirkung wird subjektiv und objektiv festgestellt. Sie kann an frei lebenden Personen oder durch eigens angestellte Experimente untersucht werden.

---

*) Man unterscheide stets: *Mortalität* = Zahl der Verstorbenen auf die Zahl der Lebenden berechnet von *Letalität* = Zahl der Verstorbenen auf die von der zu untersuchenden Krankheit befallenen berechnet.

Die *objektive Feststellung günstiger Einflüsse* (Wandern, Sport, Wald-schulen, Ferien) geschieht durch Untersuchung der Zunahme der Körper-maße bei Jugendlichen, Leistungsfähigkeit der Muskulatur, des Herzens usw. bei Erwachsenen, im Vergleich mit anderen Personen, die unter der alten Lebensführung geblieben sind. Die Untersuchungen sind auch nach Aufhören der günstigen Einwirkung fortzuführen, da sie sich sehr häufig erst nach einiger Zeit voll geltend macht. Entsprechendes gilt für den Tierversuch.

Die *subjektive Feststellung günstiger Einflüsse* leidet unter den gröb-sten Fehlerquellen. Niemand weiß besser als der Arzt, der die Geschichte seiner Wissenschaft verfolgt hat, wie sich Ärzte durch die Wirkungen von Mitteln und Prozeduren jahrhundertelang täuschen ließen, die wir heutzutage für wertlos halten. Trotzdem dürfen wir die subjektive Wirkung nicht unterschätzen. Die Einbildung der günstigen Wirkung eines Mittels hat, selbst wenn dieses absolut wirkungslos ist, oft fördernde Wirkungen auf die Leistungsfähigkeit, und zu einem günstigen Erfolge trägt sie manchmal mehr bei als wohlbegründete Maßnahmen.

Anders haben wir im Experimente zu urteilen. Zwar ist fast jede Versuchsperson leicht durch Autosuggestion und fremde Autorität dazu zu bringen, günstige Einwirkungen zu empfinden sowie ungünstige zu übersehen und umgekehrt. Sobald die Einwirkung bekannt ist, ist der Versuch mehr oder minder wertlos. Jedoch ist das Experiment der Beobachtung an freien Personen weit überlegen, wenn ohne solche Kenntnisse der Versuchsperson gearbeitet wird.

Die *objektive Feststellung* günstiger und ungünstiger Einflüsse auf die *Psyche* geschieht mit den Methoden der experimentellen Psychologie.

Die *objektive Feststellung ungünstiger Einflüsse auf den Körper* (z. B. Gefängnisse) geschieht, wenn es sich um die *gesamten Lebensverhält-nisse* handelt, mit den oben angegebenen Maßmethoden. Zu beachten ist, was oben über Gewichtsabnahme gesagt wurde; ferner ist auf Simulation zu achten, die z. B. durch auffallende Schwankungen der dynamometrischen Messungen erkannt werden kann. Noch bessere Resultate gibt oft der Tierversuch, bei dem auf die Gefahr schwerer Schädigungen keine Rücksicht genommen zu werden braucht. Einzelne vermutlich ungünstige Einwirkungen, besonders bei der Ernährung (Kalk, Konservierungsmittel), werden durch feinere Stoffwechsel-methoden untersucht.

Bei der Feststellung ungünstiger Einflüsse sind wir vielfach auf das *subjektive* Ermessen unparteiischer Sachverständiger angewiesen, in-soweit quantitative Methoden fehlen (Gerüche oder Geräusche).

B. Auf Bevölkerungsgruppen.

I. Die *Wirkung* der Einflüsse (z. B. Besserung der Ernährungs-verhältnisse) *auf die körperliche und geistige Konstitution* kann vielleicht beurteilt werden aus der Zunahme der Leistungsfähigkeit, doch sind die Angaben mit großer Vorsicht aufzunehmen. Etwas sicherere Anhaltspunkte geben Messungen, z. B. die seit Jahrzehnten beobachtete Zunahme der durchschnittlichen Körperlänge.

II. Die Beurteilung der Wirkung auf *Erkrankungen und Sterblichkeit* geschieht nach den Regeln der Medizinalstatistik.

Bei *Beurteilung der Wirkung hygienischer Maßnahmen* ist besonders zu beachten, daß selten eine Maßnahme allein angewendet wird, sondern meist eine ganze Gruppe. Sehr oft begeht man den Fehler, derjenigen, deren Anwendung nach dem gegenwärtigen Stande der Wissenschaft am besten begründet zu sein scheint, den ganzen Erfolg zuzuschreiben, während vielleicht eine andere, nebensächlich erscheinende, am wirksamsten gewesen ist.

---

3. Abteilung:

Untersuchung der äußeren Einflüsse.

A. Luft.

I. Physikalisch wirksame Einflüsse (Klima).

1. Temperatur.

α. Flüssigkeitsthermometer (meist Quecksilber) geben oft schon beim Einkauf falsche Werte und müssen öfters *geprüft* werden, da sich das Glas nach der Anfertigung noch jahrelang nach Länge oder Breite zusammenzieht und dadurch die Skala sich verschiebt.

αα. Durch Vergleich mit einem Normalthermometer in Wasser (10 Minuten lang eintauchen).

ββ. Feststellung des Nullpunktes in schmelzendem Eise und des Siedepunktes. Wasser siedet bei 760 mm Barometerdruck bei 100°, bei dem Barometerdruck b bei (100° minus 0,0375 (760 — b)°).

β. Gemessen wird entweder die Temperatur der Luft unter Ausschluß der Strahlung:

Schwingethermometer an 1 m langer Schnur.

Thermometer im Kreise (Radius 1 m, etwa 1 Umdrehung in der Sekunde) schwingen, alle 30 Sekunden ablesen, bis sich der Stand nicht mehr ändert!

Wirkung der Strahlung, weil beim Schwingen das Hg-Gefäß in jedem Augenblick mit neuen Luftteilchen in Berührung kommt, so gut wie ausgeschlossen.

Flügge: In den Wohnräumen sollte die Wärme 20—21° C nicht übersteigen. Die früher auf Veränderung der Zusammensetzung der Luft durch den Atmungsprozeß, auf die Ansammlung flüchtiger übelriechender, giftiger Gase (Anthropotoxine) bezogenen Gesundheitsstörungen bei Menschen in überfüllten Räumen sind Erscheinungen von Wärmestauung durch zu hohe Temperatur und gleichzeitig zu hohe Feuchtigkeit.

γ. Anbringen des Thermometers in der Wohnung in geringer Entfernung von der Wand in Kopfhöhe; nur wenn man die ungefähre Temperatur einer kalten oder heißen Zimmerwand kontrollieren will, bringt man an ihr und einer anderen Wand das Thermometer direkt an. Besser mißt man dann aber thermoelektrisch, indem man das Thermoelement in Öl taucht und an die Wand hält.

δ. Messung der strahlenden Wärme (annähernd):
*Schwarzkugel*thermometer im *Vakuum* nebst zugehörigem *Vergleichs*thermometer.

Die beiden Thermometer nebeneinander in möglichst gleicher Weise der Strahlung aussetzen und nach 5 und 10 Minuten ablesen! Je größer der Unterschied, um so stärker die Strahlung.

2. Barometerdruck.

α. Größere Schwankungen.

Wie erfährt man bei einem *Quecksilberbarometer* den *wirklichen* Luftdruck?

Außer dem Barometer jedesmal auch das an demselben befindliche Thermometer ablesen (= t), und den abgelesenen Luftdruck (= Bt) nach der Formel

$$B_0 = \frac{Bt}{1 + t \cdot 0,001815}$$

auf 0° C reduzieren!

Beispiel: Barometer zeigt 755 mm bei 16° C.

Auf 0° reduzierter Barometerstand $= \dfrac{755}{1 + 16 \cdot 0,001815} = \dfrac{755}{1,0029} =$ 752,8 mm. Zur annähernden Temperaturkorrektion genügt ein Abzug von 0,12 mm für jeden Grad C über 0.

Bei Gefäßbarometern vor der Temperaturkorrektion noch die auf dem Instrument verzeichnete Zahl für die Kapillardepression abziehen.

Auf genaueren *Aneroid*- (α privativum und νηρός feucht) Barometern sind die Temperatur-Koeffizienten angegeben.

β. Feinere Schwankungen mit dem *Variometer*. Eine leere Flasche hat einen doppelt durchbohrten Stopfen; in der einen Bohrung ist ein kapillar ausgezogenes Glasrohr, in der anderen das schrägstehende Barometerrohr mit einem Flüssigkeitstropfen. Die Kapillare dient zum Ausgleich stärkerer Schwankungen. Bei stark wechselndem Druck, z. B. unmittelbar vor oder während starkem Barometerabfall, schwankt der Tropfen hin und her.

3. Luftbewegung.

α. Windstärke.

αα. Messung mit dem Anemometer. Der Wind dreht die Flügel des Apparates; die Bewegung wird auf ein Uhrwerk übertragen, von dem aus die Geschwindigkeit direkt abgelesen werden kann. Das Uhrwerk zuerst ausschalten, bis der Apparat einige Zeit gelaufen ist; dann auf die Uhr sehen und bei Beginn einer Minute einschalten, bei Schluß ausschalten. Es gibt derbere und feinere Anemometer für verschiedene Windstärken. Einmalige kurze Messungen im Freien geben jedoch oft ungenaue Werte.

ββ. Schätzung nach der Beaufortschen Skala:

Tabelle 1.

| Skalen-teil | Charakteristik | Geschwindigkeit | | Erscheinungen |
		m pro Sekunde	km pro Stunde	
0	Windstille	0—0,5	1,8	Rauch steigt gerade empor
1	leiser Luftzug	2	7,2	Rauch leicht abgelenkt
2	leichter Wind	3,5	12,6	Blätter bewegt
3	frischer Wind	5,5	19,8	Zweige bewegt
4	kräftiger Wind	8	28,8	Staub aufgewirbelt, stärkere Äste bewegt
5	starker Wind	10,5	37,8	die Bäume selbst bewegt
6	stürmischer Wind	13,5	48,6	die größten Bäume bewegt
9	Orkan	28	100	die größten Bäume gebrochen

4. Feuchtigkeit.

Vorbegriffe: *Maximale Feuchtigkeit* zeigt an, wieviel Gramm Wasserdampf 1 cbm Luft enthalten kann (etwa gleich dem Druck in Millimeter Hg, die dieser Wasserdampf ausübt: Dunstdruck). Ist um so größer, je höher die Temperatur.

Tabelle 2.
Maximaler Dunstdruck

bei — 9° C	2,27	bei + 5° C	6,53	bei + 18° C	15,36
„ — 8 „	2,45	„ + 6 „	7,00	„ + 19 „	16,35
„ — 7 „	2,65	„ + 7 „	7,49	„ + 20 „	17,39
„ — 6 „	2,87	„ + 8 „	8,02	„ + 21 „	18,50
„ — 5 „	3,11	„ + 9 „	8,57	„ + 22 „	19,66
„ — 4 „	3,36	„ + 10 „	9,17	„ + 23 „	20,91
„ — 3 „	3,64	„ + 11 „	9,79	„ + 24 „	22,18
„ — 2 „	3,93	„ + 12 „	10,46	„ + 25 „	23,55
„ — 1 „	4,25	„ + 13 „	11,16	„ + 26 „	24,99
„ 0 „	4,60	„ + 14 „	11,91	„ + 27 „	26,51
„ + 1 „	4,94	„ + 15 „	12,70	„ + 28 „	28,10
„ + 2 „	5,30	„ + 16 „	13,54	„ + 29 „	29,78
„ + 3 „	5,69	„ + 17 „	14,42	„ + 30 „	31,55
„ + 4 „	6,10				

Absolute Feuchtigkeit zeigt an, wieviel Gramm Wasserdampf momentan in 1 cbm Luft vorhanden ist (etwa gleich den Millimeter Hg

Druck, den dieser Wasserdampf ausübt). — *Sättigungsdefizit* = maximale minus absoluter Feuchtigkeit.

Taupunkt. Für gewöhnlich ist die Luft nicht völlig gesättigt. Sinkt ihre Temperatur, kann sie immer weniger Wasserdampf enthalten, bis schließlich der Punkt erreicht wird, an dem sich Wasserdampf ausscheidet. Diese Temperatur heißt der *Taupunkt.* Die absolute Feuchtigkeit ist hier gleich der maximalen.

Relative Feuchtigkeit gibt an, wieviel Prozent der möglichen (maximalen) Feuchtigkeit tatsächlich vorhanden sind.

Berechnung. maximale: absoluter = 100: relativer.

Z. B. Bekannt: absolute Feuchtigkeit = 8,24, Temperatur 30°. — Maximale: laut Tabelle 31,55; also

$$\frac{31,55}{8,24} = \frac{100}{\text{rel}}; \text{ rel} = 26,1\,\%.$$

Sättigungsdefizit 31,55 — 8,24 = 23,31.
Taupunkt etwa 8,5° (laut Tabelle 2).

Bestimmung. A. *Absolute Feuchtigkeit.*

1. Leiten der Luft durch Kölbchen mit Bimsstein, der mit *konzentrierter Schwefelsäure* getränkt ist; Wiegen vorher und nachher.

2. Mit dem Psychrometer.

a) *Augustsches (ruhendes)* besteht aus zwei Thermometern, von denen die Kugel des einen trocken, die des anderen mit feuchter Gaze umwickelt ist, die in Wasser taucht. — *Prinzip*: je trockener die Luft, desto mehr Wasser verdunstet von der Gaze. Je mehr Wasser verdunstet, desto größer ist die Abkühlung und desto stärker sinkt das nasse Thermometer. Die Temperaturdifferenz der Thermometer ist der Feuchtigkeit umgekehrt proportional; die Konstante ist 0,65.

Berechnung: Die Luft in der allernächsten Umgebung des nassen Thermometers ist mit Wasserdampf maximal gesättigt. Diese Feuchtigkeit (max.) setzt sich zusammen aus derjenigen, die in dem Raume vorhanden ist und derjenigen, die durch Verdunsten hinzukam. Also:

$$\text{max.} = \text{abs.} + (t_1 - t_2) \cdot 0,65 \text{ oder abs.} = \text{max.} - (t_1 - t_2)0,65,$$

max. wird aus der Tabelle abgelesen.

b) *Schwingepsychrometer.* Ein feuchtes und ein trockenes Thermometer werden im Kreis an einer Schnur von der Länge geschwungen, daß die Entfernung vom Finger bis zur Quecksilberkugel 1 m beträgt, und so, daß der Kreis in einer Sekunde genau einmal durchlaufen wird.

Berechnung wie vorher, nur wird als Konstante nicht 0,65 sondern 0,532 genommen. — Für genaue Berechnungen nimmt man die Formel $\text{max.} = \text{abs.} + (t_1 - t_2)\,\text{K}\,\text{B}$, wobei B der auf 0° reduzierte Barometerstand (13) und K = 0,0007 ist.

B. *Taupunkt.* Durch Einblasen von Luft in Äther kühlt man blankes Metall ab, bis es sich beschlägt (cave: Ausatmungsluft). Ist dies geschehen, so liest man ein in dem Äther steckendes Thermometer ab. Dann läßt man stehen und sieht nach, wann die Tautröpfchen verschwinden. Das Mittel zwischen den beiden Temperaturen ist der Taupunkt, für den man aus der Tabelle 2 die maximale Feuchtigkeit, hier gleich der absoluten, ablesen kann.

C. *Relative Feuchtigkeit.* a) Wieviel Prozente von der höchstmöglichen Feuchtigkeit sind zur Zeit der Untersuchung in der Luft vorhanden?

Koppes *Haarhygrometer* zeigt die Feuchtigkeitsprozente an. Das oben befestigte, entfettete Frauenhaar, welches unten um die einen Zeiger tragende Rolle geschlungen und durch ein Gewicht gespannt ist, wird bei zu- oder abnehmender Feuchtigkeit länger oder kürzer, bewegt also den Zeiger über dem von 0—100 empirisch eingeteilten Gradbogen nach rechts oder links, bei völliger Sättigung bis zum Punkt 100, falls künstlich völlige Trockenheit hergestellt ist, bis zum 0-Punkt. Der mit einem Thermometer versehene Apparat steht in einem Gehäuse, welches vorn durch Einsetzen einer Glasscheibe, hinten durch Aufstülpen eines Blechdeckels geschlossen werden kann. Setzt man vorher einen mit Musselin bespannten, mit Wasser befeuchteten Rahmen ein, so erweist sich die Luft in dem Gehäuse bald mit Feuchtigkeit gesättigt.

Vor jedesmaliger Benutzung den befeuchteten Rahmen in das Gehäuse einsetzen und die feuchte Kammer herstellen! Wenn der Zeiger seine Stellung nicht mehr ändert, denselben, sofern er nicht 100 anzeigt, mittels Schlüssels genau auf Teilstrich 100 einstellen! Hierauf Deckel und Glasscheibe entfernen und, sobald der Zeiger zur Ruhe gekommen, die angezeigten Feuchtigkeitsprozente sowie den Wärmegrad aufschreiben!

b) Wieviel Feuchtigkeitsprozente zeigt die Luft auf der bekleideten Haut oder zwischen den einzelnen Kleidungsstücken?

Wursters *Haarhygrometer*, zwischen der Kleidung oder auf der bekleideten Haut getragen, zeigt die Wärme und die Feuchtigkeitsprozente an.

Auf der Haut werden bei richtig gewählter Kleidung 32° C und 30—40% relative Feuchtigkeit, bei zu dicker oder nicht genügend durchlässiger dagegen bis zu 35° C und 65% und infolgedessen starke Belästigung beobachtet.

5. Elektrizität. Man kann messen: A. Das Potentialgefälle (elektrische Spannung), B. Die Elektrizitätszerstreuung (Ionisation); letzteres geschieht mit einem Elektroskop, das durch zugeführte Luft verschieden schnell entladen wird.

Zusammenhänge zwischen Luftelektrizität und Wohlbefinden konnten bisher noch nicht mit Sicherheit festgestellt werden.

6. Licht. Messung der Sonnenstrahlung mit dem Esmarchschen Helligkeitsmesser. Über lichtempfindlichem Papier dreht sich ein Zylinder mit einem kleinen Spalt, so daß jeweils eine kleine Stelle getroffen wird und sich mehr oder minder schwärzt.

7. Gemeinsame Einwirkung aller Faktoren. Wind vermehrt die Wirkung der Kälte, ebenso, wenn auch in geringerem Grade, die Feuchtigkeit; bei hoher Temperatur verstärkt die Feuchtigkeit die Wirkung der Wärme, der Wind vermindert sie und verstärkt sie erst, wenn die Lufttemperatur fast bis zur Blutwärme gestiegen ist. Jedoch hat sich eine Formel zur Beurteilung aller Faktoren noch nicht finden lassen.

8. Ortsklima. Beurteilung nach jahrelangen Aufzeichnungen und fortlaufenden Messungen der Temperaturmaxima, Mittel und Minima, Temperaturschwankungen am gleichen Tage (besonders bei niederer und mittlerer Temperatur). Wind bei großer Wärme und bei Kälte, Feuchtigkeit, häufigen Schwankungen des Barometerdruckes (Zugstraßen der Minima).

Beurteilung verschieden, je nachdem die Verhältnisse des ganzen Jahres oder nur gewisser Monate (Kurorte) interessieren.

II. Chemisch wirksame Einflüsse.

1. Normal vorhandene Bestandteile der Luft.

Kohlensäurebestimmung nach Pettenkofers Flaschenmethode. Wieviel Volumpromille CO_2 enthält die Luft?

Prinzip: Luft ist durch die Kohlensäure sauer. Man schüttelt eine bestimmte Menge mit einer alkalischen Flüssigkeit (Barytwasser), deren Alkaleszenz nimmt dadurch ab: $Ba(OH)_2 + CO_2 = BaCO_3 + H_2O$. Proben werden vor und nach dem Schütteln untersucht (mit Oxalsäure titriert).

Notwendig sind: Geeichte Flasche von ca. 5 l Inhalt mit Gummikappe, *Blasebalg* mit Schlauch vor der Luftaustrittsöffnung, *Thermometer, Barometer.*

Barytwasser (3,5 g Bariumhydroxyd + 0,2 g Bariumchlorid im Liter) in Vorratsflasche mit Kalivorlage zur Absorption der CO_2 aus der eintretenden Luft, *Vollpipetten* 100 und 25 ccm, *Trichter, hohe Glasstöpselflasche* 100 ccm, *mehrere Kölbchen* 100 ccm, *Phenolphthaleinlösung.*

Ausführung: Oxalsäurelösung (1,405 g im Liter, 1 ccm bindet ebensoviel Ätzbaryt wie $\frac{1}{4}$ ccm CO_2 bei 0° C und 760 mm Druck); dazu *Glashahnbürette.*

Gut getrocknete geeichte Flasche mittels Blasebalg mit der Luft füllen (Flaschenluft dabei mindestens 5 mal erneuern!), aus Vorratsflasche mit Pipette 100 ccm Barytwasser entnehmen, in die Flasche einlaufen lassen (den Rest nicht ausblasen!), letztere mit Gummikappe verschließen, Temperatur und Luftdruck ablesen, $\frac{1}{4}$ Stunde hindurch die Flasche schütteln und hin und her rollen (dabei aber vermeiden, daß die Flüssigkeit mit der Gummikappe in Berührung kommt), das getrübte Barytwasser aus der Flasche durch den Trichter in die Glasstöpselflasche eingießen und verstöpselte Flasche mindestens 3 Stunden stehen lassen, bis Baryumkarbonat vollständig abgesetzt ist!

Inzwischen zur Feststellung des Titers 25 ccm Barytwasser mit Pipette aus der Vorratsflasche in ein Kölbchen überführen, 3 Tropfen Phenolphthaleinlösung und aus der Glashahnbürette so lange Oxalsäurelösung unter Schütteln zusetzen, bis die rote Färbung verschwunden! Bei einem zweiten Versuch die gefundene Oxalsäuremenge bis auf 1 ccm sofort und dann tropfenweise bis zur Entfärbung zusetzen!

Sobald in der Stöpselflasche die überstehende Flüssigkeit völlig klar geworden, 25 ccm davon mit der Pipette in ein Kölbchen überführen, 3 Tropfen Phenolphthaleinlösung zusetzen und mit Oxalsäurelösung wie vorhin titrieren, auch hier zweckmäßig die Titrierung wiederholen!

Waren beispielsweise für 25 ccm des Barytwassers der Vorratsflasche 22,6, für 25 der im Versuch gewesenen nur 18,2, also 4,4 ccm Oxalsäurelösung weniger erforderlich, so enthielt die Flaschenluft 4,4 ccm CO_2; denn für 25 ccm der im Versuch gewesenen Barytlösung waren 4,4 ccm Oxalsäurelösung entsprechend $4,4 \cdot \frac{1}{4}$ ccm CO_2 weniger gebraucht, auf die gesamten verwendeten 100 ccm Barytwasser würden $4 \cdot 4,4 \cdot \frac{1}{4}$ ccm CO_2 bei 0° und 760 mm entfallen.

Um das $^0/_{00}$-Verhältnis zu erfahren, ist auch das Volumen der Flaschenluft auf 0° C und 760 mm Druck nach der Formel

$$Vr = \frac{Vb \cdot B}{(1 + t\,\alpha^*))\,760}$$

zu reduzieren. Beträgt beispielsweise der Flascheninhalt (Vb) 4988 ccm, die Temperatur (t) = 18° und der Luftdruck (B) = 746 mm, so würde sich als reduziertes Volumen, da von der Flaschenluft 100 ccm für die eingebrachte Barytlösung abzuziehen sind, ergeben

$$\frac{(4988 - 100) \cdot 746}{(1 + 18 \cdot 0,003667^*)) \cdot 760} = \frac{4888 \cdot 0,9816}{1,066} = 4501,$$

wenn man zur Vereinfachung der Rechnung aus den folgenden Tabellen die Werte für $(1 + t_\alpha)$ und für $\frac{B}{760}$ einsetzt. Es ergeben sich für:

$$
\begin{array}{ll}
1 + t_\alpha \text{ bei } 15° = 1,055 & \quad B \text{ bei } 745 \text{ mm} = 0,9803 \\
\text{„ } \quad\ \ 3° = 0,011 & \text{ und für } \frac{B}{760} \text{ „ } \quad 1 \text{ „ } = 0,0013 \\
\hline
\text{„ } \quad 18° = 1,066 & \quad \text{„ } \quad 746 \text{ mm} = 0,9816
\end{array}
$$

---

*) Ausdehnungskoeffizient der Luft bei Erwärmung um 1° C.

Tabelle 3.

$(1+t_\alpha)$			
bei — 20° C = 0,9267	Hinzuzuzählen sind		bei 730 mm = 0,9605
„ — 15° „ = 0,9450	für die um		„ 735 „ = 0,9671
„ — 10° „ = 0,9633	1° ⎫ höhere ⎧ 0,0037		„ 740 „ = 0,9737
„ — 5° „ = 0,9817	2° ⎬ Tempe- ⎨ 0,0073		„ 745 „ = 0,9803
„ 0° „ = 1,0000	3° ⎪ ratur ⎪ 0,0110		„ 750 „ = 0,9868
„ + 5° „ = 1,0183	4° ⎭ ⎩ 0,0147		„ 755 „ = 0,9934
„ + 10° „ = 1,0367	für den um		„ 760 „ = 1,0000
„ + 15° „ = 1,0550	1 mm ⎫ ⎧ 0,0013		„ 765 „ = 1,0066
„ + 20° „ = 1,0733	2 „ ⎬ höheren ⎨ 0,0026		„ 770 „ = 1,0132
„ + 25° „ = 1,0917	3 „ ⎪ Druck ⎪ 0,0039		„ 775 „ = 1,0197
„ + 30° „ = 1,1100	4 „ ⎭ ⎩ 0,0052		„ 780 „ = 1,0263

Nach dem Ansatz $4499 : 4,4 = 1000 : x$ ergibt sich ein Kohlensäuregehalt von $\dfrac{4,4 \cdot 1000}{4499} = 0,98\,^o/_{oo}$.

Pettenkofer: Luft von Wohnräumen, in denen es infolge der Re- und Perspiration seiner Bewohner zu einem Kohlensäuregehalt von mehr als 1 Volumen $^o/_{oo}$ gekommen ist, macht auf empfindliche Personen einen unangenehmen Eindruck, 1 $^o/_{oo}$ CO_2 sollte daher als Grenzwert gelten.

Kohlensäurebestimmung nach **Wolpert.** Wieviel $^o/_{oo}$ CO_2 enthält die Luft annähernd?

Wolperts *Karbazidometer* = graduierter Zylinder, in welchem ein dichtschließender Stempel mit zentraler (kapillarer) Bohrung auf- und abbewegt werden kann, wobei Luft ein- und austritt; $^1/_{50}\%$ ige mit Phenolphthaleinlösung rotgefärbte *Lösung kristallisierter Soda*; 2 ccm davon binden 0,03131 ccm CO_2 bei 0° und 76ᴜ mm; *Pipette* 2 ccm mit Gummischlauch.

$$Na_2CO_3 + H_2O + CO_2 \quad = \quad 2NaHCO_3.$$

2 ccm der **Sodalösung** werden in dem Zylinder mit allmählich gesteigerten Mengen der zu untersuchenden Luft geschüttelt (= titriert), bis die Soda infolge der CO_2-Aufnahme in das nur ganz schwach alkalisch reagierende **doppeltkohlensaure Natrium** übergeführt und daher entfärbt ist.

Den reinen trockenen Zylinder durch mehrmaliges Hin- und Herschieben des Kolbens mit der zu untersuchenden Luft füllen, nach Herausnahme des Kolbens 2 ccm der Sodalösung mit der Pipette (ohne Saugen und Blasen!) hineinbringen, den Kolben einschieben, bis er die Lösung berührt, alsdann absatzweise herausziehen, nach jedesmaligem Herausziehen die Bohrung während des 1 Minute langen Schüttelns durch Gummihütchen verschlossen halten und, sobald sich Entfärbung zeigt, entweder die dem Kolbenstand entsprechenden $^o/_{oo}$ CO_2 ablesen, oder aus der abgelesenen Zahl der eingelassenen ccm Luft den Kohlensäuregehalt berechnen $= \dfrac{0{,}03131}{\text{eingelassene ccm Luft}}$!

Beispiel 1: Entfärbung bei Teilstrich 12 = 12 ccm, davon ab 2 ccm für eingefüllte Sodalösung $= \dfrac{0{,}03131}{10} = 0{,}003131 = 3{,}13\,^0/_{00}\ CO_2$.

Bei sehr geringem CO_2-Gehalt den Kolben, nachdem er bis zum Ende der Teilung (= 50 ccm) herausgezogen, wieder bis zur Lösung vorschieben und von neuem mit Luft titrieren!

Beispiel 2: Entfärbung, nachdem der Kolben beim zweitenmal bis 24 herausgezogen. Von 50 + 24 = 74 ccm, 2·2 ccm für die Lösung abziehen, $= 70 = \dfrac{0{,}03131}{70} = 0{,}45\,^0/_{00}\ CO_2$.

Ozon. Leiten der Luft durch frisch bereitete neutrale Jodkaliumstärkelösung und titrieren mit Natriumthiosulfat. — Bei geringen Mengen: Leiten durch ein Glasrohr, in das eine Rolle Tetramethylbasenpapier eingelegt ist und Vergleichen mit einer Farbenskala.

2. Verunreinigungen der Luft.

a) Gelöste Bestandteile.

Kohlenoxyd qualitativ. Enthält die Luft CO?

Zehnliterflasche mit *Gummikappe*, *Blasebalg* mit längerem Blechansatzrohr oder dickwandigem Schlauch vor der Lufteintrittsöffnung, *Blut* mit *Wasser* (1 + 4) vermischt, *Meßzylinder* 100 ccm, *Trichter*, *Kölbchen*, *Reagensgläser*, *Vollpipetten* 15, 10, 5 und 1 ccm.

Tanninlösung 1%, *Ferrozyankaliumlösung* 20%, *Essigsäure* (1 Vol. Eisessig + 2 Vol. Wasser).

Zehnliterflasche mit Wasser füllen, das verdächtige Zimmer betreten, die Flasche ausgießen, so daß sie sich mit der Luft füllt, 50 ccm Blutmischung hineinbringen, Gummikappe aufsetzen, 20 Minuten lang schütteln, Flascheninhalt durch Trichter in ein Kölbchen überführen, alsdann im Reagenzglas

a) 5 ccm davon mit 15 ccm Tanninlösung,

b) 10 ccm davon mit 5 ccm Ferrozyankaliumlösung und 1 ccm Essigsäure versetzen und durchmischen! Stets zum Vergleich nicht im Versuch gewesenes verdünntes Blut in gleicher Weise nach a) und b) behandeln!

Giftig wirken $2-3\,^0/_{00}$. Schon bei $0{,}023\,^0/_{00}$ CO gibt a) nach $^1/_2$ bis 2 Stunden, b) sofort einen *rot*braunen bis bräunlich*roten* Niederschlag zum Unterschied von dem *grau*braunen der Vergleichsproben; bei a) bleibt die Reaktion monatelang, bei b) nur kurze Zeit erhalten.

Schweflige Säure. Leiten einiger Liter Luft durch eine Absorptionsröhre mit 20 ccm $\frac{n}{50}$ Jodlösung; dahinter zum Aufsaugen entweichenden Jodes eine Röhre mit 5 ccm $\frac{n}{50}$ Thiosulfatlösung. Nach dem Durchleiten Zusammengießen der beiden Flüssigkeiten und Rücktitrieren mit Thiosulfat. Jeder ccm, der an 15 ccm fehlt, entspricht 16 mg SO_2.

Ammoniak. Leiten einiger Liter Luft durch $\frac{n}{100}$ Schwefelsäure; Bestimmung nach leichtem Alkalisieren kolorimetrisch mit 1 ccm Neßlerschem Reagens. Als Vergleichslösung nimmt man ebenfalls $\frac{n}{100}$ Schwefelsäure, zu der man bestimmte Mengen Ammoniak und Neßlersches Reagens fügt.

(35) **Üble Gerüche durch Stoffe unbekannter Konstitution.** Die Bestimmung ist, soweit sie nur durch die Nase geschehen kann, der Schätzung des Sachverständigen überlassen. Ob er an dem betreffenden Tage normale Geruchsempfindung hat, kann er durch das Olfaktometer feststellen. Bei starkem Winde, bei Kälte und bei Ablenkung der Aufmerksamkeit sind Gerüche schlechter wahrzunehmen als an windstillen warmen Abenden.

b) Suspendierte Bestandteile (Ruß, Staub).

Bestimmte Mengen der Luft werden durch Filtrierpapier gesaugt; nach mehreren 100 l ist das Papier meist so weit geschwärzt, daß es gewogen oder mit einer Skala verglichen werden kann. Für weißen Staub nimmt man schwarzes Filtrierpapier.

Zum Durchsaugen wird das Papier in eine Kapsel eingespannt; gesaugt wird durch die Wasserstrahlluftpumpe (Rubner) oder eine Art Blasebalg (Ascher) oder die Hahnsche Luftpumpe.

c) Bakteriologische Untersuchung.

Keimgehaltsbestimmung der Luft.

a) Verfahren von Petri, verbessert von Ficker: Abgemessene Mengen der Luft mit einer Luftpumpe oder einem Gummiball durch ein 100 mm langes, 17 mm weites Glasrohr saugen, welches zwischen je 2 Drahtnetzen 2 aus Glaspulver von 0,25—0,5 mm Korngröße gebildete Pfropfen als „Filter" und „Kontrollfilter" enthält! Dadurch, daß das Eingangsrohr etwa 1 cm weit in den auf 23 mm erweiterten Abschnitt des Glasrohres hineinragt, wird verhindert, daß Luftkeime zwischen Glaswand und Glaspulver hindurchgehen. Nach dem Durchsaugen durch den nach **39** (S. 92) keimfrei gemachten Apparat das Glaspulver sowohl des Filters als auch des Kontrollfilters mit der nötigen Vorsicht auf keimfreie Petrischalen verteilen, diese mit geschmolzener keimfreier Gelatine aus Röhrchen, deren Mündung vorher nach **38** (S. 92) abgeflammt war, beschicken, gründlich durchmischen und die sich entwickelnden Kolonien zählen und den Keimgehalt auf

1 cbm Luft berechnen! In den Aussaaten des Kontrollfilters dürfen keine Kolonien erscheinen.

b) Beim Verfahren nach Hesse unter Benutzung geeichter Auslaufflaschen bestimmte Mengen Luft so langsam (1 l in 2 Min.) durch eine 70 cm lange, 3,5 cm weite, innen mit Gelatine 53 (S. 97) ausgekleidete Röhre hindurchleiten, daß sich alle Keime aus der Luft auf der Gelatine absetzen, später die Kolonien zählen und den Keimgehalt aufs Kubikmeter Luft berechnen!

B. Wasser.

I. Einführung in die Wasseruntersuchung.

1. Forderungen für Trink- und Hausgebrauchswasser.

a) Es darf *nicht zur Krankheitsursache* werden, *weder Gifte noch Krankheitserreger* enthalten, es muß auch die Möglichkeit des Hineingelangens von solchen ausgeschlossen sein.

b) Es muß *appetitlich* und *wohlschmeckend*, d. h. farblos, klar, ohne Geruch und Beigeschmack sein, das ganze Jahr hindurch eine annähernd gleichmäßige Temperatur (7—11° C) haben, auch darf die Kenntnis seiner Herkunft und Gewinnung bei uns keine unangenehmen Empfindungen auslösen.

c) Es muß auch für Reinigungszwecke in *ausreichender Menge* (100—150 l täglich für jeden Städtebewohner) zur Verfügung stehen.

d) Es darf *nicht zu hart* sein. Hartes Wasser eignet sich schlecht zum Kochen — Hülsenfrüchte werden nicht weich, Kaffee und Tee nicht genügend extrahiert —, es bewirkt Kesselsteinbildung und infolgedessen bei Dampfkesseln vermehrten Kohlenbedarf, sowie nicht selten Explosionen, es bedingt beim Waschen zu großen Seifenverbrauch.

e) Es darf *nicht größere Mengen Eisen oder Mangan* enthalten, weil diese Geschmack und Aussehen des Wassers beeinträchtigen, in der Wäsche Rostflecke bilden, die Ansiedelung von Eisenbakterien (vgl. II. Teil) begünstigen und durch nachträgliche Ausscheidung von Eisen oder Mangan zur Verschlammung und Verstopfung der Leitung führen.

2. Oberflächen- und Grundwasser.

Das Wasser der stehenden und fließenden Gewässer und das in Behältern, Zisternen, Stauweihern und Talsperren gesammelte Meteorwasser wird als Oberflächenwasser dem aus dem Boden durch Brunnen oder Quellen erlangten Grundwasser gegenübergestellt.

Oberflächenwasser, auch das in nicht geschlossener Leitung zugeführte Quell- und Brunnenwasser, ist *in bewohnter Gegend der Verunreinigung durch menschliche Abgänge* und damit *dem gelegentlichen Hineingelangen von Krankheitserregern ausgesetzt. Es erfüllt daher nicht die erste und wichtigste hygienische Forderung* (**1.** a). Außerdem *nimmt* namentlich *Meteorwasser* aus Behältern und Leitungen *leicht Metalle* (Blei, Zink, Kupfer) in Form giftiger Verbindungen *auf. Geruch* und

Geschmack des Oberflächenwassers *lassen vielfach,* seine *Temperatur meist zu wünschen übrig:* es ist im Sommer zu warm, im Winter zu kalt. Durch (Sand-)Filtration, Kochen, chemische (Ozon-)Behandlung läßt sich wohl bei sorgfältiger Ausführung die Infektionsgefahr beseitigen, auch die Schmackhaftigkeit und die Appetitlichkeit verbessern, indes erlangt das Oberflächenwasser dadurch nicht die erwünschte gleichmäßige Temperatur. *Bei Oberflächenwasser aus unbewohnter,* oder dem Verkehr gänzlich entzogener *Gegend fällt der Infektionsverdacht weg.* Talsperren kann aus größerer Wassertiefe Wasser mit gleichmäßiger Temperatur entnommen werden. *Oberflächenwasser* ist in der Regel *weicher* als Grundwasser. Störungen durch *Eisen und Mangan kommen* bei seiner Verwendung *gewöhnlich nicht vor.*

Unter **Grundwasser** versteht man das nach dem Versickern im Erdboden durch eine undurchlässige Schicht (Lehm, Ton, Fels) an seinem Weitervordringen verhinderte Regen- oder sonstige Wasser. *Im gewachsenen, engporigen und reinen Boden erfährt es eine derartige Reinigung und Veredelung, daß es,* einer Bodentiefe von nicht weniger als 4 m entnommen, bei einwandfreier Fassung und Zuleitung *infektionsunverdächtig* und, abgesehen von schwefelwasserstoff-, eisen- und manganhaltigen Wässern, *appetitlich und schmackhaft* ist. Letztere werden besonders durch Lüftung und nachfolgende Kiesfiltration von den störenden Bestandteilen befreit, ohne dabei im übrigen eine Einbuße zu erleiden. *Wasser aus umgewühltem oder grobporigem Boden* hat ebenso wie dasjenige *aus geringerer Tiefe* die erforderliche Reinigung und Veredelung nicht erfahren, *ist infektionsverdächtig,* ferner *weniger schmackhaft und appetitlich. Das dem gewachsenen engporigen, aber mit Abfallstoffen überladenen Boden aus genügender Tiefe entnommene Wasser ist,* obwohl *infektionsunverdächtig* und *meist* auch *schmackhaft, doch wegen Unappetitlichkeit zu beanstanden.*

Quellen und Brunnen liefern einwandfreies Wasser nur, wenn dieses in der angedeuteten Weise im Boden eine genügende Reinigung erfahren hat, und wenn durch eine bis in die keimfreie Bodenzone geführte dichte Fassung das Hinzutreten von Oberflächenwasser, von unreinen oder nur mangelhaft gereinigten Zuflüssen ausgeschlossen ist. Der letzteren Forderung entsprechen in der Praxis öfter eiserne Rohrbrunnen als Schachtbrunnen (Kesselbrunnen), da deren Wandung und insbesondere Deckung oft schon bald nach der Herstellung derart undicht ist, daß krankheitserregende Bakterien leicht eindringen können, was sich allerdings durch gute Anlage vermeiden läßt. Doch können Rohrbrunnen nur da angelegt werden, wo viel Grundwasser vorhanden ist. Ist dies nicht der Fall, so müssen Kesselbrunnen gebaut werden, deren Schacht gleichzeitig ein Reservoir für das spärlich zufließende Wasser ist.

Ob es sich in genügender Menge beschaffen läßt, wird durch Pumpversuch festgestellt: Nach anfänglicher Absenkung muß der Grundwasserspiegel schließlich, wenn längere Zeit hindurch die täglich erforderliche Menge abgepumpt wird, konstant bleiben.

3. Untersuchung.

Vorbemerkung zu den Untersuchungen. Die älteste Art der Wasseruntersuchung ist die *chemische*. Sie stammt in ihrer heutigen Form größtenteils noch aus einer Zeit, in der man glaubte, daß im Boden Miasmen sich bildeten und ihm entströmten, die imstande seien, Seuchen hervorzurufen. Infolgedessen legte man das größte Gewicht bei der Untersuchung und Beurteilung auf die chemischen Substanzen, die in verunreinigtem Boden vom Wasser aufgenommen werden. — Nach dem Emporkommen der *Bakteriologie* suchte man besonders nach den Bakterien im Wasser, die man als krankheitserregend erkannt hatte, und hielt ferner die Zahl aller Bakterien für ein einigermaßen sicheres Anzeichen der Gesundheitsgefährdung. Erst später sah man ein, daß letzterer Indikator sehr unsicher ist, daß außerdem Typhus- und Cholerabazillen nur schwer nachweisbar sind und daß es viele Brunnen gibt, die zur Zeit der Untersuchung zwar keine pathogenen Bakterien beherbergen, in die sie aber leicht eindringen könnten. Ob letzteres der Fall ist, kann nur durch die *Ortsbesichtigung* festgestellt werden. Sie ist daher der wichtigste Punkt bei der Untersuchung; oft kann auf Grund der Besichtigung allein ein Brunnen schon für unbrauchbar erklärt werden, so daß die übrigen Methoden fortfallen, und ferner kann fast allein die Besichtigung Anhaltspunkte ergeben, wie ein für *schlecht erklärter Brunnen verbessert werden kann.* In den meisten Fällen allerdings ist die Anwendung der chemischen und bakteriologischen Untersuchung dringend wünschenswert bzw. notwendig, um ein klares Bild zu haben. Jedenfalls aber mache man sich zum Grundsatz:

Nicht das Wasser, sondern der Brunnen soll untersucht werden.

α. Infektionsgefahr.

aa) Feststellung des Vorhandenseins pathogener Bakterien.

1. Epidemiologisch (s. S. 64).

2. Bakteriologisch.

a) Eine *größere Anzahl von Aussaaten* machen, da meist nur wenige Erreger vorhanden sind.

b) Einen Nährboden benutzen, der den gesuchten Erregern *günstige Wachstumsbedingungen* bietet, andere Bakterien aber infolge zugesetzter Gifte, wie Kristallviolett, Malachitgrün, hemmt.

So begünstigen Milchzuckerlackmus-Agar 84 (S. 109) und Malachitgrünagar 87 (S. 110) das Wachstum der Typhus-, Paratyphus- und Enteritiserreger, während sie die Wasserbakterien und die Kolibakterien behindern.

c) durch Zusätze, z. B. von 5 ccm Liquor ferri oxychlorati $[FeCl_3 + 2Fe_2(OH)_6]$ zu 3 l des zu untersuchenden Wassers, rasch einen *Niederschlag erzeugen*, der die meisten Bakterien, darunter auch die vorhandenen Erreger mit zu Boden reißt, und den Bodensatz *auf* für die Erreger *geeignete Nährböden* nach b *aussäen!*

d) eine *Anreicherung der gesuchten Erreger* anstreben: So bei Choleraverdacht (mindestens) 1 l Wasser mit 100 ccm der 10%igen Peptonstammlösung **65 a** versetzen, die Mischung auf 10 sterile Kölbchen verteilen, in den Brutapparat setzen und nach 12 Stunden auf Choleravibrionen untersuchen!

Werden Krankheitserreger nicht aufgefunden, so ist daran zu denken, daß sie bereits abgestorben sein können; daß ferner unsere Methoden noch nicht imstande sind, in den Wassermengen, die wir praktisch untersuchen können, diese Bakterien zu finden; ferner muß jederzeit auch festgestellt werden, ob der Brunnen so beschaffen ist, daß sie nicht eindringen können.

bb) Feststellung der Keimzahl und ähnlicher Indikatoren.

Die **mikroskopische Untersuchung des Wassers** erstreckt sich zumeist auf gröbere, schon mit bloßem Auge erkennbare, lebende und unbelebte, schwimmende oder abgesetzte Teile. Sie werden herausgefischt, indem man bei mit dem Finger verschlossener Mündung die Spitze einer Pipette in ihre Nähe bringt und für einen Augenblick den Finger losläßt. Man bringt sie auf einen Objektträger, legt ein Deckglas auf und untersucht mit schw. oder st. Vergr. nach **35** (S. 91). Man kann das Wasser aber auch durch ein Planktonnetz filtrieren und den Rückstand in einem Tropfen Wasser auf dem Objektträger untersuchen. In Betracht kommen hauptsächlich:

A. bei unreinen Wässern die **Wasserpilze**: Saprolegnia, Leptomitus S. 219, Selenosporium sowie Beggiatoa; in eisenhaltigen Crenothrix und Gallionella S. 219.

B. als **Indikatoren** für ins Wasser gelangte Hausschmutzwässer oder Fäkalien:

a) **Gewebsfasern.** Kennzeichen für die *Woll*faser sind die dachziegelförmig sich deckenden, an einen Tannenzapfen erinnernden Schuppen der sog. Kutikula; für die *Baumwoll*faser die Bandform mit gewulsteten Rändern sowie die Drehung um die Längsachse; für die *Leinen*faser die Walzenform mit in Abständen quer über die Faser verlaufenden Linien (Porenkanälen); für die *Seiden*faser die zylindrische Form, homogene Beschaffenheit und das Zusammenliegen zu zweien.

b) gallig imbibierte, halbverdaute *Muskelfasern, Stärkekörnchen* S. 49; ferner, sehr selten, *Eier und Larven von Würmern* **173** (S. 158).

C. **Keimzahl.**

Probeentnahme in sterilen Gefäßen aus Leitungen und Pumpenbrunnen nach 10 Minuten langem Laufenlassen oder Pumpen, nötigenfalls nach Sterilisation des Hahnes oder der Rohrmündung durch Abflammen. Beim Schöpfen aus offenen Brunnen, Quellen, stehenden und fließenden Gewässern verhüten, daß von der Außenfläche der Entnahmegefäße, der Hand, der Fassung, dem Ufer, dem Grund usw.

2*

Keime in das Gefäß gelangen! Zur einwandfreien Entnahme die luftleeren und keimfreien *Sclavoschen Gefäße* benutzen, deren kapillar ausgezogener Hals in dem Augenblick, in welchem das eingefüllte Wasser durch Kochen verdampft war, zugeschmolzen wurde! Nach Abbrechen der in das zu untersuchende Wasser eingetauchten Spitze mit keimfreier Pinzette tritt das Wasser in das luftleere Gefäß. Zur *Entnahme aus bestimmter Tiefe* unter Verwendung eines desinfizierten Halteapparates mit einem Laufgewicht die Spitze in der Tiefe abschlagen, an dem heraufgeholten Gefäß die Spitze zuschmelzen oder mit Siegellack verschließen; zur Entnahme einer Probe für die Untersuchung den verjüngten Teil absprengen!

Aussaaten zweckmäßig sofort oder doch spätestens 2 Stunden nach der Entnahme. Ist dies nicht möglich, dann Proben zunächst auf Eis stellen (in Eis verpackt versenden), um nachträglicher Vermehrung der Keime vorzubeugen! Stets mehrere Aussaaten machen, zu den Aussaaten i. a. um so mehr Wasser verwenden, je reiner es ist! So zur *Prüfung auf Keimfreiheit* von dem einen Filtrations- oder chemischen Reinigungsverfahren (mit Ozon, Brom, Chlorkalk usw.) unterworfen gewesenen Wasser 1, 2, ja selbst mehrere ccm für die einzelne Aussaat verwenden, oder sogar die mit aller Vorsicht entnommene Probe erst einem Anreicherungsverfahren unterwerfen!

Von nicht verunreinigtem Trinkwasser (Grund-, Quell- oder filtriertem Oberflächenwasser), sofern nicht über 1000 Keime im ccm anzunehmen sind, in der Regel 1,0, 0,5 und 0,1 ccm, bei verunreinigtem Trinkwasser sowie bei Schmutzwässern aber $^1/_{10}$, $^1/_{100}$, $^1/_{1000}$ und sogar $^1/_{10000}$ ccm aussäen, dazu unter Verwendung von keimfreiem Leitungswasser Verdünnungen von 1 : 10, 1 : 100, 1 : 1000 anlegen, von jeder 1 ccm und $^1/_{10}$ ccm aussäen!

Die genannten Mengen von der Wasserprobe oder deren Verdünnungen mit steriler Pipette auf den Boden je eines sterilen Petrischälchens bringen; dazu dessen Deckel vorsichtig anheben! Hierauf die Schälchen mit geschmolzener keimfreier Nährgelatine nach **70** (S. 101) beschicken (Schmelzen der Gelatine, Behandlung der Röhrchenmündung usw.), durch Hin- und Herneigen sowie Drehen eine gründliche Durchmischung von Gelatine und Wasser bewirken, dabei Schaumbildung und Benetzung des Deckels vermeiden! Hierauf die Gelatine rasch, nötigenfalls auf Plattengießapparaten, in möglichst gleich dicker Schicht am Boden erstarren lassen.

An den bei 20 oder 22° gehaltenen Schälchen 48 Stunden nach der Aussaat und weiterhin am 4. und 7. Tag täglich die Kolonien von der Rückseite her zählen, dabei jede gezählte durch einen darüber angebrachten Tintenpunkt kennzeichnen! Zahl auf den ccm berechnen. Tag der Zählung und Art des Nährbodens notieren! In verflüssigende Kolonien kommt schon wenn sie ganz klein sind ein Körnchen Kaliumpermanganat oder sie werden mit dem Höllensteinstift betupft.

Bei sehr dichtem Wachstum eine Zählplatte unterlegen mit Einteilung in qcm, auch $^1\!/_9$ qcm, oder Zählscheibe mit gleichgroßen Sektoren und 1 qcm großen Sektorenabschnitten (Lafarsche Zählscheibe); durch Auszählen mehrerer qcm (oder besser Sektoren) ermitteln, wieviel Keime durchschnittlich im qcm (im Sektor) vorhanden sind und berechnen, wieviel Kolonien auf die gesamte Nährbodenfläche $(r^2\pi)$ kommen!

Außer Gelatine zweckmäßig auch noch Nähragar 71 (S. 102) benutzen, weil die im Wasser häufigen, die Gelatine verflüssigenden Keime die späteren Zählungen oft nicht mehr zulassen!

Beurteilung der Keimzahl. Reines Grundwasser ist so gut wie bakterienfrei; von den Rohren werden vereinzelte Keime abgeschwemmt, so daß man etwa 0—20 pro ccm findet, wenn Bohrbrunnen dauernd in Betrieb sind. Im Wasser frisch angelegter Bohrbrunnen finden sich mehrere Tausend pro ccm, da die Rohre unsteril sind und das Erdreich aufgewühlt wird. — In Kesselbrunnen tritt eine stärkere Vermehrung von der Wand her und im Wasser selbst ein; die Bakterien senken sich zu Boden, der Schlamm ist stark keimhaltig. Gute Kesselbrunnen haben etwa 20 bis mehrere 100 Keime pro ccm; je fleißiger abgepumpt wird, desto mehr verdünnt das zuströmende Grundwasser das keimhaltige Schachtwasser. Hohe Keimzahlen lassen auf verunreinigende Zuflüsse, meist von oben, schließen, können aber auch durch geringe Benutzung hervorgerufen sein. Niedere Keimzahlen beweisen nur, daß in der allerletzten Zeit keine Verunreinigung eingetreten ist, aber nicht, daß keine eintreten kann.

D. **Kolititer.** Man hat daher nach Bakterien gesucht, deren Zahl einen besseren Indikator für die Infektionsgefahr abgibt als die Gesamtkeimzahl. Meist bestimmt man die Zahl der Kolibazillen, da diese wie Typhus- und Cholerabazillen im Stuhl ausgeschieden werden und sich im Wasser nicht vermehren.

I. *Durch Ausstreichen des Wassers auf Platten.* Erwartet man viele Kolibazillen zu finden, so bringt man auf eine Endo- oder Drigalskiplatte 0,2 ccm oder weniger. Größere Mengen (bis 20 ccm) kann man nach Aufbringen auf die Platten im Faust-Heimschen Apparat (bei 40° durch Darüberleiten warmer Luft) eindampfen. Die nach 24 Stunden intensiv rotgewachsenen Kolonien werden weiter untersucht 74 (S. 104), ob es sich um gramnegative Stäbchen handelt, die Traubenzucker vergären und Indol bilden.

II. *In flüssigen Nährböden.* Da auch große Mengen Wasser untersucht werden sollen, *macht man das zu untersuchende Wasser selbst zu einem guten Nährboden,* indem man (Flügge) zu 500 ccm 50 ccm einer Lösung hinzufügt, die 5 g Milchzucker, 2,5 g Pepton und 0,11 g Azolithmin in 100 ccm Wasser enthält, und in 1 Kölbchen 100, 1 Kölbchen 50, 10 Röhrchen je 10 ccm, in 10 Röhrchen je 1 ccm bringt; in letztere und eventuell nötige stärkere Verdünnungen füllt man etwas mit sterilem

Wasser 10fach verdünnte Stammlösung. Aufbewahrung bei 37⁰. Nach
24 Stunden ist in einer Anzahl Röhrchen Rötung und Trübung auf-
getreten, die fast stets durch Kolibazillen bedingt ist. Ist dies z. B. in
3 von den Röhrchen der Fall zu 1 ccm, in den anderen 7 nicht, so waren
3 Kolibazillen in zusammen 10 ccm. Die Zahl ist etwas zu niedrig, da
in ein Röhrchen auch zwei Bazillen gekommen sein können. Genaue,
der Wahrscheinlichkeitsrechnung entsprechende Bestimmung nach der
Schützschen Tabelle:

r	1	2	3	4	5	6	7	8	9
μ	9,5	4,5	2,8	2,0	1,4	1,1	0,8	0,6	0,4

Sind von 10 Röhrchen r gerötet, so ist μ die Wassermenge, in der
sich ein Kolibazillus befand; enthielt ein Röhrchen 10 ccm, so ist μ
mit 10 zu multiplizieren usw.

Beurteilung des Kolititers. Die Zahl der Kolibazillen gibt eher einen
Indikator für Infektionsgefahr als die Gesamtkeimzahl, da sich Kolibazillen nicht im Wasser vermehren und in Wasser- und Bodenproben,
die absolut frei von Fäkalienspuren sind, nicht vorkommen. Findet
sich ein Kolibazillus in 1 oder 10 ccm, so ist die Aufmerksamkeit darauf
gelenkt, daß unreine Zuflüsse vorhanden sein könnten. Doch kann
auch ein Wasser mit einem höheren Titer unverdächtig sein, wie umgekehrt in einem Wasser, das aus ganz reinem Untergrund zu stammen
scheint (Quellen), auch ein geringerer Titer Verdacht erregt. Auch
kann der Kolititer nur angeben, ob ein Brunnen z. B. verunreinigt *ist*,
nicht ob er schlecht gebaut ist und jederzeit verunreinigt werden *kann*.

*cc) Feststellung, ob Wege vorhanden sind, auf denen pathogene
Bakterien eindringen können.*

I. **Eindringen von oben. — Besichtigung.**

a) **Kesselbrunnen oder Röhrenbrunnen?** In letzterem Falle:
Schlagbrunnen (Abessinier: ein Rohr ist einfach in den Boden gedrückt
oder geschraubt) oder Bohrbrunnen (Rammbrunnen: das eigentliche
Pumpenrohr steckt in einer weiteren Röhre). — Man verwechsele nicht
Kesselbrunnen mit dem Einsteig-(Reinigungs-)Schacht eines Bohr-
brunnens, von dessen Grunde das Rohr in die Tiefe geht.

b) Wenn Röhrenbrunnen vorliegt: Wie tief ist er? Ist ein Schacht
vorhanden? Ist er sauber und trocken? (Bei Bohrbrunnen:) Ist das
äußere Rohr gegen das innere abgedichtet? Wie hoch ist sein oberes
Ende über dem Boden des Schachtes (wenn zu niedrig, kann Wasser
in das äußere laufen und im inneren hochgehoben werden).

c) Wenn Kessel- (Schacht-) Brunnen vorliegt: Wie tief ist er? Höhe
des Wasserstandes im Brunnen? Ist der Brunnen festgedeckt oder
mit abnehmbarem Deckel versehen oder ganz offen? Art der Wasser-
förderung: Zieh- oder Pumpbrunnen? (Ziehbrunnen sind stets zu beanstanden, da pathogene Bakterien leicht eindringen können.)

Ist die Deckung aus:

1. Holz? (zu beanstanden, da stets bald Undichtigkeiten entstehen).

2. Eisen? Ist sie dicht oder mit Löchern versehen*) (auch Schlüssellöchern)? Handgriff in der Mitte**) oder an der Seite? Ist der Deckelrand übergreifend oder so eingelassen, daß Schmutzwasser daran vorbeifließen kann?*)

3. Stein, Zement, Mauerwerk? Liegt sie wasserdicht auf? Befindet sich im Deckel von 2. oder 3. eine Einsteigöffnung? Ist deren Deckelrand übergreifend oder so eingelassen, daß Schmutzwasser daran vorbeifließen kann? Ist er dicht oder hat er Löcher? Handgriff in der Mitte oder an der Seite?

Wie hoch ist die Deckung über oder unter dem Boden? (Die Deckung soll, wenn unter dem Boden, gemauert sein oder sich mindestens 30 cm über dem Boden befinden.)

Sind *Lüftungsrohre* vorhanden? (nur bei Schwefelwasserstoffgehalt des Wassers nötig). Sind sie so beschaffen, daß keine Flüssigkeit in den Brunnen eindringen oder eingegossen werden kann?

Aus welchem Material besteht die *Pumpe*? Wie ist ihr Zustand? Ist sie wasserdicht in die Deckung eingelassen? Oder steht sie in einiger Entfernung vom Brunnen?

II. **Eindringen schräg von der Seite oder von unten.** Schräg von der Seite da, wo das Erdreich um den Brunnen vom Bau her locker ist; von unten meist dadurch, daß aus undichten Dunggruben Jauche versickert und in das Grundwasser gelangt.

a) **Fortsetzung der Besichtigung.** Öffnen des Deckels und Besichtigen des Innern, unter Ableuchten der Wand mit einer Laterne.

Woraus besteht die Wand? 1. Holz, unbehauene Feldsteine, Torf?*) 2. Mauerwerk, Zementringe, Eisenringe? Fugen offen*), zementiert, mit Moos*) verstopft? Sind beim Ableuchten Schmutzstreifen zu sehen?

Werden die *Planschwässer* durch offene Rinne abgeleitet und ist diese gemauert, zementiert, aus Holz? Oder unterirdisch? Ist sie in gutem Zustand, so daß kein Wasser an dem Brunnen stehenbleibt oder versickern kann? Wie weit wird das Wasser fortgeführt?

Ist der Brunnen höher als die Umgebung gelegen?

Entfernung von Wohnräumen, Ställen, Rinnsteinen, Gräben mit Schmutzwasser, Latrinen, Aborten, Dunggruben, Misthaufen? (Für die Entfernung der letzteren polizeiliches Minimum 8 m, richtiger von Fall zu Fall, je nach der Beschaffenheit des Bodens festzusetzen.

b) **Untersuchung des Bodens:**

1. der weiteren Umgebung an Hand der geologischen Karte,

2. der näheren Umgebung an Hand des Bohrprofils: Beim Brunnenbau Entnahme von Proben, so oft die Bodenschichten wechseln. Notieren der Dicke jeder Schicht sowie des Standes des oder der Grund-

---

*) Zu beanstanden, da pathogene Bakterien eindringen können.
**) Gleichfalls, falls die Stelle undicht wird.

wasserspiegel. — Zeichnen des Bodenprofils: Eintragen der Schichten auf eine Senkrechte. Sind mehrere Bohrungen einzutragen, so ist die entsprechende Entfernung und der obere Fixpunkt (Erhebung über dem Meeresspiegel) auf der Zeichnung zum Ausdruck zu bringen. Die Punkte, welche die Grenze zwischen den Bodenschichten bedeuten, sind zu verbinden.

Bezeichnungen:

<table>
<tr><td>Schotter,</td><td>grober Sand,</td></tr>
<tr><td>grober Kies,</td><td>feiner Sand,</td></tr>
<tr><td>feiner Kies,</td><td>Lehm, Ton: abschlämmbar,</td></tr>
</table>

ferner: sandiger Ton, sandiger Lehm, lehmiger Sand u. a.

Beim Zerreiben von Lehm und Ton erscheint der Finger mehlig bestäubt.

Beurteilung. Genügende Filtration des von oben kommenden Tagewassers ist gewährleistet durch Lehm, Ton, Dünensand, auch in relativ dünner Schicht, wenn sie auf größere Strecken hin vorhanden sind.

Im Zweifel ist zu bestimmen:

Korngröße. Mechanische Bodenanalyse. Wieviel Prozente Grobkies (über 7 mm), Mittelkies (4—7 mm), Feinkies (2—4 mm), Grobsand (1—2 mm), Mittelsand (0,3—1 mm), Feinsand (unter 0,3 mm) enthält der Boden?

Wage, Knoops *Siebsatz* (Siebe von oben nach unten mit 7, 4, 2, 1 und 0,3 mm Lochdurchmesser, Untersatz und Deckel).

Vom getrockneten Boden tunlichst nicht unter 500 g abwiegen, die abgewogene Probe auf das oberste Sieb bringen, den ganzen Satz schütteln, bis aus dem untersten Sieb nichts mehr herauskommt, die auf den 5 Sieben und im Untersatz befindlichen Anteile wiegen und das Prozentverhältnis der einzelnen Anteile berechnen!

Beispiel: Bodenprobe wiegt 550 g, gefunden für Grobkies 22, für Mittelsand 429 g, mithin:

$$\text{Grobkies} = \frac{22}{550} \cdot 100 = 4\,\% ; \quad \text{Mittelsand} = \frac{429}{550} \cdot 100 = 78\,\%.$$

Je kleiner das Korn, um so enger die Poren, um so geringer die Durchlässigkeit des Bodens für Luft und Flüssigkeiten, um so größer aber das Verhältnis der Gesamtoberfläche der Bodenteilchen zur Bodenmasse und damit um so größer *die Flächenwirkung*, wie sie in der *Absorption* von Gasen, Dämpfen (z. B. Wasserdampf), Riechstoffen sowie gelösten Stoffen, besonders Kali-, Ammoniak-, Phosphorverbindungen und organischen Stoffen durch den Boden zum Ausdruck kommt.

Porenvolumen (P), Wasseraufnahmevermögen. Wieviel Prozente von dem Bodenvolumen machen die gesamten Poren aus?

Geeichter Blechzylinder, Holzhammer, 1 l-Meßzylinder mit Glasstab.

Blechzylinder bis an den Rand unter Einklopfen mit dem gutgetrockneten Boden, Meßzylinder mit 500 ccm Wasser füllen, den

Inhalt des Bodenzylinders ($= B$ ccm $=$ Boden einschl. Poren) in den Meßzylinder schütten und nach Durchrühren mit dem Glasstab feststellen, um wieviel ccm ($= B_1$ ccm $=$ Boden ohne Poren) der Inhalt des Meßzylinders zugenommen!

$$P = \frac{\text{Volumen der Poren}}{\text{Bodenvolumen (einschl. der Poren)}} \cdot 100 = \frac{B - B_1}{B} \cdot 100\,\%.$$

Porenvolumen, bei annähernd *gleicher Korngröße*, gleichgültig, ob Grobkies oder Feinsand, $= 38\,\%$, *um so niedriger, je mehr die Hohlräume zwischen den gröberen Körnern durch kleinere ausgefüllt sind.*

Wassergehalt in der „Grundwasserzone" entspricht dem Porenvolumen.

Wasserkapazität (K), wasserbindende Kraft.

α. Wieviel ccm Wasser werden von 100 ccm Boden zurückgehalten, wenn dasselbe, bei ausreichender Zufuhr von oben, unten frei ablaufen kann?

Geeichter Blechzylinder mit Drahtnetzboden, *Wage, weiter Glaszylinder.*

Den mit getrockneten Boden unter Einklopfen bis an den Rand gefüllten Blechzylinder wiegen ($= t$ Gramm), in den Glaszylinder einsetzen, letzteren mit Wasser bis zum oberen Rand des Blechzylinders füllen, sobald der Boden völlig durchnäßt erscheint, den Zylinder herausnehmen, abtropfen lassen, außen abtrocknen und wiegen ($= f$ Gramm)!

$$K = \frac{\text{Vom Boden zurückgehaltene ccm Wasser}}{\text{Inhalt d. Blechzyl. (= Bodenvol. einschl. Poren)}} \cdot 100 = \frac{f - t}{B} \cdot 100.$$

β. Wieviel Prozent des Porenvolumen bleiben dabei mit Wasser gefüllt?

$$= \frac{\text{Wasserkapazität}}{\text{Porenvolumen}} \cdot 100 = \frac{K}{P} \cdot 100\,\%.$$

Wassergehalt in der „Durchgangszone" entspricht der Wasserkapazität.

c) Chemische Untersuchung.

Chlor qualitativ. Enthält das Wasser Chlor oder Chloride? *Salpetersäure, Silbernitratlösung, Ammoniak.*

$$NaCl + \mathbf{AgNO_3} = \mathbf{AgCl} + NaNO_3$$

Reagenzglas zu $^3/_4$ mit dem Wasser füllen, durch 1 Tropfen Salpetersäure Chlor frei machen, einige Tropfen **Silbernitrat**lösung hinzufügen, durchmischen!	Weiße Trübung bis flockiger Niederschlag, unlöslich in Salpetersäure, löslich in Ammoniak $=$ **Chlorsilber**, zeigt wenig bis viel Chlor an.

Chlor quantitativ. Wieviel mg Chlor enthält 1 l von dem Wasser? *Glashahnbürette, Silbernitratlösung* 4,788 g im Liter (1 ccm bindet 1 mg Cl); neutrale *Kaliumchromatlösung, Becherglas, Vollpipette* 100 ccm.

$$K_2CrO_4 + 2\,AgNO_3 = Ag_2CrO_4 + 2\,KNO_3$$

In das auf eine weiße Unterlage gesetzte Becherglas 100 ccm von dem Wasser einmessen, 3 Tropfen Kaliumchromatlösung zusetzen (= grüne Färbung), aus der Bürette so lange **Silbernitratlösung** unter fortwährendem Umschütteln hinzutropfen lassen, bis die Farbe in rotgelb umschlägt, d. h. bis, nachdem alles Chlor als Chlorsilber ausgefällt ist, Kaliumchromat in **Silberchromat** (= rotgelber bis rotbrauner Niederschlag) umgesetzt wird.

Die verbrauchten n ccm Silberlösung entsprechen n mg Cl in 100 = 10 n mg Cl in 1000 ccm (im Liter) Wasser.

Bei reichlichem Chlorgehalt mit *Vollpipette* 50 oder 25 oder 10 ccm von dem Wasser in das Becherglas einmessen und aus *Meßzylinder* destilliertes bis zu etwa 100 ccm auffüllen, untersuchen wie vorher, aber den gefundenen Wert mit 2 oder 4 oder 10 multiplizieren!

Werden über 30 mg pro Liter gefunden, so ist zu untersuchen, ob dies 1. dem aus durchlässigen Abortgruben versickerten Harn entstammt oder 2. ob der Grundwasserstrom durch mehr oder weniger entfernt gelagerte Salzlager abnorm salzhaltig ist (Vergleich mit benachbarten Brunnen) oder 3. aus stark salzhaltigen Flüssen oder dem Meere Wasser durchdringt, wenn der Brunnen nahe an ihnen liegt. Zu beanstanden ist 1. stets, 3. wenn pathogene Bakterien angesaugt werden können, 2. und 3. wenn der Geschmack auffällt (S. 37 γγ).

Stickstoffhaltige Substanzen (*Ammoniak, Nitrite, Nitrate*).

Ammoniak qualitativ. Seignettesalzlösung (Seignettesalz 100, Aq. dest. 200 ccm, dazu zur Haltbarmachung Neßlersches Reagens 10 ccm); Neßlersches Reagens.

$$NH_3 + HgJ_2\,2\,KJ + 3\,KOH = NH_2HgJ + 3\,KJ + 2\,KOH + H_2O$$

Etwa 10 ccm von dem Wasser im Reagenzglas mit 10 Tropfen Seignettesalzlösung versetzen, von Neßlerschem Reagens (= alkalischer Quecksilberkaliumjodidlösung) 5 Tropfen hinzugeben, durchmischen! Gelb- bis Orangefärbung oder gelb- bis braunroter Niederschlag = Ammoniumquecksilberjodid zeigen Spuren, mäßige oder größere Mengen von Ammoniak an.

Vorheriger Zusatz von Seignettesalzlösung verhindert bei hartem und bei eisenhaltigem Wasser, daß auf Neßlerzusatz die Ca- und Mg-Verbindungen ausfallen und die Erkennung der Farbe erschweren. Zur Erkennung und Beurteilung der Farbe hindurchsehen von oben nach unten in das senkrecht gehaltene Reagenzglas! 0,05 lmg NH₃ noch nachzuweisen.

Salpetrige Säure qualitativ. Enthält das Wasser salpetrige Säure oder Nitrite?

a) Nachweis mit *Jodzinkstärkekleister* noch 0,02 lmg nachweisbar, aber bei vorhandenen Ferrisalzen, Ozon oder Wasserstoffsuperoxyd nicht verwendbar, da diese ebenso wie Sonnenlicht gleichfalls die Reaktion geben.

Konzentrierte Schwefelsäure, Jodzinkstärkekleister.

I. $H_2SO_4 + ZnJ_2 = ZnSO_4 + 2HJ$,
II. $N_2O_3 + 2HJ = 2J + 2NO + H_2O$.

Reagenzglas zu $^3/_4$ mit dem Wasser füllen, durch 3—5 Tropfen Schwefelsäure die salpetrige Säure frei machen, dann $^1/_2$ ccm **Jodzink**stärkekleister hinzusetzen, vor Sonnenlicht schützen!

Blaufärbung innerhalb 5 Minuten durch freiwerdendes **Jod** zeigt um so mehr salpetrige Säure an, je intensiver die Färbung und je rascher sie eintritt.

b) Nachweis mit *Metaphenylendiamin* (= Diamidobenzol) bei vorhandenen Ferriverbindungen, Ozon bzw. Wasserstoffsuperoxyd. Nachweisbar noch 0,05 lmg.

Konzentrierte Schwefelsäure, Metaphenylendiaminlösung, falls nicht farblos, durch Tierkohle zu filtrieren.

$HNO_2 + 2 C_6H_4(NH_2)_2 = C_6H_4(NH_2)-N\!=\!N-C_6H_3(NH_2)_2 + 2H_2O$

Reagenzglas zu $^3/_4$ mit dem Wasser füllen, durch 3—5 Tropfen Schwefelsäure die salpetrige Säure frei machen, $^1/_2$ ccm **Metaphenylendiamin**lösung zusetzen, durchmischen!

Gelb-, Braun- oder Rotfärbung = **Triamidoazobenzol (Bismarckbraun)**, zeigt Spuren, mäßige oder reichliche Mengen von salpetriger Säure an.

Salpetersäure qualitativ. Enthält das Wasser (viel, wenig) Salpetersäure oder Nitrate?

Konzentrierte Schwefelsäure, Bruzin. Vollpipette 1 ccm.

Etwa 3 ccm von der konzentrierten Schwefelsäure in ein gut gereinigtes Reagenzglas bringen, 1 ccm von dem Wasser tropfenweise zusetzen, unter der Wasserleitung gut abkühlen, einige mg Bruzin hinzufügen und umschütteln! Kontrolle mit reinem Wasser.

Sofortige blutrote Färbung zeigt mehr als 100 lmg an;
„ schönrosa „ „ „ „ 10 „ „
Blaßrosa Färbung erst } „ „ „ 1 „ „
nach einigen Sekunden }

Beurteilung. Die drei Körper: Ammoniak, salpetrige und Salpetersäure können 1. aus Abortgruben oder 2. auf natürlichem Wege in das Wasser gelangen.

1. Aus Abortgruben sickert Ammoniak aus, das aus Harnstoff oder höher konstituierten Körpern entstanden ist. Auf dem Wege zum

Brunnen wird es durch gewisse Bakterienarten zu salpetrigsauren und dann durch andere zu salpetersauren Salzen oxydiert. Findet sich also Ammoniak in Wasser, so *kann* dies ein Beweis sein, daß das Wasser nur kurze Zeit unterwegs war, daß also auch pathogene Bakterien nicht abfiltriert sind, indem entweder die Entfernung zu kurz oder der Boden sehr durchlässig ist. Gleichzeitig finden sich auch Nitrite und Nitrate. — Finden sich nur die beiden letzteren, so ist der Weg etwas länger gewesen. — Der Befund von Nitraten hat nur bei größeren Mengen (über 15 lmg) eine entsprechende Bedeutung.

2. In Brunnen von mehr als 30 m Tiefe findet man häufig Ammoniak, das auf natürlichem Wege (diluviale Torflager oder Reduktion eingedrungener Nitrate durch das Gestein) hineingelangt und für die Beurteilung ohne Bedeutung ist.

3. Auch Wasser aus moorigem Boden enthält häufig Ammoniak. Ist der Brunnen gut gebaut, so ist er deshalb nicht weiter zu beanstanden.

4. Ammoniak, Nitrite und Nitrate fehlen häufig in Brunnen, die einer Infektion leicht ausgesetzt sind.

Phosphorsäure qualitativ. Enthält das Wasser Phosphorsäure oder Phosphate?

Salpetersäure, Lösung molybdänsauren Ammoniums. Abdampfrückstand von dem zu untersuchenden Wasser.

$$H_3PO_4 + 8\,HNO_3 + \left.\begin{array}{l}11\,NH_4\\H\end{array}\right\}MoO_4 = (NH_4)_3PO_4\,11\,MoO_3 + 8\,NH_4NO_3 + 11\,H_2O.$$

Abdampfrückstand von dem Wasser mit Salpetersäure aufnehmen, filtrieren, das Filtrat erwärmen, **molybdänsaures Ammonium** hinzusetzen, durchmischen!	Gelber Niederschlag = **phosphormolybdänsaures Ammonium** zeigt vorhandene Phosphorsäure an.

Phosphorsäure zeigt hochgradige Verunreinigung an.

Organische Stoffe. α) *Durch Bestimmung des Kaliumpermanganatverbrauches.*

Prinzip: Kochen mit leicht oxydierbaren organischen Stoffen reduziert (entfärbt) Kaliumpermanganatlösung. — Man kocht das Wasser 10 Minuten lang mit einem Überschuß von Kaliumpermanganat und sieht, wieviel dann von letzterem noch übrig ist, indem man eine Oxalsäurelösung hinzufügt, die ebenfalls entfärbt. Mit dieser wird auch der Titer der Kaliumpermanganatlösung, die durch einfaches Abwiegen nicht genau herzustellen ist, bestimmt.

Becherglas 400 ccm, *Vollpipette* 100 (ev. 50, 25 bzw. 10) ccm, verdünnte *Schwefelsäure* (1 + 3 Vol.), 5 ccm *Pipette*, 2 *Glashahnbüretten*, $^1/_{100}$ *Normaloxalsäurelösung* (0,63 i. l.), *Kaliumpermanganatlösung* der Oxalsäurelösung ungefähr entsprechend (aus einer vorrätigen Lösung von 3,2 g $KMnO_4$ i. l. durch Verdünnen von 1 auf 10 jedesmal frisch herzustellen!), *Dreifuß*, *Drahtnetz*, *Brenner*.

$$2\mathbf{KMnO_4} + 3H_2SO_4 = 2MnSO_4 + K_2SO_4 + 3H_2O + 5O.$$

2 Mol. **Kaliumpermanganat** liefern $\qquad$ **5 Atome Sauerstoff.**

$\qquad$ Äquivalentgew. 316 $\qquad\qquad\qquad$ = 80.

$$O \qquad + \qquad C_2H_2O_4 + 2H_2O = 2CO_2 + 3H_2O$$

1 Atom Sauerstoff zerlegt 1 Molekül Oxalsäure

5 Atome Sauerstoff zerlegen 5 Moleküle Oxalsäure

$\qquad$ = 80 $\qquad\qquad\qquad$ = 630.

Mit der Pipette 100 ccm von dem Wasser in das (gut gereinigte!) Becherglas einmessen, 5 ccm Schwefelsäure und aus der Permanganatbürette nach Notieren des Standes ca. 10 ccm hinzusetzen, erwärmen zum Kochen und 10 Minuten im Kochen erhalten! (Bei etwaigem Verschwinden der Farbe den Versuch mit 50 bzw. 25 bzw. 10 ccm von dem Wasser, die mit destilliertem [dessen Kaliumpermanganatverbrauch besonders zu bestimmen und in Rechnung zu setzen ist] auf ca. 100 aufzufüllen sind, zu wiederholen!)

In die noch heiße Flüssigkeit genau 10 ccm der Oxalsäurelösung zulaufen lassen, worauf beim Umschütteln in kürzester Zeit Entfärbung eintritt, nunmehr unter fortwährendem Schütteln aus der $KMnO_4$-Meßröhre bis zu schwacher Rötung zutropfen lassen und ablesen, wieviel im ganzen $KMnO_4$-Lösung verbraucht ist! Es seien beispielsweise 14,4 ccm verbraucht.

Jetzt den Titer der $KMnO_4$-Lösung feststellen, indem zu der noch heißen, schwach roten Flüssigkeit erst 10 ccm Oxalsäure und dann so viel $KMnO_4$-Lösung zugesetzt wird, bis eben wieder bleibende Rotfärbung eingetreten ist! Zur Zerlegung der 10 ccm Oxalsäure seien beispielsweise 9,2 ccm verbraucht.

		ccm Permanganatlösung
Berechnung: Verbraucht wurden		
zur Oxydation der organ. Stoffe im Wasser und der hinzugesetzten 10 ccm Oxalsäurelösung. . . .		14,4
„ $\qquad$ „ $\qquad$ der Oxalsäure nach der Titrebestimmung		9,2
„ $\qquad$ „ $\qquad$ der organ. Stoffe im Wasser allein . . .		5,2

Wieviel $KMnO_4$ enthalten diese 5,2 ccm der Lösung?

Entspräche die $KMnO_4$-Lösung genau der Oxalsäurelösung, so würde jeder ccm 0,316 mg $KMnO_4$ enthalten. Da nun für 10 ccm Oxalsäurelösung nicht 10, sondern 9,2 ccm der $KMnO_4$-Lösung erforderlich waren, so enthält 1 ccm der Lösung $\dfrac{0,316 \cdot 10}{9,2}$, die verbrauchten 5,2 ccm enthalten $\dfrac{5,2 \cdot 3,16}{9,2} = 1{,}79$ mg $KMnO$.

Die organischen Stoffe in 100 ccm Wasser beanspruchten 1,79 mg, für 1 Liter waren somit 17,9 mg $KMnO_4$ erforderlich.

Da 316 KMnO₄ 80 Sauerstoff liefern, würden zur Oxydation der organischen Stoffe in 100 ccm $\dfrac{5,2 \cdot 0,80}{9,2}$ mg, in 1000 ccm $\dfrac{5,2 \cdot 0,80 \cdot 10}{9,2} =$ 4,5 mg Sauerstoff verbraucht worden sein.

Für den Fall, daß nur 50, 25 oder 10 ccm von dem Wasser zur Untersuchung verwendet worden sind, ist der für den Permanganat- bzw. Sauerstoffverbrauch ermittelte Wert noch mit 2, 4 oder 10 zu multiplizieren!

Beurteilung. Werte von über 12 lmg KMnO₄ (= 3 mg O) sind so hoch, daß sie den Verdacht auf Eindringen von Verunreinigungen und somit von krankheitserregenden Bakterien lenken können. Doch werden sie auch oft in einwandfreien Brunnen gefunden, namentlich wenn der Untergrund moorig ist. Umgekehrt kann auch Wasser mit kaum nachweisbaren Mengen organischer Stoffe infiziert sein, wenn der Brunnen z. B. nicht dicht gedeckt ist, und nur geringe verunreinigende Zuflüsse vorhanden sind, die aber manchmal enorme Mengen pathogener Bakterien enthalten können.

β) *Durch Bestimmung des Glühverlustes.*

Abdampfrückstand. Wieviel mg gelöste (nicht flüchtige) Teile enthält 1 l von dem Wasser?

Analysenwage, Platinschale, Meßkolben 250 ccm, *Wasserbad* mit konstantem Niveau, *Tiegelzange, Trockenschrank* auf 100° eingestellt, *Exsikkator, Vaseline* mit *Pinsel.*

Platinschale reinigen, im Trockenschrank trocknen, im Exsikkator erkalten lassen, wiegen, auf das Wasserbad setzen, aus dem mit dem Wasser gefüllten Meßkolben nach Einfetten des Randes (damit nichts vorbeigeht) portionsweise in die Schale einfüllen bis alles verdampft ist, alsdann die Schale im Trockenschrank 1 Stunde trocknen, im Exsikkator abkühlen lassen, wiegen, nochmals 1 Stunde trocknen, abkühlen lassen, wiegen usw. bis zur Gewichtskonstanz.

Vom letzten Gewicht (G : Schale und Abdampfrückstand) das Gewicht der leeren Schale (sch) abziehen, die Differenz (G — sch) mit 4 multiplizieren = Gewicht der in 1 l von dem Wasser gelösten Teile.

Glühverlust. Um wieviel mg vermindert sich das Gewicht des Abdampfrückstandes von 1 l Wasser beim Ausglühen?

Analysenwage, Gebläselampe, Platinschale mit Abdampfrückstand (30), *Tiegelzange, Ammoniumkarbonatlösung, Exsikkator.*

Beim Glühen entweicht außer Wasserresten auch die Kohlensäure der Karbonate und erfolgt bei vielen Salzen eine Zersetzung, Reduktion usw., so daß der Glühverlust keinen genauen Wert für die organischen Bestandteile bildet, aber immerhin für deren Abschätzung zu verwenden ist. Achten auf den Geruch!

Den Abdampfrückstand erst vorsichtig, dann stärker glühen, bis die Asche weiß erscheint, durch Befeuchten mit Ammoniumkarbonatlösung, vorsichtiges Erwärmen und ganz kurzes Glühen die Karbonate tunlichst wiederherstellen, im Exsikkator kühlen und wiegen!

d) Experimentelle Untersuchung der Zuflüsse.

1. Eingießen von *Saprol*, z. B. in die Abortgrube. Nachweis im Brunnenwasser durch den Geruch.

2. Eingießen von *konzentrierter Kochsalzlösung*. Entnahme jede halbe Stunde, auch nachts. Bestimmung nach S. 25.

3. Eingießen von *Fluorescein* oder Uranin, 1 bis mehrere Liter alkoholischer Lösung. Die Lösung darf nicht in dem Raume hergestellt werden, in dem später die Untersuchung stattfindet. Nachweis: Entnahme des Wassers jede halbe Stunde, Eingießen in hohe schmale Glaszylinder; betrachten *von oben*, indem man sie zur Hälfte über schwarzes Glanzpapier, zur Hälfte über weißen Untergrund hält.

4. Eingießen einer *Bakterienkultur*, die sich in der Natur nicht zu häufig findet und leicht zu erkennen ist; also z. B. Bierhefe oder farbstoffbildende Mikroorganismen. Doch muß bei letzterer ausgeprüft sein, ob sie den Farbstoff nicht bei Aufenthalt im Wasser verlieren. Bac. prodigiosus z. B. eignet sich nicht. — Nachweis der Bierhefe in verdünnter Bouillon mit Traubenzucker; der Bakterien durch Plattengießen.

Beurteilung. Durch 1—3 kann nachgewiesen werden, daß überhaupt Verbindungen bestehen; durch 4, daß diese für Mikroorganismen durchgängig sind.

Plötzliches *Weichwerden* und plötzlich auftretende *Trübungen* sprechen bei Quellwasser ebenfalls für Infektionsgefahr.

β. Andere Substanzen, deren Vorhandensein bzw. Fehlen schädigen kann.

A. Blei. Bleilösend wirkt Wasser, wenn es, wie z. B. Meteorwasser, rein und weich ist und dabei reichlich Luft oder freie Kohlensäure enthält. Die Bleiaufnahme wird ferner durch saure Reaktion sowie durch hohen Gehalt an Chloriden, Nitriten und Nitraten begünstigt. Dagegen verhindern Kalzium- und Magnesiumkarbonate die Lösung von Blei wohl, weil sie sich auf der Innenwand der Bleirohre ablagern und das Metall vor dem Angriff schützen. Auch das aus eisenhaltigen Wässern sich ablagernde Ferrihydroxyd verhindert eine Bleiaufnahme. 0,36 mgl führt bei fortgesetztem Genuß zur Bleivergiftung.

1. *Nachweis.* Ansäuern mit Essigsäure, Einleiten von Schwefelwasserstoff. Gelbbraune bis braune Färbung zeigt Blei an (in praxi kommt Kupfer nicht in Betracht).

2. *Bleilöslichkeit.*

a) Einbringen von *Bleispänen* in luftfrei entnommenes Wasser und Nachweis des Bleies nach 24 Stunden. Gibt unrichtige Resultate, wenn viel Kohlensäure in hartem Wasser ist, da in Wirklichkeit die Bleilöslichkeit infolge Inkrustation der Rohre schnell verschwinden würde.

b) Mit *Rosolsäure.* 2 g Rosolsäure in 1 l 80 % igem Alkohol, tropfenweises Hinzufügen von Barytwasser bis zur deutlichen Rotfärbung. — 50 ccm des Wassers mit 4—6 Tropfen versetzen. Rotfärbung (alkal. Reaktion) gibt an, daß im Verhältnis zur Kohlensäure ein Überschuß von Kalk und Magnesia vorhanden ist, so daß Bleilöslichkeit nicht zu fürchten ist; Gelbfärbung das Gegenteil.

B. **Kohlensäure.** Wichtig, weil sie außer Blei- auch Eisenrohr angreift. Bestimmung nach Tillmanns und Heublein. — Man läßt am Orte der Entnahme das Wasser aus einem Schlauch zunächst eine Zeitlang in langsamem, stetigem Strahl ohne Luftblasen austreten. Dann setzt man den Schlauch in ein 200 ccm Meßkölbchen, das am Halse eine bauchige Erweiterung hat, bis auf den Boden. Sobald es nahezu gefüllt ist, zieht man den Schlauch heraus und entfernt das etwa zuviel zugeflossene Wasser durch Abschwenken. Darauf wird mit einer Pipette 1 ccm einer Lösung gegeben, die 0,375 g reines Phenolphthalein in 1 l 95 % Alkohol enthält. Man träufelt nun aus einer Bürette $\frac{1}{20}$ Normalnatronlauge zu. Nach jedesmaligem Zusatz setzt man einen reinen Korkstopfen auf und mischt durch öfteres Umkehren des Kölbchens. Das Ende der Reaktion ist vorhanden, wenn eine eben, aber deutlich sichtbare Rosafärbung vorhanden ist, die nach 5 Minuten noch unverändert ist. 1 ccm $^1/_{20}$ Normalnatronlauge entspricht 2,2 mg CO_2. Umrechnen auf 1 l. Wässer mit mehr als 10 Härtegraden sind vorher mit entsprechenden Mengen neutralisierten destillierten Wassers zu verdünnen.

C. **Härte** (Kalk und Magnesia).

Kalk wirkt günstig, falls die Nahrung sehr arm daran ist (z. B. keine Milch und wenig Gemüse enthält). Ungünstig wirkt er in größerer Menge, da manche Speisen (Hülsenfrüchte) schlechter ausnutzbar werden oder an Geschmack verlieren, ferner viel Seife verbraucht wird und, in der Industrie, weil das Wasser Kesselstein absetzt. — Magnesia hat höchstens die ungünstigen Wirkungen.

1 deutscher Härtegrad = 1 mg CaO in 100 ccm (= 10 mg CaO in 1 l) Wasser. Die Magnesia wird nach ihrem Äquivalentgewicht umgerechnet: Ca = 40, O = 16; Mg = 24, also CaO = 56, MgO = 40; 1 mg MgO ist 1,4 mg CaO äquivalent. Bestimmt man CaO und MgO getrennt, so multipliziert man die Zahl für MgO in 1 l mit 1,4; dividiert durch 10 und addiert dies zu der Kalkhärte. Einfacher kann man sie gemeinsam bestimmen.

1. *Nach Clark.* Prinzip: Seife ist fettsaures Alkali (Natron oder Kali), löslich in Wasser. Mit Kalk fällt fettsaurer Kalk aus, so lange bis aller Kalk gebunden ist, desgl. mit Magnesia, erst dann kann sich bei weiterem Seifenzusatz Schaum bilden.

Ausführung. Seifenlösung (45 ccm binden 12 mg CaO, d. h. die bei einem Wasser von 12 deutschen Härtegraden in 100 ccm vorhandenen härtemachenden Substanzen).

Glashahnbürette, *Glasstopfen*flasche mit Marke für 100 ccm, *Voll-pipette* 100 (ev. auch 50, 25, 10) ccm.

In die Glasstopfenflasche 100 ccm von dem Wasser mit der Pipette einmessen, Seifenlösung anfangs kubikzentimeter-, später nur tropfenweise aus der Bürette zufließen lassen, nach jedesmaligem Zusatz kräftig schütteln, bis feinblasiger Schaum 5 Minuten lang bestehen bleibt, und dann aus der nachstehenden Tabelle die der verbrauchten Lösung entsprechenden Härtegrade ermitteln!

Tabelle 4.

Verbrauchte Seifenlösung		Härte-grade
3,4 ccm	} 1 ccm = 0,25°	0,5°
5,4 „		1
9,4 „	} 1 „ = 0,26°	2
13,2 „		3
17,0 „		4
20,8 „	} 1 „ = 0,28°	5
24,4 „		6
28,0 „		7
31,6 „		8
35,0 „	} 1 „ = 0,30°	9
38,4 .,		10
41,8 „	} 1 „ = 0,31°	11
45,0 „		12

Werden für 100 ccm Wasser mehr als 45 ccm der Seifenlösung verbraucht, so ist der Versuch in der Weise zu wiederholen, daß nur 50 bzw. 25 bzw. 10 ccm von dem Wasser eingemessen werden und mit destilliertem Wasser bis auf etwa 100 ccm aufgefüllt wird. Die aus der verbrauchten Seifenlösung ermittelten Härtegrade sind dann mit 2, 4 bzw. 10 zu multiplizieren.

Wie groß ist die *Mineralsäure-* **(bleibende)** Härte? Wie vielen mg CaO in 100 ccm Wasser entsprechen die nach längerem Kochen noch gelöst bleibenden Kalk- und Magnesiumverbindungen (= Sulfate, Chloride, Nitrate usw.)?

Becherglas 500 ccm, *Trichter* mit *Filter*, *Meßkolben* 300 ccm, *Dreifuß* 300 ccm, *Drahtnetz*, *Gasbrenner*.

300 ccm von dem Wasser aus dem Meßkolben in das Becherglas geben, den Stand des Wassers mit *Fettstift* markieren, $^1/_2$ Stunde unter Ersatz des verdampften Wassers durch destilliertes kochen, das gekochte Wasser in den mit destilliertem Wasser gut gespülten Meßkolben überführen, mit destilliertem Wasser genau auf 300 ccm auffüllen, durchmischen und von dem Filtrat 100 ccm für die Härtebestimmung wie vorher verwenden! Die gefundenen Zahlen geben die Mineralsäurehärte an; die Differenz von der Gesamthärte ist *Karbonat- (vorübergehende) Härte*.

2. *Nach Blacher.* „100 ccm werden mit einem Tropfen 1%iger (gesättigter) alkoholischer Lösung von Dimethylaminoazobenzol versetzt und mit $n/_{10}$ Salzsäure titriert. Da der Indikator auch gegen Kohlensäure empfindlich ist, so nimmt die anfangs gelbe Lösung sehr bald eine rötere Färbung an, die beim starken Schwenken (offenbar infolge Austretens der freien Kohlensäure) wieder verschwindet. Nähert man sich dem Neutralpunkte, so dauert es länger bis die Lösung wieder gelb wird; man unterstützt am besten das Austreten der Kohlensäure, indem man mit Hilfe eines kleinen Gummigebläses Luft durch die Lösung preßt. Entfärbt sich die Lösung nicht mehr auf Gelb, so ist der Neutralpunkt erreicht. Übrigens ist dieser auch in Gegenwart von Kohlensäure bemerkbar, indem der erste überschüssige Tropfen Mineralsäure einen deutlichen Stich ins Violette hervorruft, bis zu welchem auch bei gleichzeitigem Austreiben von Kohlensäure immer titriert werden muß. Danach ist die Lösung von selbst kohlensäurefrei und man stumpft den geringen Säureüberschuß am besten durch etwa $n/_{10}$ alkoholisches Kali ab, indem man davon so viel zugibt, daß zuerst das Dimethylaminazobenzol verschwindet und eine ganz schwache alkalische Reaktion des Phenolphthaleins eben auftritt. Darauf gibt man die Kaliumpalmitatlösung unter Umschwenken hinzu, bis eine ganz deutliche und nicht zu schwache Phenolphthaleinreaktion erscheint. Die erhaltenen Kubikzentimeter $n/_{10}$ Salzsäure bzw. Palmitat geben mit 2,8 multipliziert die vorübergehende (Karbonat-, Bikarbonat-) Härte bzw. Gesamthärte des Wassers in deutschen Graden. Beim Titrieren von Wässern, welche Salze schwacher Säuren enthalten, gehen die Neutralpunkte der beiden Indikatoren auseinander, d. h. die verbrauchte Menge des alkoholischen Kalis gibt ein Maß für den Gehalt des Wassers an diesen schwachen Säuren."

γ. **Appetitlichkeit.**

αα. Aussehen.

1. **Farbe.** a) Ist das Wasser mehr oder weniger stark gefärbt? Welche Farbe hat es?

Zwei 70 cm lange Glaszylinder mit flachem Boden auf *weißer Unterlage.*

Einen Zylinder mit dem zu untersuchenden, den anderen zum Vergleich mit farblosem Brunnen- oder destilliertem Wasser unter Vermeidung von Schaumbildung füllen und beim Durchsehen durch die 70 cm hohe Wassersäule auf die weiße Unterlage feststellen, ob das Wasser stärker oder anders gefärbt ist als die Versuchsprobe!

Bei Oberflächenwasser empfiehlt sich Prüfung an Ort und Stelle mittels untergetauchter *weißer Porzellanplatte*, die wageschalenähnlich an einer Schnur befestigt ist.

b) Wie stark ist die Färbung?

2 Hehnerzylinder. Karamellösung, 1 g i. l.

Bestimmung kolorimetrisch (vgl. S. 36, Eisen).

Bräunliche Farbe ist häufig bedingt durch Humusstoffe bzw. durch kollodial gelöstes Eisenhydroxyd.

2. Durchsichtigkeit. Trübung. a) Ist das Wasser mehr oder weniger getrübt?

70 *ccm langer Glaszylinder.* Snellens *Sehprobe* Nr. 1.

Füllen des Zylinders wie vorher), hindurchsehen durch die ganze Wassersäule auf die untergelegte Sehprobe!

Wasser wird als klar, schwach bzw. stark getrübt bezeichnet, je nachdem letztere deutlich, undeutlich bzw. nicht zu erkennen ist. Tonige Trübung macht ein Wasser unappetitlich, ist aber kein Zeichen für Infektionsgefahr.

b) Wie stark ist die Trübung?

α. *Wasserschauzylinder* mit Zentimeterteilung und seitlichem Bodenablaß. Snellen No. 1.

Aus dem mit dem Wasser gefüllten Schauzylinder während des Hindurchsehens durch die ganze Wassersäule auf die untergelegte Sehprobe langsam Wasser ablassen, bis letztere deutlich erkannt wird, alsdann Höhe der zurückgebliebenen Wassersäule notieren.

Bei Oberflächenwasser gibt die Tiefe, in welcher die untergetauchte weiße Porzellanplatte (S. 34, 1a) dem Auge entschwindet, einen Maßstab für den Grad der Trübung.

β. Bestimmung der Lichtabsorption. In einem dunklen Zimmer bringt man dest. Wasser in einen geschwärzten Zylinder mit Glasboden etwa 5 cm hoch, läßt von oben Licht durchfallen und mißt mit dem Weberschen Photometer seine Intensität. Dann gießt man ab, gibt die gleiche Menge des zu untersuchenden Wassers hinein und mißt nochmals. Die Angabe geschieht als „Lichtverlust in Prozenten bei 5 cm Schichthöhe oder als Absorptionskoeffizient $A = \dfrac{1}{d} \cdot \dfrac{2}{3} \cdot \log \dfrac{i}{i'}$, wobei d die Höhe der Flüssigkeit, i die Intensität des einfallenden Lichtes (= durch reines Wasser fallenden), i′ die desjenigen ist, welches das zu untersuchende Wasser passiert hat.

3. Nachtrübung. Trübt sich das anfänglich klare Wasser beim Stehen? Nimmt die anfängliche Trübung beim Stehen zu? Klärt sich das Wasser nach voraufgegangener Nachtrübung unter Bodensatzbildung rasch oder langsam wieder?

Durchsichtigkeitsprüfung an der eingefüllten Probe nach bestimmten Zeiträumen wiederholen, dabei auf Bodensatzbildung achten!

Nachtrübung mit anschließender Klärung unter Bildung eines rostfarbenen Bodensatzes typisch für eisenhaltiges Grundwasser.

Eisen scheidet sich aus dem Wasser schon bei geringer Menge sehr voluminös aus, macht dann ein Wasser unappetitlich, verursacht Rostflecken in der Wäsche und befördert Pilzwucherung in den Rohren. Die zulässige Menge ist 0,3 mg FeO pro l.

Im Boden ist Eisen häufig in Gesteinen; beim Lösen wird oft H_2S frei (S. 37). Das Eisen kommt als Eisenoxydulbikarbonat (Ferroverbindung) an die Luft und fällt unter Sauerstoffaufnahme als Eisenhydroxyd (Ferriverbindung) aus.

Ferroverbindungen qualitativ. 10 % *Natriumsulfidlösung, Kolorimeterzylinder* (S. 34, 1a), *Pipette* 1 ccm.

Zylinder mit dem (frischgeschöpften!) Wasser bis zur Marke (100 ccm) füllen, 1 ccm Natriumsulfidlösung hinzusetzen, durchmischen! Grüngelbe, grünliche bis braunschwarze Färbung zeigt Eisenoxydul an, Reaktion spätestens in 2 Minuten, noch 0,2 mg FeO nachweisbar.

Ferriverbindungen qualitativ. *Kolorimeterzylinder*, 10%ige *Rhodankaliumlösung, Salzsäure, Pipette* 1 ccm.

Zylinder bis zur Marke 100 mit dem Wasser füllen, 1 Tropfen Salzsäure und 1 Tropfen Rhodankaliumlösung hinzusetzen, durchmischen! Ferriverbindungen geben hierbei Rosafärbung noch bei 0,07 lmg, Ferroverbindungen dagegen keine Reaktion.

Eisen quantitativ. 200—500 ccm werden nach Zusatz von einigen Körnchen Kaliumchlorat und 1 ccm konzentrierter eisenfreier Salzsäure von 1,10 Vol. Gew. in einer Glas- oder Porzellanschale auf etwa 50 ccm eingedampft (statt dessen kann man auch den Glührückstand [S. 30 β] verwenden, den man durch Erwärmen mit konzentrierter Salzsäure löst). Die konzentrierte Flüssigkeit wird mit dest. Wasser auf 200 aufgefüllt. In einen von 2 Hehnerschen Zylindern kommt 1 ccm der Vergleichslösung (Eisenalaun 0,898 g mit wenig Salzsäure zu 1 l gelöst enthält in 1 ccm 0,1 mg Eisen), dazu 97 ccm dest. Wasser; in den anderen 98 ccm des vorbereiteten zu untersuchenden Wassers, dann in beide 1 ccm Salzsäure und 1 ccm einer 10%igen Rhodankaliumlösung. Durchmischen. — Die Zylinder in der Hand oder auf einem Stativ halten; durchsehen von oben auf ein weißes Papier; von der dunkleren Flüssigkeit ablaufen lassen bis auf Farbengleichheit. Sind über 50 ccm abgelaufen, wiederholen mit einer geringeren Menge Wasser bzw. einer stärker verdünnten Vergleichslösung.

Berechnung: A. Von dem zu untersuchenden Wasser mußte bis auf n ccm abgelassen werden. In der Vergleichslösung waren 0,1 mg, also in n ccm der zur Untersuchung genommenen Menge des Wassers ebenfalls 0,1 mg. Umrechnen, da nur 200—500 ccm eingedampft wurden und davon die Hälfte (bzw. weniger) kolorimetrisch untersucht wurde.

B. Von der Vergleichslösung mußte bis auf m ccm abgelassen werden.

— In der zur Untersuchung genommenen Menge waren $\frac{m}{100} \cdot 0,1$ mg. Umrechnen wie oben.

Mangan ruft ebenfalls beim Stehen Trübung, ferner beim Kochen der Wäsche mit Soda Flecken, außerdem Pilzwucherung in den Rohren hervor.

Nachweis: 25 ccm Wasser in Erlenmeyerkolben mit 10 ccm 25%iger

Salpetersäure 5 Minuten lang kochen; etwas abkühlen lassen (wegen Siedeverzug), Zusatz einer Messerspitze Bleisuperoxyd, nochmals 10 Minuten lang kochen. Manganverbindungen werden zu der roten Übermangansäure oxydiert; nach Absetzen der Trübung sichtbar.

ββ. Geruch.

Riecht das Wasser muffig, modrig, faulig, brenzlich, nach Urin, Kot, Chlor, Leuchtgas, Teer, Petroleum, Schwefelwasserstoff usw.?

Kochkolben 400 ccm, Kupfersulfatlösung, Dreifuß, Drahtnetz, Brenner.

Prüfung am besten an der frisch geschöpften, sonst an der in gut verschlossener Flasche auf Eis aufbewahrten Probe durch Hineinriechen in die Flasche, nachdem man kräftig umgeschüttelt hat. Bei Schwefelwasserstoffgeruch ca. 100 ccm in den Kolben füllen, einige ccm Kupfersulfatlösung zur Bindung des H_2S hinzusetzen, umschütteln und den Geruch abermals, und zwar auch nach vorherigem Erwärmen prüfen, um festzustellen, ob das Wasser außer dem Schwefelwasserstoff- noch einen anderen Geruch hat! Bei jeder Probe auch prüfen, ob nach Erwärmen auf 40—50° C (wobei sich der Kolben eben noch mit der Hand anfassen läßt) Geruch wahrzunehmen!

Eisenhaltige Wässer pflegen frisch geschöpft nach Schwefelwasserstoff zu riechen. Humusstoffe bewirken moorigen Geruch. Gerüche machen ein Wasser unappetitlich, aber nicht gesundheitsschädlich. Insbesondere kommt Schwefelwasserstoffgeruch im Grundwasser fast niemals durch Fäulnis zustande, sondern durch Zersetzung von Schwefeleisen durch einsickerndes kohlensäurehaltiges Regenwasser.

Schwefelwasserstoff qualitativ. Enthält das Wasser Schwefelwasserstoff?

a) Nachweis mit *Bleipapier*.

$$H_2S + Pb(C_2H_3O_2)_2 = PbS + 2C_2H_4O$$

In die zu $^2/_3$ gefüllte Flasche Blei- (mit **Bleiazetat** getränktes) Papier einhängen, durch den Pfropfen festklemmen! Bräunung oder Schwärzung = Bildung von **Bleisulfid,** zeigt vorhandenen Schwefelwasserstoff an.

b) nach Caro, vgl. Abwasser B 3.

c) durch den Geruch.

γγ. Geschmack.

Hat das Wasser einen (erdigen, moorigen, muffigen, salzigen, bitteren, fauligen, brenzlichen, tintenartigen, adstringierenden, sonstigen) Beigeschmack?

Becherglas, Dreifuß, Drahtnetz, Brenner.

Prüfung am besten wieder an der frisch geschöpften, sonst an der kühl aufbewahrten Probe. Wiederholung der Geschmacksprüfung an der auf 30—35° C im Becherglas erwärmten Probe!

Von den häufiger vorkommenden Salzen sind die meisten bei

500 lmg, Kochsalz schon bei 350 lmg, Chlormagnesium bei 28 bzw.
100 lmg an dem Geschmack, letzteres auch an dem süßlich-adstringie-
renden Nachgeschmack zu erkennen.

Der tintenartige Geschmack eisenhaltiger Wässer wird meist schon
bei 0,4 lmg FeO wahrgenommen. Humusstoffe bewirken einen eigenartigen modrigen Geschmack. — In hartem Wasser wird Kohlensäure
eher geschmeckt als in weichem.

δδ. Temperatur.

Bestimmung mit (vor nicht zu langer Zeit mit einem Normalthermometer verglichenem) *Thermometer* an einer größeren — bei
Brunnen- und Leitungswasser nach längerem Pumpen oder Auslaufen-
lassen, bei Oberflächenwasser nach mehrmaligem Füllen des Schöpf-
gefäßes — frisch entnommenen Probe. Verwendet wird auch das
Schöpfthermometer, dessen Hg-Gefäß sich in einem größeren Schöpf-
gefäß befindet. Das Bodenventil des letzteren öffnet sich beim Eintauchen ins Wasser, schließt sich beim Herausziehen.

Trinkwasser soll das ganze Jahr hindurch eine annähernd gleichmäßige Wärme haben. Es wirkt dann im Sommer erfrischend und
besitzt auch im Winter die uns zusagende Temperatur. Schwankt
diese im Laufe eines Jahres nur zwischen 7 und 11° C, dann spricht
dies dafür, daß das Wasser aus mindestens 4 m Bodentiefe (S. 17),
d. h. aus in der Regel keimfreier Bodenschicht stammt (wichtigste
Ausnahme: Quellen aus Kalkfels), und es ist, wenn durch einwand-
freie Fassung sowie Zuführung in geschlossener Leitung unreine Zuflüsse ausgeschlossen sind, als infektionsunverdächtig anzusehen. Größere
Wärmeschwankungen weisen dagegen darauf hin, daß das Wasser, falls
es sich nicht überhaupt um Oberflächenwasser handelt, größere Mengen
von solchem oder von oberirdischen Schmutzzuflüssen aufgenommen
hat, oder daß es aus geringer Bodentiefe stammt und daher im Boden
noch keine genügende Reinigung erfahren haben kann, mithin infektionsverdächtig ist.

εε. Unmerkbare Zuflüsse.

Befinden sich in einem Brunnenwasser größere Mengen von Chlor,
stickstoffhaltigen Körpern, organischer Substanz usw. und ist bewiesen,
daß diese aus einer Dunggrube stammen, so ist ein solches Wasser
unappetitlich selbst dann, wenn keine Infektionsgefahr vorliegt.

δ. **Prüfung von Wasserreinigungswerken.**

A. *Langsame Sandfiltration.* Unter günstigen Bedingungen geht nur
von mehreren 1000 Keimen des Rohwassers einer durch; unter ungünstigen (niedere Temperatur, hohe Keimzahl im Rohwasser, schlechte
Anlage und Betrieb) wesentlich mehr. Zu beachten ist, daß sich dem
Filtrate Keime beimischen, die nicht aus dem Rohwasser stammen,
sondern in den Ableitungsrohren gewuchert sind. Vielfach wird ver-

langt, daß ein Filtrat nicht über 100 Bakterien pro ccm enthalten soll, was jedoch nach oben wie nach unten falsch sein kann. Bessere Resultate ergibt oft ein Vergleich des Kolititers im Roh- und Reinwasser.

B. *Chlorbehandlung.* Dem Wasser muß um so mehr Chlor zugesetzt werden, je größer seine chlorbindende Kraft zurzeit ist. Man versetzt 100 ccm mit filtrierter Chlorkalklösung und bestimmt nach einer Stunde die verschwundene Menge. Diese und 2 mg wirksames Chlor pro Liter sind dem Wasser hinzuzufügen. — Ferner ist Roh- und Reinwasser dauernd auf ihren Keimgehalt zu untersuchen, wobei auf sporentragende (außer Milzbrandbazillen) keine Rücksicht genommen zu werden braucht.

C. *Ozonisierungswerke.* Ausprüfen durch künstlichen Zusatz von Bakterien. Nach Feststellung der notwendigen Ozonmenge ist im Betrieb neben Keimzählung im Roh- und Reinwasser darauf zu achten, daß das Reinwasser direkt am Ablauf noch Ozon enthält. Nachweis mit Jodkaliumlösung und frisch bereiteter Stärke (nicht ansäuern) oder Tetramethylbasenpapier.

C. Ernährung.

I. Einzelernährung.

Um festzustellen, ob eine Nahrung genügend ist, muß man ihren Gehalt an Brennstoffen und Baustoffen kennen.

1. Der Gehalt an Brennstoffen wird in Kalorien angegeben. Man findet diese, indem man das Gewicht (in Gramm) der in der Nahrung enthaltenen Eiweißstoffe, Kohlehydrate und Fette feststellt, erstere beide mit 4,1, letzteres mit 9,3 (Alkohol mit 7,2) multipliziert und das Ganze addiert.

2. Bei der Feststellung des Gehaltes an Baustoffen kommen vor allem Eiweiß, Vitamine (?), Fette (Lipoide) und Salze in Betracht.

3. Der Gehalt einer Nahrung ist aus folgender Tabelle zu ersehen:

Tabelle 5.

	Eiweiß	Kohlehydrate	Fett
Ochsenfleisch, mittelfett . . .	20,6	—	5,5
„ mager	20,6	—	1,7
Kalbfleisch	19,9	—	0,8
Hammelfleisch, halbfett . . .	17,1	—	5,8
Schweinefleisch, fett	14,5	—	37,3
„ mager	20,2	—	6,8
Pferdefleisch	21,7	0,5	1,2
Schellfisch	16,9	—	0,3
Hering, frisch	16,1	—	8,5
Kabeljau	16,7	—	0,3
Hering, gesalzen	18,9	—	16,9

	Eiweiß	Kohlehydrate	Fett
Bückling	21,1	—	8,5
Leberwurst	11—16	6—20	15—50
Hühnerei	12,5	—	12,1
Kuhmilch	3,4	4,9	3,8
Ziegenmilch	3,8	4,4	4,1
Butter	0,8	0,5	83,7
Rahmkäse	18,8	2,0	41,4
Fettkäse	26,2	3,4	29,5
Magerkäse	35,6	4,2	12,5
Quark	36,6	0,9	6,0
Magermilch	3,2	4,7	0,9
Margarine.	1,0	—	87,6
Weizenmehl (feinstes)	10,7	75,0	1,1
Roggenmehl.	9,6	74,0	1,4
Hafergrütze	13,9	67,1	6,2
Reis	8,1	75,5	1,3
Erbsen	23,3	53,0	1,9
Linsen	26,0	53,0	1,9
Walnußkern, trocken	16,7	13,0	58,5
Nudeln.	10,9	75,6	0,6
Feines Weizenbrot.	6,8	58,0	0,5
Roggenbrot	6,4	50,0	1,1
Kartoffeln	2,0	20,9	0,1
„ (Maxima und Minima)	0,7—3,7	19,5—23	0,04—0,96
Kohlrübe (Steckrübe)	1,4	8,5	0,2
Mohrrübe (Karotte)	1,2	10,5	0,3
Schnittbohnen	2,7	8,0	0,1
Weißkohl.	1,8	6,5	0,2
Steinpilz, frisch	5,4	6,1	0,4
Äpfel.	0,3	12,5	—
Schokolade	5,0—8,5	65,0	12,0—28,0
			Alkohol
Leichteres Bier	0,5	9,0	3,7
Schwereres „	0,7	8,2	4,3
Weißwein.	—	—	8,1

4. Die tägliche Nahrungsaufnahme einer einzelnen Person wird dadurch festgestellt, daß sie die Nahrung (z. B. auf einer mit Gewichten geeichten Briefwage) wiegt und das, was auf dem Teller bleibt, zurückwiegt. Für Stoffwechselversuche ist eine jedesmalige Analyse notwendig.

5. In Betracht zu ziehen ist ferner die *Resorbierbarkeit*. Die im folgenden gegebenen Zahlen gelten für die Nahrungsmittel, wie sie gegessen werden; wird die Resorbierbarkeit mitgerechnet, so ist die Menge der aufgenommenen Nahrungsstoffe entsprechend zu vermindern (um rund 10%), andererseits sind auch die Zahlen für Nahrungsbedarf zu verringern. Für die „Resorbierbarkeit" des Eiweißes und der Kalorien ergeben sich oft verschiedene Zahlen.

6. Sehr wichtig ist ferner die *Bekömmlichkeit* und, wenn es sich um Personen mit geringer körperlicher Tätigkeit und infolgedessen geringem Appetit handelt, die *Schmackhaftigkeit*.

7. Es ist festzustellen, ob die täglich aufgenommene *Nahrung einer Person* im Durchschnitt einer siebentägigen Periode genügt. Die notwendige Nahrungsmenge ist abhängig von Oberfläche und Arbeitsleistung. Sie beträgt bei geringer körperlicher Arbeit (Arzt, Hausverwalter) bei 70 kg Körpergewicht an Kalorien 2400 (resorbierbar). An Eiweiß sind 80 g sicher genügend, jedenfalls kann man noch wesentlich weiter heruntergehen. Die notwendige Menge ist u. a. abhängig von biologischer Wertigkeit und Resorbierbarkeit. Selten ist eine Kost so eiweißarm, daß dadurch gröbere Schädigungen entstehen könnten; doch sind wohl feinere Schädigungen, verminderte Widerstandsfähigkeit gegen Infektionskrankheiten, Verminderung der Fortpflanzungsfähigkeit in Betracht zu ziehen. Stoffe, die gegen Ernährungskrankheiten (Avitaminosen, z. B. Skorbut) schützen, sind reichlich in Kartoffeln, Weißkohl, Karotten, roher Milch, wenig in Brot, Hafer, hochsterilisierten oder getrockneten Nahrungsmitteln, Hülsenfrüchten, poliertem Reis. Für Fette gilt ähnliches wie für Eiweiß, nur daß die unbedingt notwendige Menge niedrig ist (unter 30 g). Von Salzen kommen wohl nur Kalk in Betracht; 1 g CaO pro Tag ist sicher genügend.

8. Bei *anderem Körpergewicht* treten folgende Zahlen ein:

Tabelle 6.

Gewicht	Kalorien (Brutto)	
kg	leichte Arbeit	schwere Arbeit
80	2860	3370
70	2630	3100
60	2360	2800
50	2100	2470
40	1800	2130

9. Für Kinder, die infolge ihrer relativ größeren Oberfläche und ihrer lebhaften Beweglichkeit einen relativ größeren Stoffverbrauch haben, gelten folgende Zahlen:

Tabelle 7.

1—2 Jahre	. . . . .	1000 Kalorien	8— 9 Jahre	. . . .	1800 Kalorien
2—3 ,,	. . . . .	1130 ,,	9—10 ,,	. . . .	1900 ,,
3—4 ,,	. . . . .	1280 ,,	10—11 ,,	. . . .	2000 ,,
4—5 ,,	. . . . .	1440 ,,	11—12 ,,	. . . .	2100 ,,
5—6 ,,	. . . . .	1560 ,,	12—13 ,,	. . . .	2250 ,,
6—7 ,,	. . . . .	1650 ,,	13—14 ,,	. . . .	2300 ,,
7—8 ,,	. . . . .	1700 ,,	14—15 ,,	. . . .	2300 ,.

10. Für *erwachsene Arbeiter* (Männer 70 kg, Frauen 50—60 kg) gelten folgende Zahlen:

Tabelle 8.

Schneider, Arzt, Hausverwalter	2600—2800 Kal.		Steinhauer	5000 Kal.
Buchbinder	3000 „		Bergleute, Holzfäller, Bauernknechte,	
Schuhmacher, Soldat	3100 „		Holzsäger	5500—6000 „
Metallarbeiter, Schreiner	3500 „		Handnäherin	2000 „
Soldat in der Garnison	3500—3900 „		Maschinennäherin, Buchbinderin	2200 „
Soldat im Manöver und im Felde	3900—4200 „ und mehr		Aufwartefrau	2500—3200 „
			Waschfrau	2900—3700 „

11. Der *Preiswert* eines Nahrungsmittels wird bestimmt, indem man angibt, wieviel Kalorien und Eiweiß man für eine Mark erhält. Dabei sind auch die Abfälle zu berechnen.

Tabelle 9.

Höchstpreise in Berlin (Januar 1917) für 1 kg.

Rindfleisch	4,60 M.	Hühnerei (Stück)	0,32 M.
Schweinefleisch	3,00—4,00 „	Weizenmehl	0,56 „
geräucherten Schinken ohne Knochen:		Roggenmehl	0,36 „
im ganzen	6,00 „	Weißbrot	0,70 „
im Ausschnitt	7,20 „	Roggenbrot (K-Brot)	0,34 „
Pferdefleisch (ohne Knochen)	3,20 „	Weizengrieß	0,56 „
Inländ. Schweineschmalz	6,20 „	Gerstengraupen	0,60 „
Vollmilch	0,32 „	Hafergrütze	0,88 „
Butter	6,00 „	Kartoffeln	0,11 „
		Zucker	0,86 „

II. Massenernährung.

Ist die gemeinsame Kost zahlreicher Personen gleichen Alters und gleicher Arbeitsleistung (Militär, Gefangene) zu untersuchen, so wird die Gesamtmenge der verbrauchten Nahrungsmittel durch die Zahl der Beköstigten dividiert und die Resultate wie oben auf ihren Nährwert untersucht. In Betracht zu ziehen sind einerseits die Nahrungsmittel, die, z. B. in Kantinen zugekauft oder aus der Heimat zugeschickt werden, andererseits daß von einer geschmacklosen Kost oft große Mengen auf den Tellern zurückbleiben.

III. Familien.

Soll festgestellt werden, ob eine Familie richtig ernährt ist, so wird zunächst Alter, Gewicht und Arbeitsleistung der einzelnen Mitglieder ermittelt. Aus den Tabellen 7 und 8 ist der Nahrungsbedarf zu berechnen. Zu Beginn der (mindestens 7 tägigen) Periode wird gewogen, was an Nahrungsmitteln im Haushalte ist, im Verlaufe das, was gekauft wird, nach Gewicht und Preis, einschließlich dessen, was im Wirtshaus konsumiert wird (Alkoholica nicht vergessen!); täglich sind auch die Abfälle festzustellen. Am Schlusse das, was noch vorhanden ist. Die Differenz ergibt das Genossene. Ferner wird nochmals das Körpergewicht ermittelt. Man berechnet aus den Nahrungsmitteln Kalorien und Eiweiß und durch Vergleich mit den zuerst ermittelten Zahlen, ob die Ernährung so ist, wie sie sein sollte oder ob ein Defizit vorhanden ist; ferner durch den Augenschein und Konstitutionsmessungen, ob eines oder mehrere Mitglieder unterernährt sind.

IV. Volksklassen und Volk.

A. Man sucht eine möglichst große Anzahl *Familien* aus, deren Lebenshaltung als *typisch* gelten kann und untersucht sie nach III.

B. Man läßt durch eine Anzahl Frauen *Haushaltungsbücher* führen, in denen für einen langen Zeitraum die gekauften Nahrungsmittel nach Gewicht und Preis verzeichnet sind. Solche „*Ernährungsbudgets*" geben nur einen mäßigen Einblick in das Ernährungswesen, da geringe Grade der Unterernährung nicht zu erkennen sind.

C. *Enqueten in Schulen* über fehlendes Frühstück, Mittagessen usw. können wichtige Hinweise geben.

D. *Die gesamte Produktion und Einfuhr* des Landes wird ermittelt, dazu die Lebenden der verschiedenen Altersklassen; aus letzteren der Nahrungsbedarf berechnet und mit der vorhandenen Nahrungsmenge verglichen.

Die Untersuchung der Körperkonstitution, auch schon der Schulkinder allein, ergibt oft schnellere und sicherere Auskunft als die letztgenannten Methoden.

V. Nahrungsmittel (außer Wasser).

1. Fleisch und Wurst.

1. **Konservierungsmittel** werden teils angewendet, um Fleisch und Wurst haltbarer zu machen, teils um ihnen den Schein einer besseren Beschaffenheit zu verleihen (z. B. die Farbe zu erhalten).

Nachweis von Sulfiten. Eine Portion Fleisch wird in ein Glas gebracht, das man mit einer Schale bedeckt. Zusatz von Phosphorsäure macht SO_2 frei, die am Geruch zu erkennen ist.

Nachweis von Borsäure. Veraschen des Fleisches, Übergießen der Asche mit Alkohol und Anzünden. Grüner Flammensaum.

Nachweis von Salizylsäure. Durchkneten mit Äther, abgießen in Porzellanschale, eindampfen auf heißem Wasser (ohne Flamme!), prüfen mit Eisenchlorid. Violettfärbung.

2. **Farbstoffe** (besonders in Wurst):

„Je 20 g der zerkleinerten Fleischmassen werden:

a) mit 40 ccm einer schwach angesäuerten Mischung aus gleichen Teilen Glyzerin und Wasser,

b) mit 40 ccm einer wässerigen 4proz. Lösung von Natriumsalicylat in einem Becherglase $^1/_2$ Stunde unter bisweiligem Umrühren im siedenden Wasserbade erhitzt; alsdann wird abgepreßt und klar filtriert. Ist das eine oder sind beide Filtrate rot gefärbt, so liegen künstlich zugesetzte Farbstoffe vor. Das Filtrat a läßt nach Übersättigung mit Ammoniakflüssigkeit und Zusatz von Alaunlösung bei mehrstündigem Stehen in einem Glaszylinder etwa vorhandenes Karmin durch einen rotgefärbten Bodensatz erkennen. Zum Nachweise von Teerfarbstoffen wird ein Faden von ungebeizter Wolle mit einem Teile der gefärbten Auszüge und mit 10 ccm einer 10 % igen Kaliumbisulfatlösung längere Zeit gekocht. Bei Gegenwart von Teerfarbstoffen wird der Faden rot gefärbt und behält die Färbung auch beim Auswaschen mit Wasser."

3. **Mehl** (in Wurst). Betupfen der frischen Schnittfläche mit Jodjodkaliumlösung: Blaufärbung.

4. **Fäulnis.** Nachweis am genauesten durch den Geruch. Objektiv durch die Salmiakprobe: 1 Teil Salzsäure, 3 Teile Alkohol und 1 Teil Äther werden gemischt in ein weites Reagenzglas so viel eingefüllt, daß der Boden 1 cm hoch bedeckt ist. Dann wird ein erbsengroßes Partikelchen der Substanz an einem Glasstabe befestigt und über die Flüssigkeit gehalten (nicht berühren!). Bei fortgeschrittener Fäulnis Auftreten von Salmiaknebel.

5. **Bakterien.** Entnahme aus der Tiefe. Nach oberflächlichem Abbrennen Einschneiden mit sterilem Messer. Untersuchung mikroskopisch und kulturell ev. nach Zerkleinern in steriler Maschine. Mikroskopisch findet man in Wurst und Hackfleisch viele, im Innern großer Fleischstücken keine Bakterien; kulturell auch in Dauerwurst sehr spärliche Bakterien; Kolibazillen sollen nicht vorhanden sein.

Untersuchung auf bestimmte Bakterienarten s. **235** (S. 188) und **264** (S. 203).

6. **Serodiagnostische Untersuchung, von welcher Tierart das Fleisch stammt** (besonders bei Verdacht auf Pferdefleisch).

A. Gewinnung von Immunserum: Kaninchen wird in Abständen von 4—5 Tagen 10—20 ccm Serum des betreffenden Tieres intraperitoneal injiziert, dann versucht, ob das Serum genügend wirksam ist, dann das Tier entblutet, das Serum gewonnen und mit 0,5 % Karbol versetzt. Die Prüfung auf genügende Wirksamkeit geschieht dadurch, daß man 1 ccm einer 1000-, 10 000- und 20 000fachen Verdünnung des Serums der zu untersuchenden Tierart mit 0,1 ccm Antiserum ohne Schütteln versetzt. In der ersten Verdünnung muß momentan, in den anderen nach 3—5 Minuten eine Trübung auftreten.

Zur Untersuchung werden 30 g Fleisch von einer frischen Schnittfläche abgeschabt, mit 50 ccm phys. Kochsalzlösung 1—3 Stunden stehengelassen, mehrmals bis zur völligen Klarheit filtriert und verdünnt, bis bei Zusatz von einem Tropfen Salpetersäure (spez. Gew. 1,153) zu 1 ccm des zum Kochen erhitzten Filtrates eine gleichmäßige Opaleszenz auftritt, die sich nach 5 Minuten langem Stehen als eben erkennbarer Niederschlag zu Boden senkt.

Nun kommt in Röhrchen:

Nr. 1: 1 ccm der zu untersuchenden Lösung,
„ 2: 1 „ „ „ „ „
„ 3: 1 „ eines klaren Pferdefleischfiltrates gleicher Konzentration,
„ 4: 1 „ „ „ Rindfleischfiltrates „ „
„ 5: 1 „ „ „ Schweinefleischfiltrates „ „
„ 6: 1 „ phys. Kochsalzlösung.

Zu sämtlichen Röhrchen außer Nr. 2 wird dann 0,1 ccm klares, hochwertiges Pferdeantiserum in der Weise hinzugesetzt, daß es an der Wand hinabfließt und sich am Boden sammelt. Nr. 2 erhält 0,1 ccm klares normales Kaninchenserum. Nach halbstündigem Stehenlassen bei Zimmertemperatur wird abgelesen. Bei positivem Befund darf eine Trübung nur bei 1 und 3 auftreten. Sie beginnt an der Berührungsstelle, verbreitet sich allmählich bis die Flüssigkeit gleichmäßig getrübt ist und verdichtet sich zu einem Niederschlage.

2. Büchsenkonserven.

Die Konserven sind teils durch Hitze völlig keimfrei gemacht, teils sollen die in ihnen enthaltenen Bakterien durch entwicklungshemmende Stoffe, besonders Säure, am Wachstum gehindert werden. Auch viel Fett hemmt das Wachstum etwas.

Besichtigung: Die Oberfläche soll nicht aufgetrieben, sondern an Boden und Deckel eingezogen sein. Überall sind Risse zu suchen, durch welche Bakterien eindringen können, besonders an den Löt- und Falzstellen; hier verraten sie sich durch ausgetretenen Inhalt oder Rost. Dellen deuten auf rücksichtslose Behandlung, die ebenfalls kleine, kaum sichtbare Risse hervorruft.

Hitzekonserven werden nach 14tägigem Stehen bei 36°, andere Konserven sofort mit sterilem Instrument geöffnet, und zwar nach Übergießen mit geschmolzenem Blei zwecks Sterilisierung der Oberfläche. Entnahme der Flüssigkeit mit steriler Pipette, außerdem von Stücken, deren Inneres durch Einbringen in Bouillon und auf Platten zu untersuchen ist. Dann mikroskopische Untersuchung und Geruchsprüfung.

3. Milch.

Spezifisches Gewicht. *Laktodensimeter* (Abstand der Teilstriche für die 3. Dezimale mindestens 8 mm), *Glaszylinder, Thermometer.*

Zylinder mit der gut durchmischten Milch ohne Schaumbildung bis zur Marke füllen, ihre Wärme messen, das gut gereinigte und getrocknete Laktodensimeter einführen, Stand des Milchspiegels (nicht des Meniskus!) am Instrument ablesen, 2 in der 4. Dezimale für jeden ° C über + 15° zuzählen, unter + 15° abziehen!

Beispiele:
Instrument zeigt 1,0295 bei 13° C, daraus für 15° C = 1,0291 ;
    „   „ 1,03225 „ 20° C,   „   „ 15° C = 1,03325.

Normale Milch zeigt 1,028—1,033, niedrigeres spezifisches Gewicht legt Verdacht auf Wasserzusatz, höheres Verdacht auf Fettentziehung nahe. Eine Vereinigung beider Fälschungen erkennt man, falls das spezifische Gewicht nicht von der Norm abweicht, am Fettgehalte.

Fettbestimmung der Milch nach Gerber.

Gestell mit *Laktobutyrometern*, reine *konzentrierte Schwefelsäure*, *Amylalkohol*, *Pipetten* für *Milch* (11 ccm), *Säure* (10 ccm), *Amylalkohol* (1 ccm), *warmes Wasser* von 65° C, *Zentrifuge.*

Von jeder zu untersuchenden Milch **2** gut durchmischte Proben ansetzen! In das Butyrometer erst 10 ccm Säure, darauf 11 ccm Milch und 1 ccm Amylalkohol (ohne den Hals zu benetzen) einbringen, mit dem (trockenen) Gummistopfen verschließen, mit einem Tuch umwickeln, kräftig durchschütteln, in die Zentrifuge einander gegenüber (die Stopfen nach der Peripherie!) einsetzen, 2mal je 2 Minuten zentrifugieren, kurze Zeit in das warme Wasser stellen, an der Teilung den Fettgehalt (Zehntel Prozente genau, Hundertstel abgeschätzt) ablesen! Beide Proben müssen gut übereinstimmen.

Nitrate in der Milch. Enthält die Milch auf einen Wasserzusatz hinweisende Nitrate?

20 % *Chlorkalziumlösung*, 3 *Meßpipetten* 10 ccm, *Kochkolben* 250 ccm, *Dreifuß*, *Drahtnetz*, *Brenner*, *Trichter* mit *Filter*, *Meßzylinder*, *konzentrierte Schwefelsäure*, *Diphenylamin.*

100 ccm der Milch nach Zusatz von 1,5 ccm Chlorkalziumlösung kochen, filtrieren, vom Filtrat 1 ccm nach S. 27, jedoch mit Diphenylamin statt Brucin, auf Nitrate prüfen! Blaufärbung.

Milchschmutz. 1. Filtrieren durch eine dünne Schicht Watte und Betrachten des Filterrückstandes.

2. quantitativ: Enthält die Milch mehr als 10 mg Milchschmutz, welcher Wert bei sauber gewonnener und aufbewahrter Milch nicht überschritten wird?

Hoher 1 l-Meßzylinder mit Glasstab, Heberrohr, Trichter mit trocken gewogenem Filter.

Von der gut durchgemischten Milch bis zum Teilstrich 1000 einfüllen, nach 2stündigem Stehen bis auf etwa 35 ccm abhebern, mit reinem Wasser auffüllen, umrühren, nach 2stündigem Stehen abermals bis auf 35 ccm abhebern, mit Wasser auffüllen, umrühren, 2 Stunden stehen lassen und so fort, bis überstehende Flüssigkeit farblos und klar ist, nunmehr filtrieren, Filterrückstand mit Alkohol und Äther ausziehen, trocknen, wiegen!

Bakteriengehalt. Plattengießen nach **70** (S. 101) mit je 1,0 und 0,1 ccm der unverdünnten und mit sterilem Wasser 100fach, dann noch 10fach verdünnten Milch.

Krankheitserregende Bakterien: Typhus-, Paratyphus-, Enteritis-, Tuberkelbazillen nach **235** (S. 188) und **292** (S. 215).

Eiter. Zentrifugieren der Milch im Tromsdorffschen Röhrchen. Untersuchung des Zentrifugates mikroskopisch.

Zersetzung der Milch. Prüfung

a) mit 70% *Alkohol.*

Gleiche Volumina von der Milch und dem Alkohol im Reagenzglas mischen!

Gerinnung zeigt vorgeschrittene Zersetzung an.

b) durch Säuretitrierung.

Vollpipetten 100 und 2 ccm, *Phenolphthaleinlösung* (2 : 100 Alkohol), *Kölbchen* 120 ccm, *Bürette* mit $^1/_4$ *Normalnatronlauge.*

100 ccm der Milch nach Zusatz von 2 ccm Phenolphthaleinlösung mit $^1/_4$ Normalnatronlauge bis zur Rotfärbung titrieren!

Es beansprucht frische Milch 4—8, beim Kochen gerinnende 11—13, dicht vor der freiwilligen Gerinnung stehende 26—30 ccm der $^1/_4$ Normalnatronlösung.

Gekochte oder pasteurisierte Milch. Prinzip: Durch Erhitzen auf über 75° wird alles Albumin ausgefällt. Man prüft, ob unausgefälltes Albumin darin ist, indem man mit Kochsalz übersättigt und auf 40° erhitzt; hierdurch fällt das Kasein aus; dies wie das ev. vorher ausgefallene Albumin abfiltrieren; das klare Filtrat kochen. Trübung nur, wenn die Milch nicht auf mehr als 75° erhitzt war.

Fermente. 1. Katalase zersetzt H_2O_2. — 2. Peroxydase überträgt den Sauerstoff des H_2O_2 auf leicht oxydierbare Körper. — 3. F. M.-Reduktase reduziert Methylenblau bei Anwesenheit von Formaldehyd. — Sämtliche werden durch Kochen zerstört.

1. **Katalase:** 10 ccm Milch + 5 ccm 1%iger H_2O_2-Lösung in Gärröhrchen 2 Stunden bei 36° oder 24 Stunden bei 22° aufbewahren. Katalase befindet sich in frisch ermolkener Milch, wird außerdem gebildet durch Bakterien und befindet sich in Leukozyten; große Mengen (6 ccm) Gas zeigen also an, daß in der Milch massenhaft Bakterien oder Eiter sich befindet; Fehlen beweist, daß sie kurz vorher gekocht wurde.

2. **Peroxydase** (Storch): 10 ccm Milch + 1 Tropfen 0,2%iger H_2O_2-Lösung + 2 Tropfen 2%iger Paraphenylendiaminlösung. Sofortige indigoblaue Farbe: die Milch war nicht oder nicht auf 78° erhitzt; sofort oder binnen $^1/_2$ Minute hellblaugrau: Erhitzung auf 79—80°; nur sehr schwach violett: Erhitzung über 80°.

3. **F. M. Reduktase.** Schardingersche Lösung: 5 ccm konzentrierte alkoholische Methylenblaulösung + 5 ccm Formalin + 190 ccm Wasser, davon 0,5 ccm in 10 ccm Milch, diese für 10 Minuten in Wasserbad von 45 bis 50°. Ist das Ferment nicht vorher durch Erhitzen zerstört, so entfärbt sich die Milch.

Konservierungsmittel. *Soda* verhindert die Gerinnung durch Bindung der Milchsäure. Nachweis: *Rosolsäurelösung* (1 : 100), *Alkohol*, 2 *Vollpipetten* 10 ccm. — Je 10 ccm von der Milch und dem Alkohol im Reagenzglas mischen und 3 Tropfen Rosolsäurelösung zugeben! Rosarote Färbung zeigt Zusatz von Soda, bzw. Alkalien an. Kochen der Milch 1—2 Stunden im Dampftopf gibt stärkere Braunfärbung, falls Soda oder doppelkohlensaures Natron zugesetzt war.

Wasserstoffsuperoxyd verhindert das Bakterienwachstum, jedoch mehr das harmloser Bakterien als das der Typhusbazillen. Nachweis: 1 g Vanadinsäure in 100 ccm verdünnter Schwefelsäure, davon 10 Tropfen in 10 ccm Milch: Rotfärbung.

Formaldehyd: Von 100 ccm 20 ccm abdestillieren und Prüfen des Destillats mit fuchsinschwefliger Säure (Rotfärbung).

Borsäure, Salizylsäure s. bei Fleisch S. 43.

4. Butter.

1. **Refraktometer** *von Zeiß mit Vorrichtung zur Erwärmung der Prismen auf 40—50° C, Reagenzgläser, kleiner Trichter mit Filter, Glasstab, Bunsenflamme.*

Refraktometer mit der Einrichtung zum Durchleiten von 45° C warmem Wasser durch die Prismengehäuse verbinden, Butterprobe in einem Reagenzglas über der Flamme schmelzen und in ein zweites filtrieren! Mit der Wasserdurchleitung beginnen, das Prismengehäuse aufklappen, auf die wagerecht gehaltene freie Fläche des unteren Prismas mit dem Glasstab 3 Tropfen der geschmolzenen filtrierten Probe auftragen und verteilen, das Gehäuse zuklappen, das Fernrohr so einstellen, daß sich die Grenze zwischen hell und dunkel scharf abhebt, erst nach 3 Minuten ablesen, welchem Teilstrich der Skala diese Grenze entspricht, und diesen mit demjenigen vergleichen, welchen das mit *der besonderen Einteilung* versehene, in das Prismengehäuse eintauchende Thermometer zeigt und welcher dem höchsten bei reiner Butter beobachteten entspricht. Bleibt der im Fernrohr abgelesene Wert um mehr als $1^1/_2$ Teilstriche unter demjenigen des Thermometers, so enthält die Butter sicher kein fremdes Fett; bleibt er höchstens $1^1/_2$ Teilstriche darunter, so ist die Probe als nicht unverdächtig vom Nahrungsmittelchemiker weiter zu untersuchen (Bestimmung der flüchtigen Fettsäuren usw.); zeigt dagegen das Fernrohr einen höheren Wert an, als das Thermometer, dann gilt es als erwiesen, daß die Butter fremde Fette enthält.

2. **Flüchtige Fettsäuren** (*Reichert-Meißlsche Zahl*).

Prinzip: Butter enthält wesentlich mehr Glyceride flüchtiger Fettsäuren als andere Fette, z. B. Margarine.

Ausführung: Verseifen von 5 g des Fettes mit Natronlauge, Freimachen der Fettsäuren mit Schwefelsäure, Abdestillieren, Titrieren des

Destillats. Sind so viele flüchtige Fettsäuren überdestilliert, daß man zur Neutralisierung 24—32 ccm $^n/_{10}$ Normalnatronlauge gebraucht, so spricht dies für Butter; bis zu 3 ccm für Margarine.

Sesamöl, dessen Zusatz (10 %) zu Margarine gesetzlich vorgeschrieben ist, wird nachgewiesen, indem man 5 ccm des Fettes in 5 ccm Petroläther löst und mit 0,1 ccm 1 %iger alkoholischer Furfurollösung und 10 ccm Salzsäure (1,19 spez. Gew.) kräftig schüttelt. Rotfärbung zeigt Sesamöl an. — Sind Farbstoffe vorhanden, die an sich schon die Salzsäure rot färben, so muß man sie zuerst mit Zinnchlorürlösung ausschütteln.

5. Mehl.

1. **Mikroskopisch.** Etwas Mehl in einem Tropfen Wasser auf dem Objektträger verteilen und untersuchen! Kennzeichen sind für

a) *Weizen, Roggen, Gerste*: einfache runde Formen; die vom Roggen i. a. größer und mit drei- oder vierstrahligem Nabel.

b) *Kartoffeln*: Birn- oder Muschelformen von zum Teil beträchtlicher Größe mit Schichtung um den exzentrischen Kernpunkt;

c) *Leguminosen*: Nieren-, Ei-, selten Kugelformen, konzentrische Schichtung um den länglichen, auch wohl sternförmigen Sprung oder Nabel;

d) *Reis und Hafer*: neben kleinen kantigen *einfachen*, die aus einer Anzahl von kantigen bestehenden großen ovalen oder kugeligen *zusammengesetzten* Stärkekörnchen. Beim Reis beide i. a. größer, die einfachen zum Unterschied von denjenigen des Hafers scharfkantiger und mit Nabel;

e) *Mais*: an die einfachen von Reis oder Hafer erinnernde, aber größere Körnchen mit sternförmiger Kernhöhle;

f) *Kornrade*: Keulen-, Spindel-, Flaschen- und Eiformen mit vielen eingelagerten winzigen, kugeligen Stärkekörnchen.

g) *Taumelloch*: Zusammengesetzte Stärkekörnchen, wie beim Hafer, aber größer, aus zahlreicheren kleinen zusammengesetzt;

h) *Mutterkorn*: Ineinander verschlungene schimmelpilzähnliche Fäden mit Fetttröpfchen.

2. **Chemische Untersuchung auf Mutterkorn.** 10 g Mehl mit 20 ccm Äther und 1,2 ccm 5 %iger Schwefelsäure versetzen, schütteln, zugekorkt 6 Stunden stehen lassen. Dann filtrieren, den Rückstand mit Äther nachwaschen, bis man 40 ccm Filtrat hat, mit 1,8 ccm einer konzentrierten Lösung von Natriumbikarbonat versetzen und schütteln. Violettfärbung.

Anhang. Kochgeschirre.

Prüfung von Kochgeschirr auf bleiabgebende Glasur oder Emaille. Entspricht das Kochgeschirr den Anforderungen des Gesetzes vom 25. Juni 1887, wonach es bei halbstündigem Kochen mit 4 %igem Essig kein Blei an letzteren abgeben darf?

4 %ige *Essigsäure* (spez. Gew. 1,0052), *Gaskocher, Trichter* mit *Filter, Becherglas, Kippscher Apparat für* H_2S.

Kochgeschirr mit der Essigsäure füllen, $^1/_2$ Stunde unter Ersatz des verdampften Wassers kochen, filtrieren und H_2S einleiten!

Braunfärbung oder schwarze Fällung zeigt in Lösung gegangenes Blei an.

Insbesondere schlechtgebranntes Geschirr enthält viel lösliches Blei (Monosilikate).

D. Wohnung.

I. Einzelwohnung.

I. Bau. Man nimmt sich einen Maßstab mit oder mißt am eigenen Körper Maße ab, z. B. Länge von Unterarm + Hand; Höhe bei hochgestrecktem Arm.

Beurteilung. Ein Zimmer ist zu *kalt*, wenn die Heizvorrichtung im Verhältnis zur Größe zu klein ist; eine Wand kann auch zu kalt sein, wenn sie den Winden abnorm und zu dünn ausgesetzt ist. Zu *heiß* sind leicht im Sommer Zimmer unter schrägen Dächern, da die Sonne senkrecht auf diese brennt.

Wird über *feuchte* Wohnung geklagt, so untersuche man zunächst, ob die Beweisgegenstände echt sind (mit Absicht befeuchtete Wände, verschimmelte Stiefel). Dann Aufsuchen der Stellen, die feucht sein sollen. Häufigste Ursachen: 1. ungenügende Austrocknung, 2. vom Boden aufsteigende Feuchtigkeit, 3. undichtes Dach, defekte Regenrohre, Lage an der Wetterseite, 4. örtliche Abkühlung und infolgedessen Kondensation des Wasserdampfes an der Innenwand: exponierte Wände, vorspringende Ecken, blinde (zugemauerte) Fenster; 5. Überfüllung, Trocknen der Wäsche, Kochen im Zimmer.

Objektive Feststellung der Feuchtigkeit: Entnahme mehrerer Mörtelproben mit einer Stanze; Entfernen kleiner Steinchen, Pulverisieren. Bestimmung des Wassergehaltes:

a) Nach Lehmann und Nußbaum: Kupferschiffchen wiegen, mit etwa 10 g Mörtel füllen, wiegen, in ein Verbrennungsrohr schieben, darüber Thermometer; bei 100—105° trocknen unter Durchsaugen kohlensäurefreier Luft;

b) nach Markl (Marklsche Senkspindel zeigt den Wassergehalt des Alkohols direkt an): Wassergehalt eines möglichst starken Alkohols bestimmen; 100 ccm mit 25 g Mörtel schütteln; wieder Wassergehalt bestimmen. Die Zunahme ist der Wassergehalt des Mörtels und wird auf 100 g berechnet. Genaues Einhalten der auf der Senkspindel angegebenen Temperatur!

c) nach Korff-Petersen: Schütteln in einer Flasche mit Kalziumkarbid; ablesen an aufgesetztem Manometer, wie stark der Druck infolge des gebildeten Azetylens zunimmt.

In gut ausgetrockneten Häusern findet man etwa 0,5% Mauerfeuchtigkeit; 2,0% ist zu feucht, jedoch erst 3—4% durch das Gefühl nachweisbar.

Üble Gerüche sowie *Lärm* sind nach subjektiver Schätzung des Sachverständigen zu beurteilen; *Erschütterungen* sind abzuschätzen nach der Wellenbildung auf einem Becken mit Wasser, am genauesten, wenn man das Zimmer verdunkelt und einen Lichtstrahl auffallen läßt, der an die Wand reflektiert wird. *Rauch* vgl. S. 15, b.

Selbstlüftung. Wieviel cbm Luft treten von außen stündlich durch die Fugen, Spalten, Poren der Begrenzungsflächen in das Zimmer?

Maßstab, Apparate und Lösungen zur CO_2-Bestimmung nach Pettenkofer (vgl. S. 11, II 1.

Rauminhalt des Zimmers durch Ausmessen der Länge, Breite und Höhe (in Metern) und Multiplizieren der 3 Werte bestimmen (= n cbm)! Durch Brennen zahlreicher Flammen oder Ausströmenlassen von CO_2 aus der Stahlbombe den Kohlensäuregehalt künstlich steigern und nach gehöriger Durchmischung der Luft sogleich (= p_1), sowie, nachdem eine Stunde lang das Zimmer verlassen und verschlossen gewesen, auch keine weitere CO_2-Entwicklung stattgefunden, zum zweiten Male (= p_2) bestimmen, ebenso in der Zwischenzeit auch den Kohlensäuregehalt der Außenluft in der Umgebung des Zimmers (= a)! Ermittlung der innerhalb 1 Stunde durch die natürlichen Öffnungen ins Zimmer gelangten Luftmenge x mittels der Seidelschen Formel

$$x = 2{,}303\,n \cdot \log \frac{p_1 - a}{p_2 - a}\ \text{cbm.}$$

Nach Pettenkofer soll der Kohlensäuregehalt der Zimmerluft $1^0/_{00} = 1\,l\ CO_2$ im cbm Luft nicht übersteigen (S. 13). Die Luft im Freien hat einen Kohlensäuregehalt q von $0{,}3^0/_{00}$, d. h. 0,3 l pro cbm. Die vom Erwachsenen in der Stunde ausgeatmete CO_2-Menge k von 22,6 l muß sich auf die eingeführte frische Luft daher so verteilen, daß jedem cbm höchstens 0,7 l CO_2 beigemischt werden. Es müssen daher $\dfrac{k}{p - q} = \dfrac{22{,}6}{1{,}0 - 0{,}3} =$ rund 32 cbm Luft in der Stunde durch Ventilation zugeführt werden, d. h. der **Lüftungsbedarf für den Erwachsenen = 32 cbm.**

Die gewöhnlichen Ventilationseinrichtungen gestatten stündlich höchstens eine 2 malige Lufterneuerung im Zimmer und sind in hohem Maße vom Winddruck abhängig. Auf jeden Erwachsenen im Zimmer müßte demnach ein **Luftraum** von mindestens **16 cbm** entfallen, man begnügt sich indes bei Minderbemittelten gewöhnlich mit **10 cbm.**

Künstliche Ventilation. a) Wieviel cbm Luft werden aus dem Raum in der Stunde durch einen Luftschacht, in welchem eine Lockflamme brennt, abgeführt?

Maßstab, Combes Anemometer, Uhr mit Sekundenzeiger.

4*

Zunächst Querschnitt der Luftabführungsöffnung bestimmen! (bei kreisförmigem $= r^2\pi$; bei rechteckigem $= h \cdot b$ in Metern) z. B.: Kreisförmiger Querschnitt von 34 cm Durchmesser $= 0{,}17^2 \cdot 3{,}14 = 0{,}091$ qm. Dann Durchschnittsgeschwindigkeit, mit welcher die Luft abzieht, ermitteln! Anemometer mit ausgeschaltetem Zählwerk nach Notieren seines Standes, das Zifferblatt der Lockflamme zugekehrt, in die Mitte der Öffnung bringen! Nachdem es mindestens 1 Minute in dieser Stellung belassen, das Zählwerk einschalten und gleichzeitig die Uhr ablesen, nach genau 2 Minuten das Zählwerk ausrücken, die Zahl der in den 2 Minuten gemachten Umdrehungen ermitteln, durch 2 dividieren, die auf dem Instrument verzeichnete Korrektion (beispielsweise $+ 9$ p. Min.) zuzählen! Beispiel: Apparat zeigt vor Einschaltung 1652, nach 2 Minuten 1934, folglich in der Minute $= 141$ Umdrehungen $+ 9 = 150$ m. In gleicher Weise an der Peripherie *oben*, in der Mitte *links* und *rechts*, sowie *unten* die Geschwindigkeit ermitteln $= 131, 143, 142$ bzw. 163 m. Durchschnitt aus den Bestimmungen $= 145{,}8$ m. In der Stunde abgeführte Luftmenge $=$ Querschnitt Geschwindigkeit in der Stunde $= 0{,}091$ qm $\cdot 145{,}8 \cdot 60 = 796$ cbm.

b) Wieviel cbm Luft treibt ein *Viktoriaventilator* in der Stunde in den Raum?

Bestimmung des Querschnitts, der Durchschnittsgeschwindigkeit und Berechnung wie bei a), nur Zifferblatt des Anemometers dem Raum zugekehrt!

c) Wie hoch belaufen sich bei einer Lockflamme, einem Viktoria-, einem elektrischen Ventilator die *Kosten für Gas, Wasser oder Strom pro 100 cbm* der geförderten Luft?

An der Gas-, der Wasseruhr oder dem Elektrizitätszähler nach Absperrung oder Ausschaltung aller sonstigen Gas- und Wasserauslässe bzw. elektrischen Lampen und Motoren — bei Benutzung besonderer Messer für die zu untersuchende Ventilationseinrichtung an diesen — mindestens 10 Minuten lang den Gas-, Wasser-, Stromverbrauch, während die Ventilation im Gange ist, ablesen und berechnen, wieviel cbm Gas, Wasser bzw. Kilowatt Strom zur Förderung von 100 cbm Luft erforderlich sind und, was die hierzu erforderlichen Gas-, Wasserbzw. Strommengen kosten, wenn beispielsweise 1 cbm Gas 14,5, 1 cbm Wasser 20, 1 Kilowatt Lichtstrom 50, Kraftstrom 20 Pfennige kostet!

Arsennachweis in Tapeten usw.:

a) nach Marsh:

Salzsäure, Zink (beide arsenfrei), *Marsh*scher Apparat, *Chlorkalk* und *Sodalösung.*

Von Tapeten, Kleider-, Möbelstoffen etwa 1 qdcm, von Farben etwa $^1/_4$ g zerkleinern, mit Salzsäure übergießen und eine Stunde stehenlassen! Inzwischen im Marshschen Apparat Wasserstoff entwickeln, denselben an der Ausströmungsspitze anzünden und feststellen, daß es beim Erhitzen des schwer schmelzbaren Glases zum Glühen nicht zur Bildung eines Spiegels hinter der verengten Stelle kommt! Nunmehr die Salzsäure von den Stoffen usw. in den Apparat geben und das Rohr neuerdings 10 Minuten lang glühen! Braunschwarzer glänzender, in einer Lösung von unterchlorigsaurem Natron (durch Fällung von Chlorkalklösung mit Sodalösung frisch hergestellt) sich lösender Metallspiegel besteht aus Arsen.

b) **Biologischer Arsennachweis**: Von dem auf Arsen zu prüfenden Material etwas dem Brotbrei eines Brotkölbchens 68 (S. 101) beimengen, alsdann mit P. brevicaule impfen und das Kölbchen bei 20—27° C belassen! Sofern nur 0,001 mg As_2O_3 vorhanden ist, tritt schon in den ersten Tagen knoblauchartiger Geruch infolge der Bildung von Diäthylarsin $AsH(C_2H_5)_2$ auf.

Tuberkelbazillen. Das von verdächtigen Stellen abgewischte Material (eingetrocknetes Sputum, Staub, jedoch in nicht größerer Höhe als 2 m entnehmen) einem Meerschweinchen injizieren.

II. **Benutzung.** Feststellung der in der Wohnung am Tage sich aufhaltenden bzw. nachts schlafenden Personen, des auf sie fallenden Luftraumes und der Bodenfläche, der Sauberkeit usw.

II. Wohnungswesen.

Untersuchen der Wohnungen einer Stadt oder einer Bevölkerungsschicht nach folgendem Fragebogen:

I. Ist die Wohnung in sich abgeschlossen? Oder münden die Zimmer einzeln auf einen Vorraum, der mit anderen Wohnungen gemeinsam ist? Ist er hell oder dunkel?

II.

	1.	2.	usw.	Vorraum	Küche
Länge					
Breite					
Höhe					
Rauminhalt . . .					

III. *Bewohner.*

Geschlecht	Alter	Zugehörigkeit*)	Schläft in Zimmer Nr.
1.			
2.			
usw.			

*) D. h. Familienangehöriger, Besuchsgast, Pflegekind, Dienstbote, Gewerbegehilfe, Zimmermieter, Schlafgänger.

IV. Wie ist der bauliche Zustand der Wohnung?

V. Wie wird sie von den Bewohnern instand gehalten?

VI. Wo wird die Wäsche gewaschen? Wo getrocknet? Wo die Kinderwäsche? Wenn in der Waschküche: wieviel Familien benutzen sie außerdem?

VII. Gehören zur Wohnung: Balkon? (an Küche oder Wohnzimmer?) Terrasse? Loggia? Garten oder Hof (Mitbenutzung)?

	Raum		
VIII. Zahl der ins Freie gehenden Fenster	1	2	usw.
Größe der ins Freie gehenden Fenster			
Zahl der nicht ins Freie gehenden Fenster			
Größe der nicht ins Freie gehenden Fenster			
In welcher Entfernung kann man in Tischhöhe den Himmel noch sehen? (Messung mit Taschenspiegel) . . .			
Müssen die Fenster verhängt werden, damit nicht Fremde hineinsehen können?			

IX. Feuchte Wände? Schwamm? Wenn ja: Ist das Haus zu neu? Liegt eine Wand an der Wetterseite? Steigt die Feuchtigkeit von unten auf? Kommt Feuchtigkeit durch Überfüllung? Durch Kochen?

X. (Nur bei Kellerwohnungen zu beantworten.) Ist der Straßenstaub so stark, daß die Fenster geschlossen werden müssen? Grenzt das Erdreich direkt an die Mauer? Oder umgibt ein ausgemauerter Graben das Haus? Wie tief ist er? Wie tief ist die obere Kante der Fenster darüber, die untere darunter?

XI. Sind störende Geräusche vorhanden? Wodurch? Dauernd oder zeitweise? Erschütterungen? Wodurch?

Wird die Luft von außen durch Rauch verunreinigt: Dauernd oder zeitweise? Durch üble Gerüche? Woher stammen diese? Dauernd oder zeitweise?

XII. Ist *Ungeziefer* vorhanden? War es früher der Fall? Welcher Art? Wanzen, Kakerlaken, auffallend viele Fliegen im Herbst? Stechmücken?

XIII. Hat jeder Bewohner nachts eine eigene *Lagerstätte*? Wenn nicht, welche schlafen zusammen? Wieviel Betten, Sofas, Kinderwagen, Strohlager sind vorhanden?

XIV. Welche Zimmer (Angabe der Nummer) haben eine *Heizvorrichtung*? Welche können von diesen aus geheizt werden? Welche sind im Winter dauernd kalt? (Oder einfacher: wieviel direkt, indirekt heizbare, unheizbare Zimmer?)

Ist die Wohnung im Sommer sehr heiß? Durch Sonnenstrahlung? Durch Kamine?

XV. Hat die Wohnung einen eigenen Abort? Wenn nicht, mit wieviel Haushaltungen und Personen ist er gemeinsam?

Für wieviel Wohnungen war er bestimmt? Liegt er im Hofe? Im Stiegenhause? In der Wohnung? Zugang vom Flur? Durch einen Wohnraum? Durch die Küche? Sind Mängel vorhanden? Hat er ein Fenster?

Wasserspülung? Tonne? Eimer? Grube?

XVI. Hat die Wohnung einen Zapfhahn der Wasserleitung allein für sich? Wenn nein, mit wieviel Haushaltungen ist sie auf denselben Zapfhahn angewiesen?

Wird außerdem oder allein Wasser aus einem Brunnen entnommen? Wie ist er beschaffen? Wie weit ist er vom Hause entfernt?

XVII. Wohin wird das Abwasser ausgegossen? Wie wird der Müll gesammelt bis zur Abfuhr?

XVIII. Wird in der Wohnung Handwerk oder Heimarbeit ausgeübt? Wenn ja, welche? In welchen Räumen?

XIX. Wie weit ist es bis zum nächsten Park oder freien Platz zum spazierengehen?

E. Licht.

Lichtstärke eines Beleuchtungskörpers (Kerze, Öl-, Petroleum-, Gas-, Azetylenlampe, Spiritus-, Auer-, elektrisches Glühlicht, Bogenlicht usw.).

Wie vielen Normalkerzen entspricht eine Petroleumlampe? (Normalkerze = die von der Hefnerschen Amylazetatlampe bei 40 mm Flammenhöhe und 9,6 g stündlichem Amylazetatverbrauch gelieferte Lichtmenge.)

Dunkelkammer; Webers *Milchglasplattenphotometer* gestattet sowohl die Lichtstärke eines Beleuchtungskörpers als auch die von einer Fläche bei Versorgung mit Tages- oder künstlichem Licht ausgehende Helligkeit (vgl. S. 57) zu messen. Vergleichslicht bildet eine Benzinlampe von genau 20 mm Flammenhöhe. Verglichen wird im ersten Fall die Helligkeit, welche der Beleuchtungskörper auf der am Ende des drehbaren Tubus eingeschobenen Milchglasplatte Nr. 3 bei einem bestimmten Abstand (gewöhnlich 1 m) und bei senkrechtem Lichteinfall erzeugt, im zweiten die von einem auf die Tischfläche gelegten weißen Kartonblatt ausgehende Helligkeit mit derjenigen, welche die Benzinlampe auf der verstellbaren Milchglasscheibe im feststehenden wagerechten Tubus hervorruft. Durch eine Prismenvereinigung ist erreicht, daß die mittlere Kreisfläche des Gesichtsfeldes nur von der Milchglasplatte Nr. 3 (Beleuchtungskörper) oder von dem auf der Tischfläche ausgelegten weißen Kartonpapier, der ringförmige Rand dagegen nur von der vor der Benzinlampe verstellbaren Milchglasscheibe Licht erhält. Erscheint die Mitte heller oder dunkler als der Rand, so läßt sich durch Annäherung oder Entfernung der Milchglasscheibe von der Benzinlampe gleiche Helligkeit des ganzen Gesichtsfeldes erzielen. In diesem Fall verhält sich die Lichtstärke des Beleuchtungskörpers (J) zu der der Benzinlampe (i) wie die Quadrate der Abstände des Beleuchtungskörpers von der Milchglasplatte Nr. 3 ($= \rho$) und der Benzinlampe von der verstellbaren Scheibe ($= r$). Die Benzinlampe ist auf eine Hefner-Normalkerze eingestellt, was durch die dem Apparat beigegebenen Konstanten zum Ausdruck kommt. Die Lichtstärke des Beleuchtungskörpers wird nach der Formel $J = \dfrac{\rho^2}{r^2} C$ berechnet.

Den drehbaren Tubus des Apparates auf die Petroleumlampe richten, in den Kasten an seinem Ende die Platte Nr. 3 einsetzen, die Petroleumlampe bis auf genau 1 m an die Platte Nr. 3 annähern, die Benzinlampe auf 20 mm einstellen, von Zeit zu Zeit auf richtige Flammenhöhe kontrollieren, den Abstand der Milchglasscheibe von der Benzinlampe während des Hineinsehens in den Tubus so lange verändern, bis das ganze Gesichtsfeld gleichmäßig erhellt erscheint und schließlich an dem Zeiger den Abstand der Scheibe von der Benzinlampe ablesen!

Beispiel: Abstand der Scheibe von der Benzinlampe $= 11{,}2$; C nach der Konstantentafel $= 0{,}429$, Lichtstärke der Petroleumlampe $= \dfrac{\rho^2}{r^2} C = \dfrac{100^2}{11{,}2^2} \cdot 0{,}429 = \dfrac{4290}{125{,}4} = 34{,}2$ Normalkerzen.

Erscheint bei der größten zulässigen Annäherung der Milchglasscheibe an die Benzinlampe (10 cm!) die Mitte des Gesichtsfeldes noch heller, so sind außer der Platte Nr. 3 noch Platte 4, 4 + 5 oder 4 + 5 + 6 einzulegen und alsdann bei der Berechnung an Stelle von C die Konstanten C_1, C_2 oder C_3 mit ihren aus der Konstantentafel ersichtlichen Werten einzusetzen.

Hat das zu untersuchende Licht eine andere Farbe, so ist durch Vorschaltung farbiger Gläser auf gleiche Helligkeit einzustellen, man mißt und berechnet dann die Intensität des Lichtes oder die Helligkeit einer Fläche erst im roten ($= R$) und dann im grünen Licht ($= G$), berechnet den Quotienten $\dfrac{G}{R}$ und entnimmt aus Tabelle 10 für die Lichtarten mit abweichender Farbe (Bogen-, elektrisches, Auerglüh-, Azetylenlicht usw.) den diesem Quotienten entsprechenden Faktor k, mit welchem der im roten Licht gefundene Wert R multipliziert, die wirkliche Lichtstärke oder Helligkeit ergibt.

Tabelle 10.

$\dfrac{Gr}{R}$	k	$\dfrac{Gr}{R}$	k
0,3	0,50	1,0	1,00
0,4	0,56	1,1	1,08
0,5	0,64	1,2	1,15
0.6	0,72	1,3	1,22
0,7	0,80	1,4	1,28
0,8	0,87	1,5	1,34
0,9	0,94	1,6	1,40
1,0	1,00	1,7	1,46

Helligkeit eines Arbeitsplatzes. I. *Momentanhelligkeit.* Wieviel Meterkerzen Helligkeit hat die Tischfläche eines Arbeitsplatzes, d. h. wieviel Normalkerzen muß man an Stelle der vorhandenen künstlichen oder der Tageslichtbeleuchtung 1 m oberhalb der Tischfläche anbringen, damit diese die gleiche Helligkeit aufweist?

I. Webers Photometer.

Webers Apparat möglichst nahe an die auf dem Arbeitsplatz gelegte weiße Tafel heranbringen, den drehbaren Tubus auf deren Mitte richten (auf die Tafel darf kein Schatten vom Apparat oder Untersucher fallen), auf gleiche Helligkeit des Gesichtsfeldes einstellen und den Abstand der runden Milchglasscheibe von der Benzinflamme notieren!

Helligkeit $h = \dfrac{\rho^2}{r^2} C' = \dfrac{100^2}{r^2} C'$

1. Beispiel: Beleuchtung der Tischfläche durch Petroleum, $r =$ 12,6 cm, C' (Konstantentafel) $= 0,1082$, Helligkeit der Tischfläche $= \dfrac{1082}{158,8} = 6,2$ M. K.

Sobald bei größter Annäherung der runden Scheibe (10 cm) die Mitte des Gesichtsfeldes heller bleibt, die Platte Nr. 1, Nr. 2 oder Nr. 3 am Ende des Tubus einsetzen, in welchem Falle C'_1, C'_2, C'_3 aus der Konstantentafel statt C' einzusetzen sind! Bei abweichender Farbe des von der weißen Tafel ausgehenden Lichtes Einstellung auf gleiche Helligkeit nach Vorschaltung eines a) roten, b) grünen Glases, Ermittlung des Wertes für den Quotienten $\dfrac{G}{R}$, Entnahme des Faktors k aus der Tabelle und Multiplikation der im roten Licht gefundenen Helligkeit mit k nach Tabelle 10.

2. Beispiel: Tageslichtbeleuchtung. Gleiche Helligkeit erst nach Einbringen von Platte Nr. 1, Abstand von der Benzinlampe bei rotem Licht $= 30$ cm. $C'_1 = 0,954$. $h = \dfrac{100^2}{r^2} C'_1$. Helligkeit in rotem Licht

daher $= \dfrac{9540}{30^2} = 10{,}6$ M. K. und, da 10 M. K. in rotem Licht 25 M. K. im Tageslicht entsprechen, so sind für 10,6 M. K. in rot 26,5 im Tageslicht zu setzen, also Helligkeit auf dem Arbeitsplatz bei Tageslicht $= 26{,}5$ M. K.

Die Helligkeit soll mindestens 25 M. K. im weißen $= 10$ M. K. im roten Licht betragen.

II. Wingens Lichtprüfer.

Eine Benzinlampe, deren Flamme auf 5 bestimmte Höhen eingestellt werden kann, erzeugt in einem Blechkasten auf dem daselbst angebrachten weißen Kartonstreifen je nach der Flammenhöhe eine Helligkeit von ungefähr 10, 20, 30, 40 oder 50 M. K. Ein ähnlicher, aus dem Kasten herausziehbarer Kartonstreifen weist bei Aufstellung auf dem Arbeitsplatz die auf dem Tisch vorhandene Helligkeit auf. Ein Tubus mit roter Glasscheibe gestattet die Helligkeit beider Kartonstreifen zu vergleichen.

Nach Einstellen der Flamme für die Helligkeit von 10 (20, 30, 40 oder 50) M. K. feststellen, ob auf dem zu untersuchenden Platz der ausgezogene Karton heller oder gleichhell erscheint wie der im Kasten, d. h. ob die von Cohn geforderte Mindesthelligkeit von 10 M. K. im roten Licht (ob eine solche von 20, 30, 40 oder 50 M. K.) vorhanden ist!

II. Belichtungsverhältnisse.

A. Neigungs- und Öffnungswinkel nach Förster.

a) Erhält ein Arbeitsplatz direktes Himmelslicht?

b) Bildet das einfallende Himmelslicht mit der Tischfläche einen Winkel von mindestens 27°?

c) Beträgt der Öffnungswinkel, welchen man erhält, indem man von einem Punkt der Tischfläche Linien nach dem oberen Fensterrand sowie nach der Oberkante eines vor dem Fenster befindlichen Gebäudes oder sonstigen Gegenstandes zieht, mindestens 4°?

Handspiegel, Maßstäbe, Papier, Bleistift, Transporteur.

a) Mit dem in Tischhöhe gehaltenen, dem Himmel zugekehrten Spiegel unter Hineinsehen von oben sich vom Fenster entfernen, bis das Himmelsbild im Spiegel verschwindet! Weiter vom Fenster entfernte Arbeitsplätze sind, da sie kein direktes Himmelslicht bekommen, unbrauchbar.

b) Feststellen, ob unter den mit direktem Himmelslicht versorgten Plätzen solche sind, deren Abstand mehr als doppelt so groß ist, wie der senkrechte Abstand der Fensteroberkante von der Tischfläche, in welchem Fall das einfallende Himmelslicht mit der Tischfläche einen kleineren Winkel als 27° bildet, und daher keine genügende Helligkeit zu erwarten ist!

c) Aufzeichnen eines Querschnittes des zu untersuchenden (Schul-) Hauses, der Straße und des gegenüberliegenden Hauses in genauer

Verkleinerung auf ein Papier. Einzeichnen der Tische. Dann Ziehen folgender Linien:

Linie 1: Von der Oberkante des gegenüberliegenden Hauses durch die Oberkante des Fensters bis auf den Tisch. — Was darüber bzw. dahinter liegt im Zimmer — schraffieren, da es kein direktes Tageslicht erhält. — *Linie 2:* Von einem zu untersuchenden Platze durch die Oberkante des Fensters. — „Oberer Neigungswinkel" ist der Winkel, den diese Linie mit der Tischfläche bildet. — Muß mindestens 27° betragen (Messen mit dem Transporteur). — *Linie 3:* Von demselben Platze nach der Oberkante des gegenüberliegenden Hauses. — „Öffnungswinkel" ist der Winkel, den diese Linie mit Linie 2 bildet. — Muß mindestens 4° betragen.

Schon bei geplanten Neubauten lassen sich Öffnungs- und Einfallswinkel im voraus durch diese Konstruktion bestimmen.

Bei ungünstigem Ergebnis Abhilfe durch Höhermachen der Fenster, Verringerung der Zimmertiefe usw. —

Das Resultat ergibt sich also nur aus der Berücksichtigung der Entfernung und der vertikalen Ausdehnung des Lichteinfalles. — Die horizontale wird in Betracht gezogen bei den *Raumwinkelmessern.*

B. 1. Weberscher Raumwinkelmesser.

Wie groß ist der Raumwinkel, d. h. der von dem in der Tischfläche gedachten Auge gesehene Himmelsabschnitt, gemessen in Quadratgraden?

Beträgt der reduzierte Raumwinkel, d. h. der Wert, den man durch Multiplikation der für den Platz gefundenen Quadratgrade mit dem Sinus des Einfallswinkels (= vom mittleren Himmelslichtstrahl mit der Senkrechten gebildeter Winkel) bekommt, mindestens 50?

Webers *Raumwinkelmesser* gestattet sowohl den vom Platz aus sichtbaren Himmelsabschnitt als auch den Neigungswinkel zu messen.

Man denkt sich das Himmelsgewölbe in Quadrate eingeteilt, deren Seitenkante einem Grad, d. h. $^1/_{360}$ des Himmelsäquators entspricht. Die vom Auge an die 4 Ecken eines solchen Quadrades gezogenen Linien schließen denjenigen räumlichen Winkel ein, der als Maßeinheit (*Quadratgrad*) dient. Mit der von Weber verwendeten Linse von 11,459 cm Brennweite läßt sich auf einem mit Quadraten von 2 mm Seite versehenen Papier ein Bild von dem Himmel entwerfen, welches derartig verkleinert ist, daß ein 2 mm-Quadrat einem Quadratgrad des Himmelsgewölbes entspricht. Zählt man die vom Himmelsbild auf dem karierten Papier bedeckten Quadrate, so kennt man die Größe des sichtbaren Himmelsabschnittes in Quadratgraden. Die Helligkeit auf dem Arbeitsplatz nimmt mit der Zahl der Quadratgrade und dem Sinus des Neigungswinkels zu. *Nach* Cohn *ist die Platzhelligkeit ausreichend, wenn der reduzierte Raumwinkel* (= Quadratgrade mal Sinus des Einfallswinkels) *mehr als 50 beträgt.*

Auf der zu untersuchenden Tischfläche das Grundbrett des Weberschen Apparates wagerecht einstellen, die darauf in einem Scharnier drehbare Platte mit dem karierten Papier, dem Linsenträger und der Linse auf den durchs Fenster sichtbaren Himmelsabschnitt richten und so lange neigen, drehen und zugleich die Linse verschieben, bis der Zentrumsstift der Platte in der Mitte des scharf eingestellten Himmelsbildes liegt! Nunmehr das Bild mit Bleistift umranden, an dem Gradbogen den Winkel, welchen die Platte mit der Senkrechten bildet und welcher mit dem mittleren Neigungswinkel übereinstimmt, notieren und die von dem Bild bedeckten Quadrate auszählen!

Beispiel: Gezählt 145 Quadrate, Neigungswinkel = 36°, demnach Raumwinkel = 145 Quadratgrade, reduzierter Raumwinkel = 145 sin · 36°. Nach der dem Apparat beigegebenen Tabelle ergeben sich

$$\begin{aligned}
\text{für } 100 \ \sin 36° &= 58,8, \\
\text{,, } \ \ \ 40 \ \ \text{,, } \ 36° &= 23,5, \\
\text{,, } \ \ \ \ \ 5 \ \ \text{,, } \ 36° &= \ \ 2,9,
\end{aligned}$$

für 145 sin 36° = 85,2 = reduzierter Raumwinkel.

2. Lichtgüte eines Fensters nach Weber.

Wieviel direktes Himmelslicht in Prozenten derjenigen Himmelslichtmenge, welche im günstigsten Fall, d. h. beim Fehlen aller Himmelslicht wegnehmenden Aus- und Vorbauten, Bodenerhebungen, Bäume usw. zur Einwirkung gelangen könnte, erhält 1 qcm der Fensterfläche?

Zur Bestimmung der Lichtgüte dient *Webers Projektionssphärograph.*

Auf einem kleinen, mit 4 ganz kurzen Beinen versehenen Tischchen ist eine hohle, außen mattgeschliffene Glashalbkugel befestigt. Ihr Kugelradius ist 5,64 cm, ihre halbe Grundfläche gerade 50 qcm.

Konzentrisch zur Matthalbkugel ist eine durchsichtige, kleinere, mit Wasser gefüllte Vollkugel angebracht, deren Radius so bemessen ist, daß ihr Brennpunkt auf die mattierte Kugelfläche fällt.

Stellt man vom Zimmer aus das Tischchen mit den Füßen auf die Fensterscheibe, so zeigt sich auf der Mattkugel ein hinreichend scharfes Bild des freien Himmels. Dieses würde die Hälfte der Matthalbkugel und, auf die Fensterfläche projiziert, einen Halbkreis von genau 50 qcm einnehmen, wenn keinerlei Himmelslicht wegnehmende Aus- und Vorbauten, Bodenerhebungen, Bäume usw. vorhanden wären. Infolge der letzteren nimmt es nur einen Teil der Hälfte der Halbkugel ein. Um nun von diesem ein Projektionsbild auf die Vertikalfläche zu erhalten und dessen Flächeninhalt zu erfahren, wird zunächst das Bild auf der Mattkugel mit Bleistift umrandet und dann der Apparat auf den Tisch gesetzt. Mit Hilfe einer storchschnabelähnlichen Zeichenvorrichtung (Pantograph) erhält man das gewünschte Projektionsbild. Indem die mit Fadenkreuz versehene Distanzlupe parallel mit sich selbst über die Grenzlinie auf der Mattkugel fortgeführt wird, zeichnet der Stift auf der anderen Seite des Storchschnabels das Projektionsbild auf ein untergelegtes Millimeterpapier ein. Es wird nun noch bestimmt, wieviel qcm es bedeckt, und dann sind noch die gefundenen n qcm zu

50 qcm in das Prozentverhältnis zu setzen. Lichtgüte $= \frac{n}{50} \cdot 100 = 2\,n$.

Die Lichtgüte liefert nach Weber, *mit dem Verhältnis der Fensterglasfläche zur Bodenfläche multipliziert, einen sehr brauchbaren Wert für die Beurteilung der Lichtverhältnisse in Schulzimmern.*

3. Moritz-Weberscher Raumwinkelmesser. Mit diesem Apparate kann man sowohl Lichtgüte als Raumwinkel messen und zwar erhält man gleich den reduzierten Raumwinkel.

Der Apparat besteht 1. aus einem Brett mit einem aufklappbaren Rahmen, in den Millimeterpapier eingelegt werden kann und auf dem ein Gestänge befestigt ist, drehbar mit Hilfe eines in das Brett eingelassenen Ringes, 2. aus einem kleinen, 3. aus einem großen Prisma, 4. aus einem Fernrohr.

I. Zur Messung des Raumwinkels legt man das Brett auf den zu untersuchenden Platz zwischen sich und das Fenster so, daß man den Ring näher an sich hat und die Längsseiten des Brettes dem Fenster parallel sind und nivelliert, wenn nötig, mit einer Wasserwage. Dann steckt man das schmälere Ende des großen Prismas durch den Tubus, der zwischen dem Gestänge sitzt, so, daß es gegen das Fenster zu gerichtet ist, während das Gestänge noch auf dem Brett liegt; in das weitere steckt man das Fernrohr, das nun senkrecht steht. Das Licht soll nun in das Instrument durch das Prisma einfallen, durch dieses nach oben abgelenkt werden und durch das Fernrohr in das Auge gelangen. Man stellt das Gestänge in einen Winkel, bis man den Himmel im Fernrohr sieht und zeichnet mit dem neben dem Lichteinfall sitzenden Bleistift seine Umgrenzung auf dem Papier nach. *Auszählen der Quadratmillimeter.* Durch Multiplizieren mit 0,10313 erhält man die reduzierten Quadratgrade, von deuen (wie bei B 1) 50 die genügende Beleuchtung eines Platzes beweisen. Mit dem Instrument wird, wie erwähnt, der reduzierte Raumwinkel direkt angegeben, so daß die beim Raum winkelmesser nötige Multiplikation mit dem Sinus des Einfallswinkels wegfällt. Das Instrument gibt nämlich die Lichtöffnungen, die nahe dem Zenith liegen, bedeutend größer an als die in der Gegend des Horizontes. (Um sich davon zu überzeugen, mache man folgenden Versuch: Man stelle neben das Gestänge ein Zentimetermaß, stelle ersteres zunächst in einen stumpfen Winkel, so daß die Einfallsöffnung sich etwa 6 cm über dem Papier befindet und hebe es bis zu 7 cm. Der Bleistift zeichnet nur einen kurzen Strich; dann stelle man die Einfallsöffnung 10 cm hoch und verschiebe sie bis zu 11 cm. Dieser Strich ist bedeutend länger. Nun stelle man das Zentimetermaß horizontal, ziehe von dem Anfang und dem Ende wieder durch eine seitliche Verschiebung des Tubus um 1 cm vier neue Striche und vervollständige durch eine vierte Linie die beiden Flächen. Man sieht, daß trotzdem man um gleiche Strecken verschoben hat, der weniger wertvolle horizontale Lichteinfall als bedeutend kleinere Fläche abgebildet ist als der wertvollere mehr vertikale.)

II. Zur Messung *der Lichtgüte eines Fensters* steckt man das Fernrohr direkt in den zwischen dem Gestänge sitzenden Tubus und befestigt auf dem Okular das kleine Prisma. Nun legt man das Brett an das Fenster an, so daß das Loch in ihn in der oberen Hälfte ist (Vorsicht, daß das Prisma nicht herausfällt!), richtet das Fernrohr gegen die Grenze des Himmels und zeichnet diese mit dem Bleistift auf dem Papier nach.

4. **Raumwinkelmesser** nach Pleier. Aufnahme des lichtspendenden Himmelsstückes mit einer Lochkamera. Vor der lichtempfindlichen Platte liegt eine Glasplatte mit Netzteilung derart, daß die einzelnen Teile des Netzes den reduzierten Quadraten entsprechen. Auszählen wie vorher; 50 Quadratgrade müssen belichtet sein.

C. Auch das **reflektierte Licht im Zimmer** und außerhalb wird mitbestimmt beim

1. **Thornerschen Beleuchtungsmesser.** Man stellt das Instrument so auf den Platz, daß der Fuß nach dem Untersucher, das weiße Papier nach dem Fenster gerichtet ist, sieht durch die obere Öffnung des Kästchens und erblickt durch ein Loch im Boden das Papier (Platzhelligkeit). Dann dreht man den Spiegel so, daß das Bild des Himmels (hervorgerufen durch die oben im Kästchen befindliche Linse) am Boden des Kästchens sichtbar wird und sich die erwähnte „Platzhelligkeit" in ihm befindet. Ist bei Benutzung der Blende $\frac{f}{7}$ letztere heller als das Bild des Himmels, so ist der Platz genügend belichtet. Bei abnormen Belichtungen (Schnee, Besonnung gegenüberliegender Wände) darf die Untersuchung nicht vorgenommen werden.

2. **Webers Relativphotometer** gibt nicht nur den zulässigen Grenzwert, sondern auch die Abweichungen davon an. Man richtet die in der Mitte des Rohres sitzende Linse auf den Teil des Himmels, dessen Helligkeit untersucht werden soll, indem man in das dünnere Ende, ev. mit Hilfe des vorklappbaren Prismas, sieht und das Rohr dreht, bis der gleichfalls sichtbare weiße Punkt im Bilde des Himmels liegt. Dann bringt man die am anderen Ende des langen Rohres auf einem drehbaren prismatischen Kasten befindliche Milchglasscheibe in die Ebene, um deren Beleuchtungsstärke es sich handelt. Eine vor der Linse befindliche Irisblende dunkelt die Helligkeit des Himmelsbildes nach Bedarf ab. Man stellt so ein, daß der weiße Punkt gleiche Helligkeit mit der Umgebung hat. Eine Revolverscheibe mit konkaven und konvexen Gläsern am Okular erleichtert die Akkommodation.

F. Abwasser.

Inwieweit ein Abwasser gereinigt werden muß, um in einen Vorfluter eingelassen werden zu können, ist einerseits von der Größe, der Strömungsgeschwindigkeit, der sonstigen Beschaffenheit des Vorfluters, andererseits von der Menge und Konzentration des Abwassers abhängig.

A. Ist die Wassermenge des Vorfluters im Verhältnis sehr groß, so kann das Abwasser eingeleitet werden, wenn es nur mechanisch gereinigt ist, so daß keine groben Partikelchen das Auge beleidigen.

Untersuchung:

1. Durchsichtigkeit (s. S. 35).
2. Filtration durch gewogenes Filter, trocknen, wiegen.
3. Zentrifugieren in Gläschen mit verjüngtem unteren Ende und Ablesen des Volums (Dost).
4. Absitzenlassen des Roh- und Reinwassers im Spitzglas bei niederer Temperatur.

B. Ist die Wassermenge des Vorfluters gering, so muß es derart weitgehend gereinigt werden, daß es nicht stärker verunreinigt ist als der Vorfluter. Dies geschieht 1. durch Adsorption an Kohle und Verbrennung oder Vergasung, 2. durch biologische Reinigung (Oxydationskörper oder Rieselfelder).

Untersuchung:

1. Prüfen auf Zunahme der Durchsichtigkeit.
2.   „   „   Geruch.
3.   „   „   Schwefelwasserstoff: a) Einhängen eines angefeuchteten Streifens Bleiazetatpapier in die verschlossene Flasche.

b) Nach Caro: 100 ccm 1%ige Eisenchloridlösung mit 1 g Paraamidodimethylanilin und 300 ccm Salzsäure von 1,19 spez. Gew.; davon einige Tropfen in etwa 10 ccm Abwasser. Bei Anwesenheit von Spuren Schwefelwasserstoff Bildung von Methylenblau (große Schwefelwasserstoffmengen reduzieren dies sofort).

4. Stehenlassen um zu sehen, ob Fäulnis eintritt (Geruch, schwarzer Bodensatz).

5. Bestimmung des *Permanganatverbrauches* (S. 28) in Roh- und Reinwasser. Abnahme um 60—65% beweist genügende Reinigung.

6. *Methylenblauprobe:* In 50 ccm Abwasser kommt 0,3 ccm einer 0,05%igen Methylenblaulösung. Stehenlassen bei 28—37°. Die Farbe darf nach 6 Stunden nicht verschwunden sein.

7. Untersuchung der Abnahme des Ammoniaks und der Zunahme der Salpetersäure.

Bei allen Proben ist wichtig, daß das ablaufende gereinigte Abwasser dasselbe ist wie das zulaufende ungereinigte; daß man also nicht in einem Falle Morgen-, im anderen Mittagwasser hat. Eventuell eine Anzahl Proben alle 2 Stunden entnehmen.

Untersuchung des Vorfluters:

a) chemisch. Wie vorher. Die absoluten Zahlen haben (abgesehen von der quantitativen Ammoniakbestimmung: bei 1 lmg beginnt meist Geruchsbelästigung) geringere Bedeutung, dagegen gibt ihre Zunahme unterhalb der Einmündung eines Abwassers gute Resultate;

b) biologisch. 1. Bakteriologisch nach Zahl und Art der Keime, 2. mikroskopisch S. 19.

G. Berufshygiene.

I. Experimentell. Z. B. Schweflige Säure. Kohlenoxvd, Ammoniak s. S. 14.

Zulässige Menge: Aufenthalt von Menschen und Versuchstieren in einer Luft, in der sich das Gas befindet, gibt Auskunft (Bestimmung des Gases in Kopfhöhe), welche Konzentration schädigt. (Kleine Versuchstiere sind meist empfindlicher, weil sie größeren Stoffwechsel und größeres Atemvolum in der Zeiteinheit haben.)

II. Statistisch. Untersuchen nach Aufzeichnungen der Fabrikärzte und Krankenkassen, wie die Erkrankungsziffer und Sterblichkeit in einzelnen Berufen ist. Wichtige Fehlerquellen: Verschiedene Alterszusammensetzung, Auslese kräftiger Personen und Ausscheiden kranker Personen aus einzelnen Berufen.

H. Erforschung einer Epidemie.

I. Nahrungsmittelvergiftung.

Zunächst ist die klinische Diagnose zu stellen, ob es sich um Paratyphus bzw. Enteritis oder um Botulismus handelt (andere Vergiftungen, Arsen, Methylalkohol usw., ausschalten!).

Als Ursache kommen Nahrungsmittel in Betracht, die entweder roh genossen oder nach dem Kochen längere Zeit aufbewahrt wurden oder in denen das Gift durch das Kochen nicht zerstört wurde (letzteres nur bei sehr großen Fleischstücken und bei Bac. enteritidis).

Von den an Paratyphus sowie Enteritis Erkrankten ist Blut, Stuhl und Urin bakteriologisch bzw. serologisch zu untersuchen (bei Botulismus nicht).

Gewohnheitsmäßig werden die Erkrankten befragt, welches Nahrungsmittel sie anschuldigen. *Auf ihre Aussagen ist jedoch erfahrungsgemäß wenig Gewicht zu legen! Der Arzt verlasse sich vielmehr auf eigene gründliche Untersuchungen.* Er schicke nicht das beschuldigte Nahrungsmittel ein, sondern stelle zuerst eine Liste auf, welche Nahrungsmittel in den letzten Tagen genossen wurden, und achte nur auf die, von welchen alle Erkrankten genossen haben (nicht alle, die davon genossen haben, brauchen erkrankt zu sein).

Die Zeit, bis zu welcher man zurückzuforschen hat, kann man um so kürzer annehmen, je kürzer der Zeitraum gewesen ist, innerhalb dessen die Erkrankungen vorkamen.

Beispiel einer Liste bei einer Massenvergiftung in einer Anstalt.

	A	B	C	D	E	F
21. V. morgens: Brot, Marmelade	+	+	+	+	+	+
mittags: Fleisch, Gemüse, Kartoffeln	Hack- fleisch roh	Hack- fleisch roh	Hack- fleisch roh	0 (außer d. Hause)	Hack- fleisch gebrat.	Hack- fleisch gebrat.
abends: Bücklinge . . .	+	+	+	+	+	0 (außer d. Hause)
22. V. morgens: Brot, Butter	+	+	+	+	+	+
mittags: Fisch, Kartoffelsalat . . abends	+	+	+	+	+	+
	schwer erkrankt mit Bazillenbefund			nicht erkrankt	nicht erkrankt	leicht erkrankt ohne Bazillen-befund

In die Liste werden von oben nach unten die Nahrungsmittel eingetragen, von links nach rechts die Personen (A—F). Verdächtigt werden Marmelade, Fleisch, Bücklinge, Fisch, Kartoffelsalat. Die größte Wahrscheinlichkeit als Erkrankungsursache hat das Fleisch, da die einzige Person (D), die davon nicht gegessen hat, auch nicht erkrankt ist, und die am schwersten erkrankt sind, die es in rohem Zustande genossen haben; die Person E, die ebenfalls nicht erkrankt ist, dürfte wenig gegessen haben oder nicht disponiert gewesen sein.

Zu bedenken ist ferner, daß in den äußeren Teilen die Bazillen durch die Kochhitze getötet sein können, in den inneren nicht. Sachgemäßes Pökeln und Räuchern (Schinken) tötet nur in kleineren Stücken und in den Außenteilen großer ab.

Erst nach dieser *epidemiologischen Untersuchung* schicke man eine Probe des verdächtigsten Nahrungsmittels (aber auch anderer) zur *bakteriologischen* ein, und zwar weniger gut eine „Parallelprobe" (z. B. Konservenbüchse derselben Herstellung) als eine Probe des Nahrungsmittels selbst. Im Mülleimer nachsehen! Gut ist hier, wenn es zufällig mit (nicht zu heißer) Asche bedeckt war, da diese steril ist.

Sind die Bazillen oder Gifte in dem Nahrungsmittel festgestellt (und schon vorher), so untersuche man, wie sie dorthin gekommen sind. Bei Paratyphus-Enteritis: Fleisch erkrankter Tiere; Dauerausscheider bzw. Bazillenträger in der Küche (Kartoffelschäler) und in der Schlächterei bakteriologisch und serologisch suchen; bei Konserven (auch Botulinus) nach mangelhafter Sterilisation fahnden.

II. Typhus, Ruhr, Cholera.

A. *Ausgehen bei der Untersuchung vom Status.* 1. Eintragen aller Fälle nach Namen, Alter (ev. Konfession), Wohnung, außerhäuslicher Tätigkeit, Beruf, Zahl der Familienmitglieder, Erkrankungstag, vorheriger Aufenthalt, Wohlstand, in eine Liste. — Inkubation bei Typhus 14 Tage (8—24), Cholera 2—3 Tage, ev. mehr, Dysenterie 6 Tage!

2. Auftragen einer Kurve auf Millimeterpapier; Abszisse: Zeit (Tage); Ordinate: Zahl der an den einzelnen Tagen gemeldeten Fälle. Andere Kurve: desgleichen, aber Erkrankungstag (viele Meldungen gehen zu spät ein).

Unterscheiden: a) Explosivepidemie: schnelles Ansteigen, etwas langsamerer Abfall, allmähliches Verklingen spricht für ein gemeinsam genossenes Nahrungsmittel, besonders Wasser oder Milch. b) Kontaktepidemie: ziemlich gleichmäßige Verteilung auf einen langen Zeitraum. c) Mischung beider: bald Kontaktfälle, bald infizierter Brunnen, bald Milch. d) Regelmäßige Wiederkehr alle 7 Tage: Sonntagsvergnügungslokal.

3. Aufstellen einer Liste nach Alter und Geschlecht der Erkrankten. Sind viele Kinder erkrankt: Verdacht auf Schulbrunnen; Kinderfest; Milch. Doch ist die Disposition zu Ruhr größer bei Kindern (Typhus umgekehrt). — Viele Frauen erkrankt: Milch, Wäsche. — Plötzliche familienweise Erkrankungen: Milch, Fleisch, Ausflugsort, Fliegen, die die Bazillen auf eine Speise übertragen haben.

4. Eintragen aller Fälle in Punkten, Ringen, Kreuzen verschiedener Farbe (nach Alter, Geschlecht usw.) in einen möglichst großen Stadtplan.

B. Ergibt sich hieraus noch kein Hinweis, so ist *auszugehen von den bisher bekannten Vehikeln der Übertragung.* Es spricht für:

1. Wasser: Gemeinsame Versorgung der Erkrankten durch Brunnen, Wasserleitung, Endstrang einer solchen, manchmal überwiegendes Befallensein der Männer. — Beachten: außer dem Hause wird anderes Wasser getrunken. — Nicht nur Trinken von Wasser, sondern auch Spülen der Eßgeschirre; Wässern der Milch. — Untersuchen der Versorgungsanlage.

2. Milch: Gemeinsame Bezugsquelle; in Großstädten unter Unbemittelten meist nahe an der Verkaufsstelle, unter Bemittelten oft in großer Entfernung von dem angeblich als besonders zuverlässig bekannten Händler. — Oft mehr Frauen und Kinder als Männer befallen. — Fragen ob die Milch gekocht wurde. Dicke Milch. — Manchmal ruft Milch nur ganz vereinzelte Fälle hervor. — Untersuchen der Infektionsmöglichkeit der Milch durch Kranke, Dauerausscheider, Bazillenträger, Wasser.

3. Andere Nahrungsmittel (vgl. Fleischvergiftung): Engere Verbreitung; mehr familienweise. Roh genossen? Laien führen den Untersucher leicht auf eine falsche Fährte, da sie nicht an die Inkubationszeit denken.

4. Kontakt: Langsames Aufeinanderfolgen der Fälle, die sich aneinander oder einer gemeinsamen Quelle (Bazillenträger) angesteckt haben können.

5. Fliegen: Ziehen sich in Regenperioden in die Häuser; die durch sie auf Nahrungsmittel übertragenen Bazillen können sich dort massenhaft vermehren.

6. Mangelhaft beseitigte Abfallstoffe; gemeinsame schlechte Aborte. Stets ist zu beachten, daß nicht alle Personen *disponiert* sind.

C. Jedesmal sind bereits abgelaufene Fälle, insbesondere zweifelhafte, aufzusuchen und aufzuklären: Untersuchen von Stuhl, Urin und Blut (Widal).

J. Infektionserreger.

1. Abschnitt.
Übersichten zur Parasitenkunde und Infektionslehre.

I. Die wichtigeren Megaloparasiten des Menschen.

1. Unterschieden werden die höher organisierten, meist schon mit bloßem Auge erkennbaren **Megaloparasiten** — durchweg Tiere aus den Reihen der **Arthropoden** und **Würmer** — von den einfacher organisierten, erst durch Vergrößerung sichtbaren **Mikroparasiten,** die teils den Urtieren, **Protozoen 17,** teils den niederen Pflanzen, **Protophyten 18,** angehören. Die höheren Parasiten schädigen den Menschen durch Nahrungsentziehung, Verbrauch von Körpersäften und -geweben, sie setzen allerlei mechanische Störnngen (Verstopfung von Gefäßen, Verlegung von Ausführungsgängen, Ausübung von Druck usw.), sie rufen durch Absonderungen oder Ausscheidungen örtliche Veränderungen (Wucherung, Entzündung, Eiterung, Nekrose usw.), manchmal auch allgemeine Vergiftungserscheinungen hervor. Unter ihrer Einwirkung als Antigenen kann es im Körper zur Entstehung von Antistoffen wie Präzipitinen, Agglutininen usw. kommen. Endlich können höhere Parasiten als Überträger von Infektionserregern sowie als Wirte derselben bei der Verbreitung der Infektionsstoffe eine Rolle spielen.

2. Von den 5 Klassen der **Arthropoden (Gliederfüßer)** interessieren eigentlich nur die durch Verschmelzung von Kopf und Brust zum Kephalothorax sowie durch 4 Beinpaare ausgezeichneten **Spinnentiere, Arachnoiden,** und die **Kerftiere, Insekten,** mit 3 Beinpaaren und Sonderung in Kopf, Thorax und Abdomen; von den **Tausendfüßern, Myriapoden,** bewirken wohl einige Arten gelegentlich als Pseudoparasiten in der Nase oder im Darm Erkrankungen. Nur bei 2 Ordnungen der **Arachnoiden,** bei den **Zungenwürmern, Linguatuliden,** und bei den **Milbentieren, Akarinen,** ist parasitische Lebensweise bekannt, bei beiden übrigens auch das Abdomen mit dem Kephalothorax verschmolzen. Erwachsenen Linguatuliden fehlen die Beine; diese langgestreckten, geringelten Tiere rechnete man früher zu den Würmern. Die Larve von **Linguatula rhinaria** — früher als

Pentastomum denticulatum bezeichnet — hat man öfters in der Leber, das erwachsene Tier selten in der Nase gefunden. Unter den **Akarinen** (τὸ ἄκαρι Milbe) sind **Milben 4** hauptsächlich als Krankheitserreger, **Zecken 5** als Blutsauger, aber auch als Wirte und Überträger wichtig. Schmarotzende **Insekten** finden sich bei den Ordnungen der **Hemipteren** (ἥμισυς halb, πτερόν Flügel: von den beiden Flügelpaaren das vordere halb verhornt) und der **Dipteren** (δίς zwei: nur 2 Flügel, das hintere Flügelpaar ist zu den sog. Schwingkolben verkümmert).

Als Blutsauger und zugleich Wirte und Überträger von Infektionserregern sind wichtig von den Hemipteren die **Läuse 6** und **Wanzen 7**, von den Dipteren die **Flöhe 8**, **Stechfliegen 9** und **Stechmücken 10**. Stechfliegen gehören zu den Fliegen, **Brachyceren** (βραχύς kurz, κέρας Horn, d. h. Fühler). **Larven von Fliegen**, namentlich von **Bremsen**, Östrinen (οἶστρος Viehbremse), aber auch von **Fleisch-** und **Stubenfliegen** können unter der Haut, auf Wunden, in Nase, Ohr, Bindehautsack usw., sowie im Verdauungskanal schmarotzen und so die **Fliegenkrankheit**, **Myiasis** (μυῖα Fliege) bewirken.

3. Von den **Würmern** kommen 3 Klassen in Betracht:. 1. die **Plattwürmer**, **Plathelminthen** (πλατύς breit, ἕλμινς Wurm), mit den Ordnungen der **Bandwürmer**, **Kestoden** (κεστός Band), und der **Saugwürmer**, **Trematoden** (τρῆμα [Saug]-Öffnung); 2. die **Rundwürmer**,- **Nemathelminthen** (νῆμα Faden), mit den Ordnungen der **Fadenwürmer**, **Nematoden**, und der **Kratzer**, **Akanthokephalen** (ἄκανθα Dorn); 3. die **Ringelwürmer**, **Anneliden** (annulus Ring). Zu letzteren gehören die **Blutegel**, von denen ja manche zur Blutentziehung benutzt werden. Mehrere leben in den Tropen im Wasser oder auf Pflanzen und schaden dem Menschen durch Blutentziehung, wenn sie sich unbemerkt an der Haut oder nach Aufnahme mit dem Trinkwasser an der Nasenrachenschleimhaut anheften. Blutegel sind auch als Überträger von Fisch- und Froschtrypanosomen bekannt. Von den Kratzern sind 2 Arten von **Echinorhynchen** (ἐχῖνος Igel, ῥύγχος Rüssel) beim Menschen nur selten gefunden worden. Von den **Saugwürmern** sind die blatt- oder zungenförmigen, wegen der 2 Saugnäpfe früher als Distomen bezeichneten **Egel** weniger wichtig, z. B. die nur selten in der Leber angetroffenen **Fasciola-** (fascis Bündel) und **Opistorchisarten** (ὄπισθεν hinten, ὄρχις Hoden), dagegen erzeugen in Ostasien die im Darm häufigere, bis 7 cm lange **Fasciolopsis buski** blutige Durchfälle, **Paragonimus westermanni** (γόνιμος echt) als Lungenschmarotzer blutigen Auswurf.

Eingehendere Berücksichtigung erfordern die **Bandwürmer** mit den als **Finnen** bezeichneten Entwicklungsstadien **11**, die im Blut schmarotzenden, die **Bilharziakrankheit** verursachenden, walzenförmigen Saugwürmer, die **Schistosomen** (σχιστός gespalten, σῶμα Leib) **12**, sowie von den Rundwürmern neben den **häufigeren Darm-**

nematoden 13 die den Infektionskrankheiten ähnliche Erkrankungen erregenden **Ankylostomen 14** und **Trichinen 15**, endlich die **Filarien 16.**

---

4. Milben: A. Sarcoptes scabiei (Linné 1748), **Krätzmilbe** ($\sigma\acute{\alpha}\varrho\xi$ Fleisch, $\varkappa\acute{o}\pi\tau\omega$ schlage, quäle): nicht ganz $^1/_2$ mm lang ($\mathinterrupt{\mathrm{♂}}$ kleiner), schildkrötenförmig, perlgrau oder rötlich, feinquerfaltige Haut, in Gruppen angeordnete dreieckige Stacheln auf dem Rücken, größere Dornen und Borsten auch am Bauch, ohne Augen und Tracheen. Mundteile (scherenförmige Kieferfühler und dreigliedrige -taster von der schildförmigen Oberlippe überdeckt) überragen das vordere Körperende, ebenso von den 4 Paaren kurzer, 5gliedriger borstiger Beine die beiden vorderen, deren Endglied eine gestielte Haftscheibe trägt. Das 3. Paar hat eine lange Borste, das 4. Paar beim ♀ eine Borste, beim ♂ aber wieder eine gestielte Haftscheibe.

Das befruchtete ♀ bohrt sich in die Oberhaut ein, gräbt einen 3—10 mm langen gewundenen Gang, setzt dabei die $^1/_7$ mm langen ovalen Eier ab, aus denen nach einer Woche die 6beinigen Larven hervorgehen, die unter mehrfachem Häuten nach 3 Wochen zu 8beinigen Nymphen, nach 4 Wochen zu geschlechtsreifen Tieren werden. Diese begatten sich auf der Haut, hierauf graben sich die ♀ ein. Sie bevorzugen dabei besonders die Haut zwischen den Fingern, in der Ellenbeuge, Achselhöhle, Kniekehle, Leistengegend am Gesäß, am Penis, an der Mamma usw. Sie erzeugen damit und wohl auch durch Absonderung aus den Speicheldrüsen einen namentlich beim Zubettgehen stark hervortretenden Juckreiz und so ein artifizielles Exanthem.

Übertragung erfolgt, wenn Gesunde Krätzkranke innig berühren, wie z. B. bei Geschlechtsverkehr, bei Zusammenschlafen usw.; weniger leicht, wenn sie Kleider von Krätzkranken tragen, und zwar durch die jungen befruchteten Weibchen.

B. Demodex folliculorum (Simon) 1842, **Haarbalgmilbe** ($\delta\eta\mu\acute{o}\varsigma$ Talg, $\delta\tilde{\eta}\xi$ Wurm): Etwa so lang wie A, aber gestreckt, wurmförmig, mit geringeltem Hinterleib, Mundteile aus Saugrüssel und 3gliedrigen Tastern bestehend, 4 Paar kurze 3gliedrige Beine mit mehreren kleinen Endkrallen, oft in größerer Zahl in Haarbälgen, Talg- und Meibomschen Drüsen. Aus den hier abgesetzten Eiern entstehen zunächst Larven ohne Beine, nach dem Häuten solche mit 6 Fußstummeln, später Nymphen und endlich geschlechtsreife Tiere mit 4 Beinpaaren. Früher als Erreger der Komedonen, der Acne vulgaris und Blepharitis aufgefaßt. Borell sah bei Leprösen Haarbalgmilben, denen zahlreiche Leprabazillen anhafteten, vermutet daher in ihnen Überträger der Lepra.

C. Trombidium akamushi Brumpt 1900, die als **Kedani** oder **Akamuschi** (aka-muschi rotes Insekt) bezeichnete, orangerote, behaarte, 0,4 mm lange **Laufmilbenlarve**, deren 6 fünfgliedrige Beine je 3 End-

klauen tragen, befällt **in Japan** die Arbeiter bei der Hanfernte und erzeugt namentlich, wenn infolge unvorsichtiger Entfernung der Tiere die Mundteile in der Haut zurückbleiben, schmerzhafte Pusteln und Geschwüre und im Anschluß daran das dem amerikanischen Rocky-Mountainsfieber ähnliche, mit Lymphangitis, Bronchitis und Konjunktivitis einhergehende mörderische **Überschwemmungsfieber.** Vermutet wird die Einimpfung eines filtrierbaren Virus durch die Milbe, die sonst auf Feldmäusen lebt.

D. „Leptus autumnalis" (Herbst-Weinbergs-Stachelbeermilbe) nannte mau früher die Larven mehrerer Trombidiumarten, die auch in Deutschland sehr verbreitet sind. Ihr Stich ruft heftiges Zucken, namentlich an den Beinen hervor, nnd wird oft mit Mückenstichen verwechselt. Farbe orange bis rot; Länge bis $^1/_2$ mm; drei Beinpaare wie alle Milbenlarven. Normale Wirte sind Gliederfüßler, doch auch alle Arten Warmblüter.

5. Zecken, Ixodiden (ἱξώδης festklebend wie Vogelleim ἱξός). Schildkrötenförmig, größer als die Milben; Haut lederartig, meist dunkel gefärbt, ohne Dornen und Borsten, aber vielfach mit eingelagerten Schildern; Rüssel mit Widerhaken; Kieferfühler gezähnt, vorstoßbar, mit hakig gebogenem Endglied; Kiefertaster kolbig oder drehrund; 4 Paar 6gliedrige Beine mit je 2 Endklauen, oft gleichzeitig mit Haftscheibe; Stigmata an der Seite hinter dem 4. Beinpaar. Larven 6beinig.

1. Unterfamilie: Ixodinen. Mundteile überragen das vordere Körperende; Rückenschild und Haftscheiben vorhanden. Wirte und Überträger von Babesien **192.** Larven klettern auf die Spitzen von Gräsern und Strauchwerk, um sich an vorbeistreifenden Tieren festzuklammern. Nach dem Blutsaugen fallen sie ab, machen im Boden eine Häutung durch, wobei sie zur 8beinigen Nymphe werden, und suchen wieder ein Tier zum Blutsaugen. Nach abermaliger Häutung sind sie geschlechtsreif. Boophiluslarven (C) bleiben auf dem einmal befallenen Tier, fallen erst, wenn sie nach Befruchtung nochmals Blut gesogen haben, ab und gehen nach der Absetzung der Eier auf den Boden zugrunde.

Mit dem Blut aufgenommene Babesien machen im Körper der Zecken eine geschlechtliche Entwicklung durch und gehen auf die Eier und die daraus hervorgehenden Larven und jungen Zecken über. Diese können die ererbten Babesien auf ihre Nachkommen durch mehrere Generationen weiter vererben.

A. Ixodes ricinus (Linné), 1758, **Gemeiner Holzbock:** braun, ♂ 2,5, ♀ 4 mm, nach der Blutaufnahme bis 11 mm lang, alsdann an Rizinusbohnen erinnernd. Rüssel und Palpen lang, Rückenschild bedeckt den Körper nicht ganz. Stigmata beim ♂ oval, beim ♀ rund, Tarsen ohne Stachel.

B. Rhipicephalus ($\dot{\varrho}\iota\pi\iota\varsigma$ Fächer), mehrere Arten mit Bauchschildern und Augen. Kragen 6eckig, Palpen konisch mit Platte unten am 2. Glied, Randverzierung, kommaförmige Stigmata, Analfurche, 1 Paar Analplatten.

C. Boophilus: wie B, aber ohne Platte, Palpen breit, keine Analfurche und Randverzierung, Stigmata rund, 2 Paar Analplatten.

D. Dermacentor ($\varkappa\acute{\epsilon}\nu\tau\varrho\sigma\nu$ Stachel, Stich): Kragen 4eckig, Palpen kurz und konisch mit Augen, keine Bauchschilder, Rückenschild verziert, Hüfte gespalten. **D. occidentalis** soll das mörderische Rocky-Mountainfieber übertragen, dessen invisibles Virus von der Zecke angeblich auf die Nachkommenschaft übergeht.

E. Haemophysalis ($\varphi\upsilon\sigma\alpha\lambda\iota\varsigma$ Blase): Kragen und Palpen wie bei D, auch keine Bauchschilder, aber keine Augen, und Hüfte ungespalten.

2. Unterfamilie: Argasinen. Mundteile von der Rückseite her nicht zu sehen, ohne Rückenschild und Haftscheiben. Wirte und Überträger von Spirochäten; leben wanzenartig in Erdspalten, befallen in der Nacht Menschen und Tiere und ziehen sich nach dem Blutsaugen wieder in ihre Schlupfwinkel zurück; häuten sich öfter als die Ixodinen. Der Gattung **Argas** fehlen die Augen, Rücken und Bauch sind voneinander scharf abgesetzt, bei der Gattung **Ornithodorus** sind meist Augen vorhanden und finden sich tiefe Furchen auf der Bauchfläche, die ohne scharfe Trennung in die Rückenfläche übergeht.

F. Argas miniatus (Minas = Minenbezirk in Brasilien): klein, oval mit scharfem Körperrand, rötlichbraun, mit zahlreichen kleinen Flecken, überträgt die Hühnerspirochätose. **Argas persicus** davon kaum zu unterscheiden, soll bei der Verbreitung des Rekurrensfiebers in Asien beteiligt sein.

G. Ornithodorus moubata (Murray) 1884 ($\dot{\sigma}\varrho\nu\iota\varsigma$ Vogel, $\delta\tilde{\omega}\varrho\sigma\nu$ Geschenk), $\male$ 6, $\female$ bis 14 mm lang, plump, oval, dunkelbraun, mit feinen Wärzchen besetzt, ausgehungert mit Längsfalten, gelbe, eigentümlich geknickte Beine, augenlos; überträgt das afrikanische Rekurrens-(Tick = Zecken-) fieber. Haust mit Vorliebe in Ritzen des Bodens und der Wände der Eingeborenenhütten, nicht in feuchtem Erdboden! Weibchen saugen sich nachts besonders bei am Boden Schlafenden langsam voll Blut; dabei aufgenommene Spirochäten vermehren sich besonders im Eierstock und in den Eiern. Einmal infizierte Zecken können viele Menschen infizieren; dies können auch die Nachkommen dieser Zecken in mehreren Generationen.

6. Läuse. Aptera („Flügellose"). Unterlippe als vorstülpbarer Rüssel mit Widerhaken ausgebildet, darin der vorstreckbare hohle Stachel (Maxillen + Mandibeln), keine Metamorphose, nur Punktaugen, Fühler fünfgliedrig, Füße mit hakenförmiger Klaue. Die tonnenförmigen Eier (Nisse) sind glatt und werden mit viel Kittsubstanz angeheftet. Saugen fast täglich Blut, verursachen Jucken und Ausschlag (Läusekrankheit).

begünstigen Wundinfektionen, bilden auch Überträger und Wirte von Infektionserregern.

A. Pediculus capitis de Geer 1778 (pedis Laus), **Kopflaus.** ♂ bis 1,8, ♀ bis 3 mm lang, nur etwa $^1/_3$ so breit, grau bis schwarz, je nach der Haarfarbe des Befallenen; Abdomen mit 7 Segmenten, nicht breiter als der Thorax; legt etwa 50 Eier; Junge nach rund 18 Tagen geschlechtsreif (abhängig von der Temperatur).

B. Pediculus vestimenti Nitsch 1818, **Kleiderlaus,** schmutziggrau, größer als A, Abdomen dicker als der Thorax, Kopf weniger gewölbt, Fühler länger.

Entwicklung wie vorige. Übertragen Rückfall- und Fleckfieber.
C. Phthirius inguinalis Redi 1668 (φϑείρ Laus), **Filzlaus.** Hauptsächlich in der Schamgegend; grau, nur etwa halb so lang als A, fast ebenso breit wie lang; Kopf in der Vertiefung des Thorax, stärker behaart, mit kräftiger Endklaue.

D. Haemotopinus spinulosus, Rattenlaus, überträgt die Rattentrypanosomen, die in ihr eine Entwicklung durchmachen; auch Rekurrensspirochäten vermag sie auf andere Ratten zu übertragen.

7. Wanzen, Cimices: Körper oval, abgeflacht, der 3gliedrige Schnabel liegt für gewöhnlich in der sog. Kehlrinne dem Körper an, die 4gliedrigen Fühler sind seitwärts gerichtet. Eine Drüse an der Unterseite des Thorax liefert ein Sekret mit dem widerlichen Wanzengeruch.

A. Cimex lectularius Murett 1667, **Bettwanze.** Bis 5 mm lang, 3 mm breit, braunrot mit 8 Abdominalsegmenten; Kopf rautenförmig mit 2 grıßen Augen, Prothorax mit 2 halbrunden Seitenanhängen, Metathorax mit den behaarten Flügelstummeln; Beine mit 2 Tarsen und doppelter Endklaue. Oberfläche der Eier nicht glatt, sondern mit sehr zahlreichen feinen Wärzchen, Stacheln und Buckeln versehen; mäßig viel Kittsubstanz. Larven entschlüpfen nach 8 Tagen dem Ei, werden in 11 Wochen geschlechtsreif.

Am Tage in Ritzen versteckt, befallen die Bettwanzen den Menschen nachts, Stechen und Blutsaugen dauert etwa 3 Minuten; es bildet sich eine Quaddel. Die Tiere verkriechen sich nach dem Blutsaugen wieder. Mit der in den Tropen häufigen, aber durch die rote Färbung zu unterscheidenden Wanze **Cimex rotundatus** gelang die Übertragung der Spirochäten von Affe zu Affe. Letztere Wanze steht noch im Verdacht, die Kalaazar-Krankheit zu verbreiten.

B. Conorrhinus megistus Chagas 1909 (*κῶνος* Kegel, *ῥίς* Nase, *μέγιστος* sehr groß). Eine Schreitwanze, in der brasilianischen Provinz Minas häufig, schwarz und rot bis über 30 mm lang, mit weißen Bauchringen, erzeugt durch Übertragung des *Schizotrypanum Cruzi* die dort bei Kindern häufige Trypanosomenkrankheit „Opilação“. (Schreitwanzen weit verbreitet mit wohlausgebildeten Flügeln, Thorax konisch, kräftiger Rüssel nach vorn gerichtet.)

74

8. Flöhe, Aphanipteren ($\dot{a}$-$\varphi\alpha\nu\dot{\eta}\varsigma$ = unsichtbar) ohne Flügel, mit kräftigen Springbeinen, Körper deutlich segmentiert; Kopf klein, Lippentaster 4gliedrig, Thorax kräftig; ♂ kleiner, Rücken flacher, Bauch gewölbter, darin der gebogene Penis sichtbar. Eier glatt, doch etwas klebrig, daher Stäubchen anhaftend. Mit sehr wenig Kittsubstanz angeheftet. Aus dem Ei kriecht nach wenigen Tagen die raupenähnliche Larve; sie verpuppt sich nach 11 Tagen, nach abermals 11 Tagen schlüpft der Floh aus.

Von den mehr als 400 bekannten Arten interessieren:

A. Pulex irritans Linné 1758, **Menschenfloh**, ♂ 2, ♀ 3,5 mm lang, braun, kenntlich an der einzigen Borste im hinteren unteren Drittel des Kopfes und einer Borste am unteren Augenrand.

B. Loemopsylla cheopis (Rothschild) 1904 ($\lambda o\iota\mu\acute{o}\varsigma$ Pest, $\psi\acute{v}\lambda\lambda\alpha$ Floh), **Pestfloh**, in Ägypten zuerst gefunden, nach Cheops benannt. 6 bis 7 Borsten in Form einer V am Brustrand des Kopfes, die Augenborste am oberen Augenrand, der häufigste Floh bei der (schwarzen) Hausratte, Mus rattus, befällt, wenn er hungrig ist, auch den Menschen, sowie unsere Versuchstiere.

C. Ceratophyllus fasciatus ($\varkappa\acute{\varepsilon}\varrho\alpha\varsigma$ Horn, $\varphi\acute{v}\lambda\lambda o\nu$ Blatt), **Gemeiner Rattenfloh**, von A und B durch einen Borstenkamm im Nacken unterschieden, hauptsächlich bei der Wanderratte, Mus decumanus auf der der Pestfloh seltener vorzukommen scheint.

D. Ctenopsylla musculi ($\varkappa\tau\varepsilon\acute{\iota}\varsigma$, $\varkappa\tau\varepsilon\nu\acute{o}\varsigma$ Kamm), **Mäusefloh**, mit Borstenkamm im Nacken und am Mund, findet sich zuweilen auch bei Ratten.

E. Ctenocephalus canis, Hunde- und Katzenfloh, größer als D, schmächtiger als A und B, gleichfalls mit Borstenkamm im Nacken und am Mund, aber Kämme kräftiger als bei D; befällt auch den Menschen; bisher auf Ratten nicht gefunden.

F. Sarcopsylla gallinacea ($\sigma\acute{\alpha}\varrho\xi$ Fleisch), **Hühnerfloh,** viel kleiner als die vorigen, bisweilen auch auf Ratten beobachtet.

Erfahrung und Versuche lehren, daß der Pestfloh der Hauptüberträger der Pest von Ratte zu Ratte und von Ratte zum Menschen ist, daß dagegen die anderen Flöhe bei der estübertragung eine untergeordnete Rolle spielen, und der Menschenfloh als Überträger der Pest von Mensch zu Mensch kaum in Betracht kommt. Pestflöhe nehmen beim Blutsaugen an einer Pestratte bis 5000 Pestbakterien auf, diese vermehren sich im Flohmagen und bleiben bis zu 20 Tagen infektionsfähig. Beim Blutsaugen geben Flöhe gleichzeitig Kot und damit die Bakterien von sich.

G. Sarcopsylla penetrans Linné 1758, **Sandfloh,** kleiner als Pulex, mit spitzer Stirn und sägeartigen Mandibeln. Das befruchtete ♀ bohrt sich in die Haut, namentlich der Zehen ein, schwillt hier beim Reifen der Eier bis zu Erbsengröße an. Anschwellung wird erst schmerzhaft,

wenn bei unvorsichtigen Entfernungsversuchen ein Teil des Tieres zurückbleibt und Entzündung hinzutritt. Bisweilen entsteht so Sepsis oder Tetanus. 1873 von Brasilien nach Westafrika, seitdem über Afrika nach Asien verschleppt.

9. Von **Stechfliegen** interessieren neben den **Wadenstechern** (**Stomoxys**, στόμα Mund, ὀξύς spitz) insbesondere die **Zungenfliegen, Glossinen** (γλῶσσα Zunge). Wie die Stubenfliege *Musca domestica* gehören sie zu den Musziden, einer Familie der Brachyzeren, der 3. Unterordnung der Dipteren. Der Stubenfliege in Bau und Größe ähnlich, tragen sie den schlanken, an der Basis verdickten, von den Palpen umfaßten Rüssel horizontal, die Flügel in der Ruhe wie Scherenklingen übereinander. Bei *Stomoxys* liegen die Flügel wie bei der Stubenfliege nebeneinander und die Palpen sind mit dem horizontalen, etwas abwärts gebogenen Rüssel nicht verwachsen. *Stomoxys* legt wie die Stubenfliege Eier, *Glossinen*weibchen setzen dagegen alle $1^1/_2$ bis 3 Wochen eine längliche, tonnenförmige Larve ab, die ohne Nahrungsaufnahme in die kürzere dickere Puppe übergeht und in 6 Wochen zum erwachsenen Tier wird.

A. Glossina palpalis, 8—10 mm lang, Rücken mit dunkelbraunen Streifen und Flecken, am 1. Beinpaar die beiden letzten, am 3. alle 5 Tarsenglieder schwarz, Verbreiterin der Schlafkrankheit. Diese ist nur da endemisch, wo die Glossina palpalis vorkommt: in Mittelafrika. In ihr machen die mit dem Blut aufgenommenen Erreger (Trypanosoma gambiense) in 10—12 Tagen eine Entwicklung durch; dann erst kann die Fliege neue Menschen infizieren. Infizierte Glossinen vererben die Trypanosomen auf ihre Nachkommen. Von Glossina palpalis stechen sowohl ♂ als ♀, und zwar am Tage besonders kurz nach Sonnenaufgang und kurz vor Sonnenuntergang. Für ihre Ausrottung ist wichtig, daß sie im Buschwald an Seen und Flüssen leben, und hauptsächlich von Krokodilen Blut saugen. Auch Naganatrypanosomen können in der Glossina palpalis eine Entwicklung durchmachen, ohne die Virulenz einzubüßen.

B. Glossina morsitans (morsus Biß). Ebenso groß wie A, aber Abdomen mit gelben Querstreifen und an allen Beinen die 2 letzten Tarsenglieder schwarz. Verbreiterin der Naganakrankheit. Nach Aufnahme der Naganatrypanosomen mit dem Blut vermag die Fliege in den ersten 3 Tagen noch Rinder mit Nagana zu infizieren, vom 4.—10. nicht mehr und erst vom 11.—44. Tage wieder, was für eine Entwicklung dieser Trypanosomen in der Fliege spricht. Überträgt auch gelegentlich Schlafkrankheit.

C. Glossina fusca. Ohne Flecken auf dem Rücken, mit rotbraunem Hinterteil, 12 mm lang, in Afrika weit verbreitet. Vielleicht an der Verbreitung der Schlaf- und der Naganakrankheit mit beteiligt, sticht auch nachts.

76

10. Stechmücken, Schnaken, Moskitos gehören zur Familie der **Kuliziden,** diese zu den Nematokeren (*νῆμα* Faden, *κέρας* Horn, Fühler), der 4. Unterordnung der Dipteren. Alle Stechmücken, die als Wirte und Überträger der Malariaplasmodien, der Filarien und der noch unbekannten Erreger des Gelb- und des Denguefiebers in Betracht kommen, werden sie den Unterfamilien der **Anophelinen** (*ἀνωφελής* schädlich) und **Kulizinen** (culex Mücke) zugeteilt. Beiden gemeinsam ist der aus Oberlippe, Hypopharynx, 2 Maxillen und 2 Mandibeln — sämtlich dolch- oder messerartig ausgebildet — bestehende Rüssel. Indem sich die Oberlippe auf den Hypopharynx legt, entsteht die zum Saugen von Blut- und Pflanzensäften dienende Röhre. Der Hypopharynx ist vom Ausführungsgang der beiden Speicheldrüsen durchbohrt, von deren 3 Lappen der mittlere die sog. Giftdrüse bildet. Die Maxillen legen sich seitlich an die Oberlippe, die Mandibeln von unten und außen an den Hypopharynx, das Ganze wird von unten und außen her scheidenartig umfaßt von der Unterlippe, die beim Stechen nicht mit in die Haut eindringt, vielmehr entsprechend einknickt. Bei Anopheles- und bei Culexarten hat das ♂ dicht-, das ♀ nur schwachbehaarte Fühler (Antennen). Taster (Palpen: palpo betaste) beim ♀ der Kulizinen kürzer, beim ♂ länger, beim ♀ und ♂ der Anophelinen dagegen ebenso lang oder länger als der Rüssel. *Kopf* und *Thorax* bilden mit dem Abdomen bei Culex einen stumpfen Winkel, verlaufen bei Anopheles fast gerade. Bei Culex sind die 3 *Bein*paare gleich lang, etwa so lang wie der Körper. Anopheles hat längere Beine, ihre Länge nimmt vom vorderen zum hinteren Beinpaar zu. An der Wand sitzt Culex mit gekrümmtem Rücken so, daß der Körper zu ihr parallel verläuft; Anopheles dagegen schräg „wie ein schief eingeschlagener Nagel" mit herabhängenden Hinterbeinen. *Ei* von Anopheles spindelförmig, mit Luftkammern beiderseits in einer Längsreihe, von Culex keulenförmig, über die ganze Oberfläche verteilte Luftkammern verleihen dem Ei ein geflecktes Aussehen. Anopheleseier, einzeln abgesetzt, legen sich sternförmig zusammen; Culex verklebt die Eier zu einem kahnförmigen Gebilde. Die nach 2—3 Tagen ausgeschlüpften wurmähnlichen *Larven* von Anopheles schwimmen parallel zur Wasseroberfläche, die von Culex stehen wegen der langen, vom Körper im Winkel abgehenden Atmungsröhre schräg zu ihr.

Anopheles und Culex nähren sich von Pflanzensäften, nur die ♀ saugen außerdem Blut von Warm- und Kaltblütern; sie brauchen es zur Entwicklung der Eier. Von einigen Krankheitserregern weiß man, daß sie im Körper der Mücken eine Entwicklung durchmachen, nach deren Ablauf das ♀ imstande ist, die Erreger in infektionstüchtigem Zustand einem neuen Tier beim Blutsaugen einzuimpfen und so die Krankheit zu verbreiten. Verbreitet werden auf diese Weise durch:

A. Anophelesarten, insbesondere **A. maculipennis** mit 4 typisch angeordneten Flecken auf den Flügeln, die **menschliche Malaria,**

77

B. verschiedene **Culexarten** die **Vogelmalaria,**

C. Stegomyia fasciata das **Gelbfieber.** Stegomyien (στέγος Deckel, Schuppe, μυῖα Fliege) gehören zu den Kulizinen, unterscheiden sich von diesen durch die Beschuppung, die sammetartiges Aussehen erzeugt. S. fasciata ist an der weißen Lyrazeichnung des schwarzen Rückens erkennbar. Nur wenn sie in den ersten 3 Tagen der Erkrankung von Gelbfieberkranken Blut saugt, nimmt sie die noch nicht gesehenen, filtrierbaren Erreger auf; sie vermag dann aber erst etwa vom 12. Tage ab gesunde Menschen zu infizieren.

D. 4 Anopheles-, 4 Culex- und **3 Stegomyiaarten** die **Filarien 16.**

E. Culex fatigans das Denguefieber.

F. Phlebotomus papatasii, Skopoli 1786 (φλέψ Ader, τέμνω schneide), eine an einen Nachtschmetterling erinnernde, zur Familie der Psychodiden gehörige Nematozere ist Überträger des filtrierbaren Virus des dem Dengue ähnlichen Pappatacifiebers in Südeuropa und Australien.

11. Bandwürmer und Finnen. Unterschieden werden an dem Bandwurm der Kopf und die mit der Entfernung vom Kopf an Größe zunehmenden Proglottiden (προγλωττίς Zungenspitze), von denen die hintersten mit den Eïern oder Embryonen abgestoßen werden. Embryonen vom Zwischenwirt mit der Nahrung aufgenommen, werden in ihm zur **Finne (Cysticercus, Plerocercus, Plerocercoid** (κύστις Blase, κέρκος Schwanz, πλήρης voll) mit Anlage des Kopfes und der ersten Proglottiden. Gelangen die Finnen in den Darm des Wirtes, so heften sie sich mit dem Kopf an die Schleimhaut und wachsen zum Bandwurm aus. Bei den als **Täniaden** (ταινία Band) zusammengefaßten Bandwürmern trägt der Kopf 4 Saugnäpfe, dazwischen oft ein schädelständiges Rostellum (rostrum Rüssel); auch finden sich die Geschlechtsöffnungen an den Rändern der Proglottiden. Die **Bothriocephaliden** (βοθρίον Grübchen) haben an jeder Seite des Kopfes eine längliche Sauggrube und die Geschlechtsöffnungen auf der Brustseite der Proglottiden.

A. Taenia solium Linné 1767 (arab.: sosl = Kette; oder lat.: solium = viereckige Schwelle, nach der Form der Proglottiden) 2—8 m lang, Rostellum mit doppeltem Hakenkranz, bis 1000 Proglottiden, Uterus mit 5—10 baumförmigen Verzweigungen jederseits. In Deutschland selten. Eier kugelig, 31—56 μ, mit dicker, radiär gestreifter Hülle. **Finne, Cysticercus cellulosae** (tela cellulosa Zellgewebe), als hanfkorn- bis haselnußgroße, grauweiße Bläschen, mit dem eingestülpten Skolex (σκώληξ Wurm) entsprechendem weißen Punkt im Innern, beim **Schwein** im Bindegewebe, namentlich des Herzmuskels, der Zunge und der Atemmuskeln.

Der Bandwurm veranlaßt beim Menschen meist geringfügige Beschwerden; wenn aber beim Berühren des Afters Bandwurmeier auf die Hände und dann auf Nahrungsmittel gelangen, können auch

78

Menschen an der im Auge, Gehirn oder anderswo sich entwickelnden Finne schwer erkranken.

B. Taenia saginata Göze 1782 (saginatus gemästet). 4—10 m lang, ohne Rostellum und Hakenkranz, Kopf daher würfelähnlich; bis 2000 Proglottiden, Uterus mit mehr Seitenzweigen als bei A; abgestoßene Glieder können aus dem After herauskriechen. Eier wie bei A. **Finne, Cysticercus bovis** im **Rind** besonders in den Kaumuskeln.

C. Taenia echinococcus v. Siebold 1853. Im Darm des *Hundes* nur 3—6 mm lang, Rostellum mit doppeltem Hakenkranz, nur 3—4 Proglottiden. So ziemlich der kleinste Bandwurm, bildet die größte Finne in der Form der Echinokokken ($\dot{\varepsilon}\chi\tilde{\iota}\nu o\varsigma$ Igel, wegen der Haken am Kopf); bei Schlachttieren und beim Menschen. Mit der Nahrung vom Zwischenwirt aufgenommene Eier verlieren im Magen ihre Schale, Embryonen mit 6 Haken durchbohren die Darmwand, wachsen im Körper sehr langsam zu Blasen, Hydatiden ($\dot{\upsilon}\delta\alpha\tau\acute{\iota}\varsigma$ Wasserblase), heran, die nach innen, seltener nach außen Tochterblasen mit Skolexanlagen bilden. Der Mensch nimmt die Eier auf beim Liebkosen der Hunde. Hunde belecken oft den After. — Hunde bekommen leicht den Bandwurm, da Fleisch von Schlachttieren oft mit Echinokokken behaftet ist.

Zur Diagnose der Echinokokken ist das Komplementbindungsverfahren empfohlen: Hydatidenflüssigkeit als Antigen, Ambozeptor im Krankenserum. Die als Echinococcus multilocularis bezeichnete Form wird durch die im übrigen gleiche *Taenia multilocularis* (Leuckart 1863) erzeugt.

D. Dibothriocephalus latus Grubenkopf, Bremser 1819. Bis 8 m lang, bis 4000 Proglottiden, in Mensch, Hund und Katze. Aus dem ovalen 70 µ langen Ei mit Deckel schlüpft nach 20 Tagen die Flimmerlarve aus, die aus Oncosphäre und Embryonalhülle besteht. Die weitere Entwicklung geschieht in Cyclops strenuus (seltener Diaptomus gracilis) zum Procercoid. Nach Aufnahme dieser Krebschen durch Fische bildet sich in diesen das 30 mm lange *wurmähnliche Plerocercoid.* Werden die damit behafteten Teile roh oder ungar genossen, so entwickelt sich der Grubenkopf. Er kommt in Deutschland an der Küste, sowie am Starnberger See vor.

12. Schistosomen, Bluttrematoden. Mit einander sehr genähertem Mund- und Bauchsaugnapf. Männchen mit dem hinter dem Bauchnapf stark verbreitertem Körper, dessen Seitenteile sich bauchwärts zu dem fast geschlossenen Canalis gynaecophorus zusammenrollen, beherbergt darin die längeren, dünneren, runden Weibchen.

A. Schistosomum haematobium Bilharz 1852 ($\alpha\tilde{\iota}\mu\alpha$ Blut, $\beta\iota\acute{o}\omega$ lebe). Etwa 1 cm lang, lebt in Afrika, besonders in Ägypten in den Beckenvenen des Menschen. Die abgesetzten, einen Endstachel tragenden, ovalen, 150 µ langen Eier erzeugen die Bilharziakrankheit: Entzündung der Schleimhaut der Blase, oft auch des Mastdarmes und infolgedessen Hämaturie, auch dysenterische Erscheinungen. Vermutet wird, daß

die Embryonen nicht nur vom Darm, sondern auch von der Haut aus in den Körper gelangen.

B. Schistosomum japonicum (Kadsurada) 1904. Etwas kleiner als A, Eier ohne Stachel; erzeugt in Ostasien bei den Menschen und Haustieren besonders Leberentzündungen (Katayamakrankheit). Eindringen der Embryonen durch die Haut hier bewiesen.

13. Häufiger vorkommende Darmnematoden.

A. Ascaris lumbricoides Linné 1758 (ἀσκαρίς Eingeweidewurm, lumbricus Regenwurm), **Spulwurm** etwa 20 cm lang, ♂ kleiner mit eingerolltem Schwanz. Eier elliptisch, dickschalig, meist mit in Buckeln vorspringendem, gelbgefärbtem Eiweißbelag, werden in Wasser und feuchter Erde zu Embryonen. Keine Zwischenwirte. Ansteckung durch unreine Nahrungsmittel, Schmutz an den Händen usw. Kann durch Verstopfung von Gallengängen gefährlich werden. **Ascaris canis** kleiner, beim Menschen bisweilen.

B. Oxyuris vermicularis (ὀξύς spitz, οὐρά Schwanz), **Madenwurm,** ♀ etwa 10 mm, ♂ 4 mm lang, im Dickdarm. Eier oval, dickschalig, meist mit kaulquappenähnlichem Embryo. Schmutzinfektion, meist Selbstinfektion, bisweilen lästig durch Juckreiz am After, kann Blinddarmentzündungen erzeugen.

C. Trichocephalus trichiurus (Linné) 1771 (θρίξ, τριχός Haar), **Peitschenwurm,** bis 5 cm lang, haarförmiges Kopfende gräbt sich in die Blinddarmschleimhaut ein. Eier kleiner als B, oval, zitronenförmig mit dicker, brauner, an den Polen durch einen hellen Pfropfen unterbrochener Schale. Infektion wie bei A.

D. Strongyloides stercoralis (Bavay) 1877 (στρογγύλος gerundet, stercus Kot) früher als Anguillula (Älchen) bezeichnet, 3 mm lang, in der Darmschleimhaut, macht bisweilen Durchfälle und Leibschmerzen, im Kote fast nur die ⅓ mm langen Larven. Infektion wie bei A.

14 A. Ankylostomum duodenale (Dubini) 1843 (ἀγκύλος gekrümmt, στόμα Mund, weil Kopf nach dem Rücken umgebogen ist. Etwa 10 mm lang, 4 Hakenzähne, ♂ mit regenschirmartigen Begattungsorganen am Hinterende; saugt sich im Duodenum und Dünndarm fest; schadet durch die Blutverluste, vielleicht auch durch Absonderung eines hämolytisch wirkenden Giftes; bewirkt chronische, bisweilen perniziöse Anämie, Leibschmerzen, Erbrechen, Herzklopfen, Schwäche = Wurmkrankheit. Eier groß, oval, dünnschalig, einfach konstruiert, im Stuhl meist in mehr oder weniger weit vorgeschrittener Furchung oder Entwicklung der Embryonen; werden in warmer, feuchter Umgebung (Tropen, Tunnels, Bergwerke) zu jungen Larven, die durch die zylindrische, hinten scharf abgesetzte, stecknadelkopfartig erweiterte Mundhöhle und den zwischen mittlerem und hinterem Drittel hochgradig verengten Ösophagus ausgezeichnet sind. Sie werden in wenigen Tagen zu den **enzystierten Larven:** Etwa 1 mm lang mit vorderem abgestumpften,

hinterem kegelförmig verjüngten Ende, Ösophagus eingeschnürt, Genitalöffnung etwas hinter der Körpermitte, Anus nahe der Schwanzspitze, Larve umhüllt von einer enganliegenden Schleimhülle (Nachweis 174). Für die Weiterverbreitung der Wurmkrankheit, die hauptsächlich durch das Wasser vermittelt wird, und bei welcher die Infektion nicht nur vom Darm, sondern auch von der Haut aus erfolgen kann, kommen nur die enzystierten Larven, nicht die jüngeren Formen und auch nicht die Eier in Betracht. Verhütung: Aufsuchen aller Wurmkranken und „Wurmträger", Isolierung derselben bis zur Heilung, Desinfektion des Kotes.

B. Necator americanus (Stiles) 1902. Besonders in den Südstaaten Nordamerikas verbreitet, aber auch in Afrika und Asien. Wurm und Eier sehr ähnlich dem Ankylostomum, aber Maul ohne die Chitinhaken. Die gleichen Krankheitserscheinungen.

15. Trichinella spiralis (Owen) 1835, **Trichinen** ($\vartheta\varrho\iota\xi$, $\tau\varrho\iota\chi\acute{o}\varsigma$ Haar). Der Mensch infiziert sich durch rohes Schweinefleisch, der Magensaft löst die Kapseln der Kapseltrichinen (es kommt meist zu Darmkatarrh); nach 48 Stunden Begattung, nach 10 Tagen werden 1000—1500 lebende Embryonen von jedem Weibchen in die Darmschleimhaut hinein geboren. Einwanderung auf dem Blutweg in die Muskeln, dort Verkapselung — Dauerform —, nur Fleisch mit solchen reifen, eingekapselten Larven kann **Trichinose** erzeugen. Schweine infizieren sich, wenn sie die ungekochten Abfälle von trichinösen Schweinen bekommen (früher auf Abdeckereien!) oder trichinöse Ratten fressen.

16. Filarien: A. Filaria Bancrofti Cobbold 1877, 5—10 cm lange, katgutartige Würmer (filum Faden), im Bindegewebe oder in Lymphgefäßen lebend, häufig in Tropen und Subtropen. Gebären lebende Embryonen, $^1/_3$ mm lang, $^1/_{100}$ mm dick. Diese **Mikrofilarien** leben in oft großen Mengen im Blute, im peripheren jedoch fast nur nachts **(Microfilaria nocturna),** am Tage halten sie sich besonders in Lungenkapillaren auf. Moskitoweibchen (Culex-, Anopheles- und Stegomyiaarten **10 D**) übertragen die Mikrofilarien, nachdem in ihren Thoraxmuskeln sich reife Larven innerhalb einiger Wochen entwickelt haben. Nach der Übertragung entstehen die **Elterntiere** im Menschen; Krankheitserscheinungen fehlen meist; bisweilen aber bewirken die Elterntiere Verstopfung und Entzündung der Lymphgefäße: Lymphoskrotum, Lymphangitis, Chylurie; fraglich ist noch, ob auch die Elephantiasis Arabum so erzeugt wird.

B. Filaria loa Guyot 1778 (loa einheimische Bezeichnung), ♀ etwa 55 mm, ♂ 30 mm lang, lebt im subkutanen Bindegewebe, erzeugt beim Wandern unter der Haut vorübergehende Entzündungen, Schwellungen usw. Mikrofilarien im peripheren Blute fast nur tagsüber zu finden **(Microfilaria diurna).** Übertragung vielleicht durch Stechfliegen. Nur in Afrika gefunden.

81

C. Filaria volvulus Leukart 1893 (volvulus Knäuel). Im subkutanen Bindegewebe bis taubeneigroße Hautknoten bildend, in denen sich ein Gewirr von Würmern und dazwischen freie Embryonen finden. Nur in Afrika.

D. Filaria perstans Manson 1891, Elterntiere bis 70 mm lang, im Mesenterium lebend, Mikrofilarien dauernd (perstans) im Blute.

Von mehreren anderen Filarien des Menschen sind nur die Larvenformen bekannt.

E. Filaria immitis, nur beim *Hunde*, wird vielfach zu Studien benutzt.

F. Filaria medinensis (Velsch) 1674, Medina- oder Guineawurm, ♀ bis 1 m lang, etwa $1^1/_2$ mm dick, ♂ nur bis 4 cm lang. Leben in den Tropen, namentlich in Afrika, im Unterhautzellgewebe des Menschen wo sie wandern. Die ♀, welche schließlich walnußgroße, oft in größerer Zahl vorhandene Geschwülste, namentlich an den Beinen bilden, durchbohren die Haut, um die Larven abzulagern. Gelangen diese ins Wasser, so werden sie von einer Kopepodenart, Cyclops coronatus, gefressen. Mit diesem Zwischenwirt werden die herangewachsenen Larven beim Wassertrinken verschluckt, sie wandern, nachdem der Cyclops durch den Magensaft abgetötet ist, in den Körper ein und es vergeht etwa 1 Jahr, bis die im Unterhautgewebe herangewachsenen Weibchen ihre Larven absetzen. Wird der Wurm nicht entfernt, oder reißt er bei Extraktionsversuchen ab, so kommt es zu schmerzhaften Entzündungen. Krankheit als Drakontiasis oder Drakunkulose (δϱακόντιον, dracunculus Drache, Schlange) bezeichnet.

II. Einteilung der Mikroorganismen mit besonderer Berücksichtigung der parasitären.

17. Protozoen, einzellige, tierische Lebewesen (πϱῶτος der erste, ζῶον Tier). Nach den Bewegungsorganen, Pseudopodien (ψευδής falsch, πούς ποδός Fuß), Geißeln oder Wimpern werden unterschieden:

I. Klasse Sarcodina.
1. Unterklasse: **Rhizopoda.** — 1. Ordnung **Amoebina** (ἀμοιβός wechselnd). Leicht zu beschaffen ist die im Heuinfus vorkommende Amoeba limax (λείμαξ Schnecke), Entamoeba buccalis und coli sind harmlose Schmarotzer, E. histolytica ist Ruhrerreger. (Die anderen Ordnungen Testacea und Foraminifera und Unterklassen Heliozoa, Radiolaria interessieren hier nicht.)

II. Klasse Cnidosporidia. Hierher die Mikrosporidie Nosema bombycis (νόσημα Krankheit, βόμβυξ Seidenspinner), verursacht die Pébrine der Seidenraupen. Ferner die Sarcosporidie Sarcocystis miescheriana im Fleische **175.**

82

III. Klasse **Mastigophora.**

1. Unterklasse: **Flagellata.** 1. Ordnung: **Rhizomastigina.**

2. Ordnung **Protomonadina:** niedrigste Geißeltierchen, klein, formveränderlich, z. T. amöboid beweglich, 1 oder 2 Geißeln am Vorderende, ohne undulierende Membran: **Cercomonas** ($\mu o\nu\acute{\alpha}\varsigma$ Einheit, Urkörperchen) mit einer Geißel im menschlichen Darm und im Sputum. **Trichomonas,** birnförmig, klein; 4 Geißeln, 1 davon kleiner, verbunden mit der undulierenden Membran; zuweilen bei Durchfall im Darm, bei Karzinom im Magen, in der Vagina nicht selten, gelegentlich Erreger eitriger Colpitis. **Lamblia intestinalis** (Naturforscher Lambl) saugt sich mit saugnapfartigem breiten Vorderende am Dünndarmepithel fest; kegelförmig verjüngtes Hinterende beweglich; 4 Geißelpaare, das letzte am Körperende, die anderen vorn, mitten und hinten am Saugnapf.

3. Ordnung **Binucleata:** Neben dem Hauptkern ein Geißelkern, von dem die eine Geißel (selten sind es 2) ausgeht. Gattung **Trypanosoma** ($\tau\varrho\acute{\upsilon}\pi\alpha\nu o\nu$ Bohrer), im Blutplasma lebend, entspricht dieser Forderung.

Bei den bisher den Sporozoen (IV) zugerechneten, in den roten Blutkörperchen schmarotzenden Hämosporidien mit den Gattungen **Plasmodium** und **Babesia** wird Rückbildung des Geißelapparates infolge des Parasitismus angenommen; denn **Haemoproteus noctuae, Leucocytozoon Ziemanni** und **Leishmania Donovani,** bei denen sowohl freie Formen (Trypanosomen) als auch intrazelluläre (Plasmodien) vorkommen, stellen Übergänge von den bisher unterschiedenen **Hämoflagellaten** zu den **Hämosporidien,** den beiden die wichtigsten Infektionserreger einschließenden Protozoengruppen her. Für beide Gruppen ist auch der den Sporozoen fehlende Wirtswechsel (besondere Entwicklung in blutsaugenden Insekten) charakteristisch.

IV. Klasse **Sporozoa.** Ordnungen **Coccidia** und Gregarinida. Kokzidien sind typische Zell-, vorwiegend Epithelzellschmarotzer, **Coccidium oviforme** und ein ihm nahestehendes, bei **roter Ruhr der Rinder,** verdienen besondere Berücksichtigung.

V. Klasse **Infusoria.** Ordnung: **Heterotricha.** Hierher das 70 μ lange Balantidium coli ($\beta\alpha\lambda\alpha\nu\tau\acute{\iota}\delta\iota o\nu$ Beutelchen) mit Peristom, bohnenförmigem Kern und 2 kontraktilen Vakuolen, wird, weil es bei gewissen Durchfällen massenhaft im Stuhl, auch in der Darmwand vorkommt, als Erreger angesehen; regelmäßig auch im Enddarm des Schweines. Anhang: **Spirochäten.** Typisch flexibel ohne Zellmembran und mit Längsteilung, daher keine Bakterien.

18. Protophyten, niedere Pflanzen ($\varphi v\tau\acute{o}\nu$ Pflanze). Die Pflanzen teilt man ein in Blüten- und Sporenpflanzen, Phanero- und Kryptogamen ($\varphi\alpha\nu\varepsilon\varrho\acute{o}\varsigma$ sichtbar, $\varkappa\varrho\upsilon\pi\tau\acute{o}\varsigma$ verborgen, $\gamma\acute{\alpha}\mu o\varsigma$ Ehe). Von letzteren weisen die als **Cryptogamae foliosae** zusammengefaßten Moose, Farne, Bärlappe, Schachtelhalme us . noch Stengel und Blätter auf, die zu den **Thallophyten** vereinigten Algen und Pilze bilden dagegen

eine nicht mehr zu Stengeln und Blättern differenzierte Masse, einen Thallus ($\vartheta\acute{\alpha}\lambda\lambda o\varsigma$ Sproß). Die **Algen** unterscheiden ·sich schon durch ihr Chlorophyll oder Phykochrom von den stets chlorophyllfreien und daher in ihrer Ernährung mehr auf vorgebildete organische Stoffe angewiesenen **Pilzen.**

Die **Bakterien** ($\beta\alpha\varkappa\tau\acute{\eta}\varrho\iota o\nu$ Dim. von $\beta\acute{\alpha}\varkappa\tau\varrho o\nu$ Stab) haben mit den Pilzen den Mangel an Blattgrün gemein, dagegen ähnliche Gestalts- und Wachstumsverhältnisse wie die phykochromhaltigen Algen. Die Bewegungsfähigkeit vieler Bakterien bewirkt eine gewisse Ähnlichkeit mit den Flagellaten, weshalb manche ihnen eine Mittelstellung zwischen dem Tier- und Pflanzenreich anweisen.

Die Streptotricheen stehen zwischen den Pilzen und Bakterien.

19. Pilze, Myzeten ($\mu\acute{v}\varkappa\eta\varsigma$ Pilz). Chlorophyllfreie, unter Spitzenwachstum und Verästelung zu verzweigten, z. T. auch gegliederten Fäden (**Hyphen**, $\acute{v}\varphi\acute{\eta}$ Faden) ausgewachsene Zellen bilden den hier als **Myzel** bezeichneten Thallus. Zellen etwa 2—10mal breiter als die größeren Bakterien, Wandung aus Pilzzellulose hebt sich scharf ab, zuweilen außen mit Kristallen besetzt, Protoplasma gleichmäßig, darin nicht selten Fetttröpfchen, Farbstoffkörnchen, Vakuolen, aber nie Stärkekörner; Kerne treten erst nach besonderer Behandlung hervor. Geschlechtliche Fortpflanzung durch Kopulation oder Konjugation liefert Oo- oder Zygosporen ($\dot{\omega}\acute{o}\nu$ Ei, $\zeta\nu\gamma\acute{o}\nu$ Joch). Bei der ungeschlechtlichen entstehen die **Sporen** endo- oder ektogen, endogene in einem schlauchartigen Behälter, *Askus* ($\dot{\alpha}\sigma\varkappa\acute{o}\varsigma$ Schlauch) als *Askosporen*, oder in der zum *Sporangium* ($\dot{\alpha}\gamma\gamma\varepsilon\tilde{\iota}o\nu$ Behälter) entwickelten Fadenendzelle, ektogene durch Abschnüren (*Konidien*, $\varkappa\acute{o}\nu\iota\varsigma$ Staub, Ei der Läuse) vom Ende des oft als Fruchtträger (*Basidium*, Dim. von $\beta\acute{\alpha}\sigma\iota\varsigma$ Stütze) besonders ausgebildeten Fadens. Sporen zeigen derbe Wandung, erweisen sich zugleich als Dauerformen. *Chlamydosporen* ($\chi\lambda\alpha\mu\acute{v}\varsigma$ Hülle): Unter Absterben der benachbarten zu Dauerformen entwickelten Zellen aus der Mitte eines Fadens; *Oidien* (eiähnlich): aus einfachem Zerfall eines Fadens hervorgegangene, sich als Dauerformen erweisende Zellen.

A. Algenpilze, Phykomyzeten (de Bary, $\varphi\tilde{v}\varkappa o\varsigma$ Tang, Alge): Spitzenwachstum ohne Scheitelzelle, Myzel daher bis zur Fruchtbildung oft eine einzige, verzweigte Zelle bildend; Schwärmsporen, geschlechtliche Fortpflanzung neben ungeschlechtlicher; zum Teil Wasserbewohner. Hygienische Bedeutung haben von den **Oomyzeten** außer den Wasserpilzen Saprolegnia ($\sigma\alpha\pi\varrho\acute{o}\varsigma$ faul, $\lambda\acute{\varepsilon}\gamma\nu o\nu$ Band) und Leptomitus ($\lambda\varepsilon\pi\tau\acute{o}\varsigma$ zart, $\mu\acute{\iota}\tau o\varsigma$ Faden); der Erreger der Kartoffelkrankheit, Phytophthora infestans ($\varphi\vartheta\varepsilon\acute{\iota}\varrho\omega$ vernichte, infesto schade), von den **Zygomyzeten** die Mukorazeen mit mehreren pathogenen Arten, sowie der Erreger der Stubenfliegenkrankheit Empusa muscae ($\check{\varepsilon}\mu\pi o\nu\sigma\alpha$ Gespenst).

B. Echte Pilze, Scheitelzellpilze (Zopf), **Mykomyzeten** (Brefeld): Wachstum stets mit Scheitelzellen; Myzel daher von Anfang an gegliedert; haben nur ungeschlechtliche Fortpflanzung, zerfallen in die

sporenabschnürenden **Basidio-** und die daneben auch Askosporen bildenden **Askomyzeten.** Die eßbaren Pilze (Schwämme) und die giftigen gehören teils zu den ersteren, teils zu den letzteren.

Von den **Basidiomyzeten** interessieren als Schmarotzer auf Getreide und höheren Pflanzen die **Rost-** (Uredineen) und die **Brandpilze** (Ustilagineen) und der das Holz und Mauerwerk zerstörende **Hausschwamm, Merulius lacrimans** (merulius Morchel), von den **Askomyzeten** die **echten Hefen, Sakcharomyzeten** ($\sigma\acute{\alpha}\varkappa\chi\alpha\varrho\sigma\nu$ Zucker), die **Meltaupilze, Erysipheen** ($\dot{\varepsilon}\varrho\nu\sigma\acute{\iota}\beta\eta$ Meltau), die Gattungen **Aspergillus** (aspergere begießen, aspersorium Gießkanne) und **Penicillium** (penicillum Pinsel), erstere mit mehreren pathogenen Arten, der Erreger der Muskardinekrankheit der Seidenraupen Botrytis Bassiana ($\beta\acute{\sigma}\tau\varrho\nu\varsigma$ Traube), der Pilz der Edelfäule der Weintrauben Botrytis cinerea und der Mutterkornpilz Claviceps purpurea (clava Keule, caput Kopf).

Für den Mediziner empfiehlt sich die Abtrennung der Sproßpilze von den Schimmelpilzen. **Schimmelpilze:** Unter *Spitzenwachstum* und *Verästelung* entstandene, ungegliederte oder septierte, verzweigte Fäden bilden das weiße bis graue, zumeist rasen- oder pelzähnliche *Myzel.* Von den dem Substrat aufliegenden, der Nahrungsaufnahme dienenden (vegetativen) *Myzelhyphen* wachsen die *Fruchthyphen* in die Luft, die durch ihre verschiedene Gestalt und Färbung die Unterscheidung der Gattungen und Arten ermöglichen. Bevorzugen saure Nährböden.

20. Sproßpilze, Hefen: Vermehrung hauptsächlich durch *Sprossung,* d. h. Entstehung von Tochterzellen unter bruchsackartiger Hervorstülpung der Zellwand der Mutterzelle, daneben u. U. ein meist kümmerliches, gegliedertes, auch wohl verzweigtes Myzel. Bevorzugen saure Nährböden; in flüssigen erzeugen sie *Decken-* oder *Kahmhäute,* auf festen ähnliche Kolonien wie die Bakterien, die aber bei schwacher Vergrößerung schon die *kugeligen, ovalen, walzen-* oder *wurstförmigen Zellen mit ihrer Zellwand* erkennen lassen. Unterschieden werden:

A. *Sakcharomyzeten* mit Bildung von 1—10 Sporen innerhalb der Zelle, dazu gehören die *Erreger der alkoholischen Gärung* bei Bier, Wein, Branntwein und Sauerteig, sowie der *Soorerreger.*

B. *Mykoderma* ($\mu\acute{\nu}\varkappa\eta\varsigma$ Pilz, $\delta\acute{\varepsilon}\varrho\mu\alpha$ Haut) auf gegorenen Flüssigkeiten frühzeitig Kahmhaut und

C. *Torula* (= Höckerchen) auf festen Nährböden weiße oder rosafarbige Kolonien bildend. B. und C bilden keine Sporen, bewirken nur schwache alkoholische Gärung, werden daher als *unechte Hefen* den *echten* gegenübergestellt.

21. Spaltpilze, Bakterien: Zellen i. a. wesentlich kleiner als bei **19** und **20.** Vermehrung durch Spaltung oder vielmehr *Querteilung.* Zellmembran wie bei Pflanzenzellen, manchmal Gallerthülle (Kapsel, Zooglöa). *Eigenbewegung,* wo vorhanden, durch Geißeln, von denen

entweder eine an einem Ende (mono-), oder an beiden (amphi-), oder mehrere büschelförmig (lopho-), oder rings um die Zelle (peritrich) angeordnet sind ($\vartheta\varrho\iota\xi$, $\tau\varrho\iota\chi\delta\varsigma$ Haar, $\mu\delta\nu\varsigma$ allein, $\dot\alpha\mu\varphi\iota\varsigma$ auf beiden Seiten, $\lambda\delta\varphi\varsigma$ Helmbusch, $\pi\varepsilon\varrho\iota$ um, herum). Bevorzugen meist schwach alkalischen Nährboden, bilden auf festem mehr oder weniger schleimige, geschlossene oder aufgelöste Kolonien. Nach der Gestalt eingeteilt in:

A. Kugelbakterien: bei unregelmäßiger Anordnung als **Mikrokokken** ($\varkappa\delta\varkappa\varkappa\varsigma$ Beere, Kugel), bei kettenförmiger als **Streptokokken** ($\sigma\tau\varrho\varepsilon\pi\tau\delta\varsigma$ Kette), bei typischer Anordnung zu 2, 4 oder 8 als **Diplo-**, **Tetra-** (Merista), **Paketkokken** oder **Sarzine** (sarcina Bündel) bezeichnet.

B. Stäbchenbakterien: die endogene Sporen bildenden als **Bazillen** (bacillus Dim. von baculus Stab) von den nichtsporenbildenden **Bakterien** *im engeren Sinne* unterschieden.

C. Schraubenbakterien: sämtlich mit Eigenbewegung; davon:

Spirillen ($\sigma\pi\varepsilon\tilde\iota\varrho\alpha$ Windung) mit mindestens $^1/_2$ Windung und lophotrichen Geißeln, unfähig, ihre Gestalt zu ändern.

Vibrionen (vibro vibrieren) (*Kommabazillen*) nur aus einem Stück einer Schraubenwindung bestehend, meist monotrich.

Zur Unterscheidung der Bakterien dienen außer der Gestalt: die Größe und Anordnung, das Vorhandensein oder Fehlen von Kapseln, Zooglöen, Sporen, Eigenbewegung, das färberische und kulturelle Verhalten (je nachdem der Dickendurchmesser 1 μ und darüber, 0,5—1 μ oder 0,2—0,5 μ beträgt, sind die Bakterien weiterhin als groß, mittelgroß oder klein bezeichnet), das Verhalten gegenüber der Temperatur, dem Sauerstoff, der Zusammensetzung der Nährböden usw., die Größe, Gestalt, Farbe und Konsistenz der Kolonien, die Fähigkeit, die Gelatine zu verflüssigen, bestimmte Stoffwechselprodukte zu bilden, Gärung zu erregen, Krankheit zu erzeugen usw.

Den Bakterien pflegt man anzureihen die

D. Desmobakterien ($\delta\varepsilon\sigma\mu\delta\varsigma$ Band, Strick), welche algenähnliche aber farblose, unverzweigte Fäden bilden, die sich durch Querteilung vermehren, aber einen Unterschied zwischen Basis und Spitze erkennen lassen. Desmobakterien *ohne* Scheide werden als **Beggiatoen** (nach dem Arzt Beggiato), solche mit Scheide als **Chlamydobakterien** ($\chi\lambda\alpha\mu\acute\upsilon\varsigma$ Mantel) bezeichnet. Krankheitserreger sind hier nicht bekannt, wohl aber interessieren als „Wasserpilze" von den ersteren **Beggiatoa alba**, von den letzteren **Sphaerotilus natans, Cladothrix dichotoma, Crenothrix polyspora, Leptothrix ochracea** und **Gallionella ferruginea.**

22. Streptotricheen, Aktinomyzeten ($\vartheta\varrho\iota\xi$, $\tau\varrho\iota\chi\delta\varsigma$ Haar, $\dot\alpha\varkappa\tau\iota\varsigma$ Strahl) in der Mitte zwischen Pilzen und Bakterien stehend, kleine Zellen ohne Membran wie bei letzteren, aber gewöhnlich Spitzenwachstum und Verzweigung, wie bei den Pilzen; dabei oft keulenförmige Verdickung der Enden, auch Sporen- (Konidien-) Abschnürung.

Daneben zuweilen Querteilung wie bei den Bakterien. Bilden in flüssigen Nährböden Myzel, auf festen zumeist trockne, derbe bis knorpelharte, bei Konidienbildung wie mit Mehl bestäubte, in den Nährboden hineinwachsende Kolonien, verflüssigen Gelatine. Für die Kulturen noch der modrige Geruch charakteristisch. Botanisch ihnen näherstehend als den Bakterien: Corynebakterien (Diphtheroide) uud Mycobakterien (z. B. Tuberkelbazillen).

2. Abschnitt.
Untersuchung im allgemeinen.

I. Das Mikroskop und seine Benutzung.

23. Notwendige Teile: A. *Stativ mit größerem Objekttisch,* womöglich auch *Ausbiegung des Tubusträgers* in Tischhöhe *nach hinten,* um bei den Kulturschalen(platten) auch die Mitte durchmustern zu können; mit *ausziehbarem Tubus* (darauf mm-Teilung); mit grobem Trieb für gröbere, mit Mikrometerschraube für feinere Verstellung des Tubus;

B. Abbescher *Beleuchtungsapparat* in der Höhe verstellbar durch Trieb, weniger gut durch Verschiebung in der Hülse;

C. *Schwaches Okular;* **D.** *Schwaches Objektiv;* **E.** *Ölimmersion;* **F.** *Objektrevolver* zur Auswechslung der Objektive.

Erwünscht sind noch:

G. *Stärkeres Okular* und **H.** *Mittleres Trockensystem.*

J. *Apochromate* ($\dot{\alpha}\pi\acute{o}$ fort, $\chi\varrho\tilde{\omega}\mu\alpha$ Farbe) = Objektive, die infolge einer besonderen Glasart und Konstruktion eine bessere *Achromasie* haben; da sphärische und chromatische Abweichung und chromatische Differenz der sphärischen Abweichung fast ganz beseitigt, Fehler der „Flächenausbreitung und Vergrößerung" aber durch die *Kompensationsokulare* ausreichend kompensiert sind; sie

liefern besonders scharfe, ebenmäßige, farbenreine Bilder,

geben die natürlichen Farben getreu wieder,

gestatten eine 3—4mal so starke Okularvergrößerung,

verdienen wegen Zusammenfallens des optischen und des chemischen Brennpunktes für mikroskopische und besonders mikrophotographische Zwecke den Vorzug, sind aber teuer.

K. Zur Dunkelfeldbeleuchtung *Paraboloid*kondensor von Zeiß oder *Spiegel*kondensor von Reichert oder Leitz. Dazu Blende in der Ölimmersion **104.**

L. Zur künstlichen Beleuchtung: Auer- oder elektrisches Glühlicht mit matter Birne oder Petroleumlampe. Ein möglichst weißes Licht erhält man durch Einschalten einer mit Kupferoxydammoniaklösung gefüllten Schusterkugel, oft auch schon durch Auflegen einer blauen Glasscheibe auf den Blendenträger.

— 87 —

M. Ein Markierapparat, mit dem man eine bestimmte Stelle des mikroskopischen Präparates kennzeichnet, um sie später schnell wiederzufinden.

24. Vergrößerungen. Meist genügen A. und B.

A. *Schwache* Vergrößerung „schw. Vergr." = ca. 60 × (schwaches Okular und schwaches Objektiv!) zur Orientierung, zum Untersuchen der Kolonien, der größeren Mikro- und der kleineren Megaloparasiten.

B. *Starke* Vergrößerung „st. Vergr." = ca. 550 × (schwaches Okular und Ölimmersion!) zur Untersuchung der Mikroorganismen und der kleinsten Entozoen.

Durch Ausziehen des Tubus erhält man bei A. eine Vergrößerung von 80—100 ×; mit dem mittleren Trockensystem und dem schwachen Okular die zur Untersuchung pathologischer Veränderungen aber auch von Schimmelpilzen und Entozoen öfters erwünschte mittlere Vergrößerung von 2—300 ×.

Es vergrößern bei Bildweite 250 mm und Tubuslänge

	160 mm	
Die Mikroskope von	Zeiß	Reichert
mit dem schwachen Okular	2	II
und dem — schwachen Objektiv	AA = 54 ×	3 = 60 ×
und dem — mittleren „	DD = 229 ×	6 = 230 ×
und dem — Ölimmersionssystem	1/2″ = 530 ×	18 = 600 ×
mit dem stärkeren Okular	4	IV
und dem — schwachen Objektiv	AA = 91 ×	3 = 95 ×
und dem — mittleren „	DD = 390 ×	6 = 375 ×
und dem — Ölimmersionssystem	1/12″ = 940 ×	18 = 980 ×

	170 mm		
Die Mikroskope von . .	Seibert	Leitz	Himmler
mit dem schwachen Okular	1	I	2
u. d. — schwachen Objektiv	2 = 71 ×	2 = 29 × / 3 = 51 ×	3 = 60 ×
u. d. — mittleren „	5 = 300 ×	6 = 240 ×	7 = 235 ×
u. d. — Ölimmersionssystem	1/12″ = 610 ×	1/12″ = 525 ×	1/12″ = 550 ×
mit dem stärkeren Okular	2	III	4
u. d. — schwachen Objektiv	2 = 100 ×	2 = 46 × / 3 = 82 ×	3 = 103 ×
u. d. — mittleren „	Okular 0 / Objekt. 5 } = 200 ×	6 = 384 ×	7 = 420 ×
u. d. — Ölimmersionssystem	1/12″ = 880 ×	1/12″ = 840 ×	1/12″ = 980 ×

25. Immersionssystem: Durch Ausfüllung des Zwischenraumes zwischen dem Deckglas des Präparates und der Frontlinse des Immersionssystems mit *Zedernholzöl*, welches *so eingedickt* ist, daß sein Brechungsexponent (n) 1,5 ist, somit dem des Crownglases (Deckglas, Frontlinse) entspricht, wird dem *Lichtverlust durch Spiegelung und Ablenkung vorgebeugt*, der bei Trockensystemen infolge des Überganges der Lichtstrahlen aus dem Deckglas in die Luft (n = 1), und aus dieser in die Frontlinse (n = 1,5) zustande kommt.

Immersionssysteme haben neben dieser *größeren Lichtstärke* auch ein *größeres Auflösungsvermögen* als gleich stark vergrößernde Trockensysteme. Das Auflösungsvermögen richtet sich nach der *numerischen Apertur*, d. h. dem Produkt aus dem Sinus des halben Öffnungswinkels O und dem Brechungsindex des vor dem System befindlichen Mediums (= n sin ½ O). Bei gleichem Öffnungswinkel hat also das Ölimmersions- ein 1,5mal, das Wasserimmersionssystem ein 1,3mal so großes Auflösungsvermögen wie das Trockensystem.

26. Kochs Glasstabversuch zur Veranschaulichung der Wirkung der Immersions- und der Trockensysteme: Hindurchsehen durch zwei mit eingedicktem Zedernöl oder Wasser zu einem Drittel gefüllte Glasfläschchen (Röhrchen), in welche je ein Glasstab eintaucht. Man sieht den Glasstab oberhalb der Flüssigkeiten deutlich; soweit er im Öl untergetaucht ist, gar nicht; soweit er im Wasser steht, erst bei genauerem Zusehen und nur undeutlich. Oben bewirkt die Ablenkung und Zurückspiegelung der Lichtstrahlen beim Übertritt aus der Glaswandung in die Luft, aus der Luft in den Glasstab und aus letzterem nochmals in die Luft, daß man den Stab deutlich sieht; unten ist dem Lichtverlust durch Ablenkung und Spiegelung durch das mit dem Glas „optisch homogene" Öl ganz, durch das Wasser zum Teil vorgebeugt.

27. Der **Abbesche Kondensor** vereinigt die vom Spiegel kommenden Lichtstrahlen in einem Punkte, der nur wenige mm über seiner Oberfläche liegt. Der in der Spitze dieses Lichtkegels von breiter Basis und geringer Höhe gelegene Teil des Präparates erhält nicht nur viel, sondern auch von der Seite einfallendes Licht. Letzteres bringt das auf Diffraktion (Lichtbeugung und -brechung) beruhende, aus Licht und Schatten bestehende „*Struktur-*" oder „*Umriß*bild" zum Verschwinden; während es das auf Absorption beruhende „*Farben*bild" nicht beeinträchtigt. Durch Verengerung der *Irisblende* kann man die Wirkung des Kondensors mehr und mehr ausschalten, so daß seine Herausnahme gewöhnlich nicht nötig ist.

28. Modifizierter Kochscher Versuch zur Veranschaulichung der Wirkung des Abbeschen Kondensors: Hindurchsehen durch einen hohlen Objektträger oder ein flaches Blockschälchen, in dessen Höhlung kleine teils farbige, teils farblose Bakterienmodelle aus Glas in Kanadabalsam eingebettet sind, auf ein daruntergehaltenes weißes Papier. Bei geringem Abstand des Objektträgers von dem weißen Papier erkennt man die farbigen Modelle sehr deutlich, die farblosen gar nicht; je mehr man aber den Abstand vergrößert, um so deutlicher werden die farblosen. Im ersteren Fall erhalten die Bakterienmodelle von dem weißen Papier viel und auch viel von der Seite einfallendes Licht, es wirkt auf sie ein Lichtkegel von im Verhältnis zu seiner Breite geringer Höhe, wie beim Kondensor mit offener Irisblende; im letzteren Fall kommt ein Lichtkegel zur Einwirkung, dessen Höhe größer ist als

seine Breite, und dem es daher an seitlich einfallendem Licht gebricht, entsprechend der Verwendung des Kondensors mit enger Blende.

29. Spiegel: Stets den Planspiegel benutzen **31.**

30. Blende: Vorschieben des Knopfes am Blendenträger mit dem rechten Zeigefinger bewirkt, wie man sich durch Hineinsehen in den Spiegel überzeugt, ein Größer-, Zurückziehen desselben ein Kleinerwerden der Blende.

Man mache es sich zur Regel, gefärbte Präparate zunächst mit offenem Kondensor d. h. **ohne Blende** *einzustellen, ungefärbte dagegen je nach der Helligkeit bei schw. Vergr. mit kleiner (stecknadelkopf- bis hanfkorngroßer), bei st. Vergr. mit mittlerer (erbsen- bis pfenniggroßer) Blende* **24.**

31. Stellung des Kondensors: Für gewöhnlich, namentlich für schw. Vergr. **24 A**, genügt es, wenn die Oberfläche des Kondensors um Bruchteile eines Millimeters unterhalb der Tischfläche steht.

Einstellen des besten Lichtes ist das wichtigste Mittel, um ein Präparat gut sehen zu können. — A. Tageslicht: Drehen des Planspiegels nach einer weißen Wolke. B. Künstliches Licht: Öffnen der Blende. Einstellen des Präparates. Aufsuchen des hellsten Teiles der Lichtquelle mit dem Planspiegel. Senken des Kondensors und Drehen des Spiegels bis das Licht am hellsten erscheint. Gefärbte Präparate werden so betrachtet; zur Betrachtung ungefärbter Präparate wird verdunkelt, aber nur durch teilweises Schließen der Blende.

32. Tubuslänge: Tubus bei Zeiß und Reichert auf 145, bei Seibert Leitz und Himmler auf 155 mm ausziehen! Seine Gesamtlänge entspricht alsdann, da der 15 mm hohe Ring des Revolvers hinzukommt, den nach 103 erforderlichen 160 bzw. 170 mm.

Für die *st.* Vergr. **24 B** diese Länge stets beibehalten; für die schw. Vergr. ist Ausziehen des Tubus zur Steigerung der Vergrößerung zulässig.

33. Revolver: Zum *Auswechseln der Objektive* nach Heben des Tubus *das eine mit* Zeigefinger und Daumen *der linken, das andere mit den Fingern der rechten Hand* fassen und den Revolver *ohne Anwendung von Gewalt* so lange drehen, bis das einzuschaltende Objektiv einschnappt! *Bei Einstellung mit nur einer Hand leidet die Zentrierung.*

34. Einstellung gefärbter Präparate:

A. für *schw.* Vergr. **24 A.** Objektträger mit dem Präparat nach oben auf den Objekttisch, die zu untersuchende Stelle über die Kondensormitte legen! Mikroskop nach **29—33** vorbereiten, Blende ganz öffnen, mit der Linken das Präparat halten, mit der Rechten den groben Trieb fassen! Das Objektiv bis auf etwa 2 mm an das Präparat hinabschrauben, dann während des Hineinsehens den Tubus emporschrauben, bis das Bild scharf erscheint! Dasselbe mit der Linken verschieben, mit der Rechten am groben Trieb, nicht an der Mikrometerschraube, scharf einstellen!

90

B. für *st.* Vergr. **24 B.** Zunächst das Deckglas des Präparates oder, falls das Objektträgerausstrichpräparat ohne solches benutzt wird, den Ausstrich sorgfältig trocknen, dann nach A die geeignetste Stelle des Präparates einstellen, ohne die Lage des Präparates zu ändern, nunmehr

den Tubus mit dem groben Trieb heben,

aus dem Immersionsölfläschchen ein Tröpfchen Öl auf den über der Mitte des Kondensors befindlichen Teil des Deckglases oder des Ausstriches bringen,

das Immersionssystem vorschalten **33,**

bei in Tischhöhe gehaltenem Auge mit dem groben Triebe den Tubus zunächst senken, bis die Frontlinse in das Öl taucht und dann ganz vorsichtig weiter, indem man mit der linken Hand das Präparat ganz wenig hin und her schiebt, bis sie das Deckglas oder den Objektträger fast berührt!

Jetzt hineinsehen und die rechte Hand an die *Mikro*meterschraube legen, diese, sofern das Bild nur undeutlich zu sehen ist, zunächst hinten bzw. bei wagerechter Mikrometerschraube nach links — entgegen dem Zeiger der Uhr — bewegen, d. h. den Tubus heben und damit, falls das Bild deutlicher wird, fortfahren, bis es völlig scharf erscheint; sofern es aber undeutlicher wird, die Mikrometerschraube nach vorn bzw. rechts drehen (den Tubus senken), bis das Bild scharf ist!

Nun bestes Licht einstellen **31.**

Fehler: 1. mangelhafte Beleuchtung. 2. Präparat war schlecht fixiert und wurde abgespült. 3. Präparat war ungenügend getrocknet; daher ist eine Emulsion von Wasser und Zedernöl entstanden. 4. Objektträger liegt mit der verkehrten Seite unter dem Mikroskop. 5. Objektiv ist nicht eingeklappt. 6. Es ist Schmutz auf der Oberseite des Deckglases eingestellt. 7. Präparat wurde beim Fixieren zu stark erhitzt.

Um eine bestimmte Stelle später schnell wiederzufinden, wird der Objektträger mit den Klammern am Objekttisch festgeklemmt, das Objektiv durch den **Markierapparat 23 M** ersetzt, dessen federnde Spitze durch Senken des Tubus leicht gegen das Präparat angedrückt wird. Nun dreht man die Diamantspitze so, daß sie einen Kreis beschreibt, dessen Größe durch eine Schraube reguliert wird. Man nimmt den Kreis etwas kleiner als das Gesichtsfeld bei schw. Vergr. damit später schon mit dieser die Stelle genau zentriert werden kann. Für Ausstrichpräparate ohne Deckglas kann ein Apparat mit Stahlspitze gebraucht werden.

In Ermangelung eines Markierapparates stellt man mit schw. Vergr. ein, bringt unter Hineinsehen ein Tintentröpfchen mit der Feder mitten ins Gesichtsfeld auf den noch vorhandenen Öltropfen, macht dann auf der Rückseite des Objektträgers einen Tintenkreis; den Fleck auf der Vorderseite entfernt man zusammen mit dem Öl.

Nach beendigter Untersuchung ja nicht das Präparat ohne weiteres seitlich herausziehen, weil dabei die Linse beschädigt werden könnte; sondern immer erst nach Anheben des Tubus mit dem groben Trieb!

91

35. Einstellung ungefärbter Präparate wie bei **34** nur bei kleiner oder mittlerer Blende **30.**

Bei Untersuchung im **hängenden Tropfen 91** regelmäßig erst den Rand des Tropfens mit schw. Vergr., und zwar am besten so einstellen, daß er von vorne nach hinten mitten durchs Gesichtsfeld geht, hierauf genau nach **34 B** verfahren (Blende fast geschlossen)!

Meist gewahrt man, nachdem die Öllinse dem Präparat fast bis zur Berührung angenähert, beim Hineinsehen sofort den Tropfenrand, freilich oft nur als breites, verschwommenes Schattenband; dann ist mit der Mikrometerschraube scharf einzustellen. Der gut gelungene hängende Tropfen erscheint jetzt als scharfe Linie, an seiner freien Seite von Dunsttröpfchen begrenzt. Oft sind diese, die als feine Zeichnung erscheinen, leichter einzustellen als der Tropfen. Hat man sie gefunden, so braucht man nur seitlich zu verschieben.

Wenn der hängende Tropfen wärmer ist als der Objektträger, kommt es leicht zu einem die Einstellung erschwerenden Taubelag auf dem Grunde des Ausschliffes. Man vermeidet diesen durch leichtes Erwärmen des Objektträgers über der Bunsenflamme vor Herstellung des hängenden Tropfens.

Der Tropfenrand wird eingestellt, weil er sich am meisten abhebt, weil sich in seiner Nähe bewegliche Mikroorganismen wegen des leichteren Gasaustausches ansammeln. weil bei der geringen Tiefe der Flüssigkeitsschicht hier auch einige ruhig zu liegen pflegen und daher gut zu beobachten sind, und weil am Rand die Einstellung der vorhandenen Mikroorganismen leicht gelingt, während namentlich bei starker Wölbung des Tropfens dessen tiefe Abschnitte gar nicht eingestellt werden können.

Fehler: 1. Zu starke oder zu schwache Beleuchtung. 2. Tropfen eingetrocknet. 3. Tropfen zu dick, berührt den Objektträger. 4. Falsches Objektiv eingetaucht. 5. Objektiv nicht eingeklappt. 6. Matte Streifen und Punkte stören: Okular zur Kontrolle drehen und nötigenfalls putzen.

36. Reinigung, Reinhaltung und Aufbewahrung des Mikroskopes: Zum Reinigen des Mikroskopes nur reine weiche Pinsel, Leinwand- und Lederläppchen benutzen! Nach Gebrauch Ölreste von der Immersionslinse mit in Xylol (auch Chloroform) getauchtem und hierauf ausgeschleudertem „Xylolpinsel" abstreichen, dann Frontlinse noch mit Lederläppchen abwischen! Optisehc Teile von Zeit zu Zeit mit Pinsel von Staub, mit in Xylol getränktem Leinwandläppchen von fettigen oder harzigen Teilen, mit in Wasser befeuchteten von Gelatineresten befreien und mit Lederläppchen trocken wischen!

Durch Aufsetzen einer Pappkappe oder brauner Glasglocke nach der Benutzung Staub und Sonnenstrahlen abhalten!

92

II. Sterilisation, Desinfektion, Reinigung und sonstige Vorsichtsmaßregeln beim Arbeiten mit infektiösem Material.

37. Sterilisation bezweckt, die Instrumenten, Apparaten, Gefäßen, Nährböden, Flüssigkeiten, Watte, Papier usw. **anhaftenden Keime**

A. durch *Reinigung* ⎱ *mechanisch* zu **beseitigen.**
B. „ *Filtration* ⎰

C. „ *Desinfektionsmittel* chemisch ⎱ **abzutöten,**
D. „ *Hitze* thermisch ⎰

E. aus dem Innern gesunder Organismen nach den Regeln der *Aseptik* **Teile keimfrei zu entnehmen** und von ihnen weiterhin durch Umhüllung, einschließende Behälter, Gefäße mit pilzdichten Verschlüssen usw. **Keime fernzuhalten.**

Unerläßlich ist Reinlichkeit, sowie Vermeidung nachträglicher Berührung mit nicht keimfreien Teilen.

Am meisten verwendet wird die **Hitze 38—43.**

38. Glühhitze. *In der Bunsenflamme* Gegenstände aus Metall, Glas, Porzellan usw., soweit sie das vertragen, und zwar an allen zu sterilisierenden Stellen *stark,* solche aus Platin und Platin-Iridium *zur Rotglut erhitzen.*

A. Sterilisierung der Platinöse oder -nadel: Platindraht, falls verbogen, zuvor gerade richten, dann in den *oberen* Teil der Bunsenflamme ziemlich senkrecht halten, alle Abschnitte desselben ausglühen, jetzt den angrenzenden Teil des Halters dreimal langsam durch die Flamme bewegen.

Man mache es sich zur Regel, Öse und Nadel jedes Mal sofort nach der Benutzung auszuglühen, aber *auch vor der Benutzung* das Ausglühen zu wiederholen, sofern seit dem letzten Ausglühen einige Zeit verflossen.

B. Sterilisation von Deckgläsern und Objektträgern erreicht man am besten durch heiße Luft **39,** zur Not aber rasch dadurch, daß man sie, mit der Pinzette gefaßt, mindestens 10mal nacheinander von oben herab auf und durch die Bunsenflamme führt, ähnlich wie beim Fixieren der Objektträgerausstriche **95 C a.**

39. Heiße Luft: Im *Heißluftsterilisator metallene* (ja nicht gelötete oder verzinkte!), *gläserne* und andere die Hitze vertragende *Gegenstände in Behältern mit übergreifendem Deckel* (Kassetten, Büchsen usw.), *Kulturgefäße (ohne Nährböden!)* mit Watte-, Glaskappen- und ähnlichem Verschluß **46** mindestens 30 Minuten einer Hitze von 140° aussetzen.

Kork, Holz, Verband- und Gewebstoffe, Papier, Gummi usw. werden in ihrer Farbe verändert, oft zugleich brüchig oder weich.

Bei porösen Teilen verhindert die eingeschlossene Luft als schlechter Wärmeleiter rasches Eindringen der Hitze in die Tiefe und damit die Keimvernichtung daselbst, dagegen werden *auch die widerstandsfähigsten Sporen, sofern sie an der Oberfläche sitzen, bei dieser Behandlung, und zwar durch Versengen vernichtet.*

93

40. Siedehitze. Nährböden und Flüssigkeiten in Kochtöpfen oder Kolben über der Flamme je nach der Menge $^1/_4$—2 Stunden kochen, Kulturgefäße im Wasserbad ebensolange in kochendes Wasser so eintauchen, daß es deren Inhalt überragt! *Glassachen in 0,05, Metallgegenstände in 1—2 prozentiger Kristallsodalösung im Schimmelbuschsterilisator 5—15 Minuten* kochen. Desinfektionsleistung wie bei **41**.

41. Ungespannter gesättigter, *strömender Wasserdampf von* 100° findet, unter Benutzung des *Dampfkochtopfes*, die meiste Verwendung. Die die Wirkung beeinträchtigende Luft muß aus dem Apparat und den Gegenständen möglichst entfernt werden; dazu läßt man den leichteren Dampf zweckmäßig oben ein-, die mehr als doppelt so schwere Luft unten austreten. Die Luft wird aus den Gegenständen teils durch Dampf, teils durch Kondensationswasser verdrängt. Zum Unterschied von der heißen Luft dringt die Hitze hier auch bei porösen Gegenständen rasch ins Innere und werden diese meist nicht geschädigt. Man läßt den strömenden Dampf $^1/_4$—2 Stunden einwirken. *Alle für den Menschen in Betracht kommenden Krankheitserreger, auch Milzbrand- und Tetanussporen, werden durch $^3/_4$ stündige Einwirkung des kochenden Wassers oder strömenden Dampfes vernichtet; Rauschbrandsporen dagegen erst bei mehr als 6 stündiger, Kartoffel- und Heubazillensporen bei mehr als 2 stündiger Einwirkung.*

Durch *Reinlichkeit* gelingt es meist, die beiden letzteren von Nährböden und Kulturgefäßen fernzuhalten. Zur Abtötung der besonders widerstandsfähigen Keime dient der gespannte Dampf **42**; oder (weniger sicher) die an mindestens 3 aufeinanderfolgenden Tagen zu wiederholende Behandlung mit strömendem Dampf, wobei man erwartet, daß durch die 2. und 3. Erhitzung die inzwischen ausgekeimten Sporen **44** abgetötet werden.

42. Gespannter gesättigter Wasserdampf, dessen Hitze mit der Spannung zunimmt: 100° bei gewöhnlichem Atmosphärendruck, 102,7° bei 0,1, 105° bei 0,2, 112° bei 0,5, 120,6° bei 1, 133,9° bei 2, 144° bei 3 und 152,2° bei 4 Atmosphären Überdruck.

Wird aus dem Autoklaven (αὐτός selbst, clavis Schlüssel) oder den Apparaten mit *strömendem gespanntem* Dampf die Luft völlig verdrängt, so gelingt Vernichtung der widerstandsfähigsten Sporen bei 0,5, 1 oder 2 Atmosphären Überdruck in 60, 15 oder 5 Minuten.

Bei dieser Behandlung büßt aber die schon durch längeres Kochen leidende Gelatine ihre Erstarrungsfähigkeit ein, wird Zucker in Karamel übergeführt usw.

43. Überhitzter, d. h. ungesättigter und ungespannter Dampf mit einer *Wärme von über* 100° leistet weniger als der gesättigte Dampf **41**, nähert sich in seiner Wirkung derjenigen der heißen Luft **39** um so mehr, je trockener er ist. Zum Sterilisieren wird überhitzter Dampf daher kaum benutzt, auch *für die Desinfektion ist er nicht zu empfehlen.*

44. Diskontinuierliche Sterilisation nach **Tyndall:** Flüssigkeiten,

die das Sieden nicht vertragen, wie Serum, lassen sich keimfrei machen, wenn man sie an mindestens 5 aufeinanderfolgenden Tagen 1—2 Stunden lang auf 65—68° erwärmt und in der Zwischenzeit bei 20—30° oder Brutwärme aufbewahrt. *Durch 50—70° werden bei ¹/₂—2 stündiger Einwirkung die meisten sporenfreien Bakterien vernichtet.* Erwartet wird, daß die nicht abgetöteten Sporen in der Zwischenzeit bei 20—37° auskeimen und dann durch die folgende Erwärmung vernichtet werden.

45. Chemikalien zum Keimfreimachen: A. *Sublimat* in wässeriger Lösung 1 auf 1000, *mit Kochsalz 5 oder Salzsäure 3 auf 1000,* B. Wässerige *Karbolsäure* 5 %, C. Wässerige *Kresolseifenlösung* 5 %, D. *Alkohol* 70 Gewichtsprozente, E. *Chloroform* usw., von denen die 3 ersten in der Desinfektionspraxis viel Verwendung finden, werden zur Sterilisation nur insoweit verwendet, als sie mit dem Nährboden oder den Aussaatstellen nicht in Berührung kommen, oder sich nachträglich (durch Spülen mit Alkohol und Äther, durch Verdunstenlassen des Chloroforms) ganz oder doch bis auf geringe, die Entwicklung nicht mehr hindernde Reste wieder beseitigen lassen.

46. Verschluß der Kulturgefäße. Völlig trockener *Watteverschluß hält die Keime vom Innern der Gefäße fern.* Doch verdunstet das Wasser der Nährböden. Daher für lange Aufbewahrung:

A. Paraffinieren des Wattepfropfens. Nach der Sterilisation den Pfropfen aus dem schräggehaltenen Kulturgefäß herausnehmen, in geschmolzenes Paraffin tauchen und sofort wieder einsetzen!

B. Soxhlets Flaschenverschluß mit übergestülpter Glaskappe.

47. Abfiltrierung der Keime aus Flüssigkeiten: *Chamberland-, Berkefeld-, Pukall-* oder *Asbestfilter,* mit Druck- oder Saugvorrichtungen benutzt, liefern bei tadelloser Beschaffenheit ein keimfreies Filtrat allerdings nur für kurze Zeit, sind daher nach jeder Benutzung durch Kochen, Behandeln mit Dampf zu sterilisieren oder durch Ausglühen von den in den Poren zurückgehaltenen Keimen usw. zu befreien. Viel benutzt wird Reichels Filterflasche mit einer Kieselgurkerze.

48. Desinfektion d. h. Unschädlichmachung von Krankheitskeimen zu erreichen durch:

A. *Mechanische Beseitigung* (beispielsweise Abreiben mit Brot, mit feuchten Schwämmen usw.),

B. *Abtötung mittels Hitze* (**38—42**) oder

C. *Desinfektionsflüssigkeiten* (**45 A—D**),

D. *Entwicklungsbehinderung* durch Antiseptika.

Beim *Arbeiten mit Krankheitserregern* dafür sorgen, daß sie *nicht* mit der *Körperoberfläche, Kleidung, Wäsche,* dem *Arbeitsplatz und den darauf befindlichen Teilen* oder dem *Arbeitsraum in Berührung kommen.* Wenn das trotzdem geschehen ist, sofort *mit in Sublimatlösung getränkten Wattetupfern, Läppchen oder Tüchern gehörig befeuchten, gründlich abwischen* und schließlich *mit reinen Tupfern* usw. *trocken reiben!*

Kulturgefäße durch Kochen oder Dampf (**40—42**);

95

Instrumente und Apparate, soweit sie es vertragen durch Ausglühen, heiße Luft, Kochen oder Dampf (**38—42**) oder durch Abwaschen mit oder Eintauchen in Desinfektionsflüssigkeiten desinfizieren!

Infizierte Tücher, Verbandmaterial, Papier, Kadaver infizierter Versuchstiere, *Leichenteile* usw., *Tupfer, Läppchen* und *andere wertlose Teile* durch Verbrennen (in der Ofenfeuerung), durch Einlegen in rohe Schwefelsäure, oder ebenso wie noch brauchbare Gegenstände durch Kochen und Dampf, und zwar baldigst im Arbeitsraum unschädlich machen! *Beim Verbringen in andere Arbeitsräume nach dem Tierverbrennungsofen usw. durch Umhüllungen einer Verschleppung der Krankheitskeime vorbeugen!*

Objektträger und Deckgläser in Kresolseifenlösung einlegen und darin bis zum nächsten Tage belassen, falls man nicht vorzieht, die Keime durch Abflammen **38**, durch Kochen oder Behandlung mit Dampf **40** und **41** abzutöten!

49. Weitere Vorsichtsmaßregeln beim Arbeiten mit Krankheitserregern: *Verstäuben oder Verspritzen mit infektiösem Material verhüten*, oder letzteres in geschlossenem Behälter verarbeiten!

Zum *Aufsaugen infektiöser Flüssigkeiten Pipetten mit Wattepfropf benutzen*, besser infektiöse Flüssigkeiten *überhaupt nicht mit dem Munde aufsaugen*, sondern durch Eintauchen der Pipetten in ganz schmale, oben erweiterte, genügend hoch gefüllte Röhrchen entnehmen oder mit Pravaz- (Rekord-) Spritze mit $^1/_{10}$ ccm Teilung und langer Hohlnadel aufsaugen!

Berührung der Schleimhäute mit Fingern oder nicht frisch sterilisierten Apparaten vermeiden!

Im Laboratorium Essen, Trinken, Rauchen und das Befeuchten der Etiketten mit der Zunge unterlassen!

Nach beendigter Arbeit die Hände mit in Sublimat getränktem Wattetupfer über einer Waschschüssel gründlich befeuchten und abreiben, aber erst, nachdem das Sublimat einige Minuten eingewirkt hat, unter der Wasserleitung abspülen oder Lösung auf der Haut eintrocknen lassen!

50. Reinigen und Fettfreimachen der Objektträger und Deckgläser erfolgt bei noch unbenutzten durch Putzen mit Alkohol oder Benzin oder Abflammen **38**. Objektträger zur Geißelfärbung, benutzte und unbenutzte, im Emailletopf mit 4%iger wässeriger Kaliumpermanganatlösung unter Umrühren mit Holzstab $^1/_2$ Stunde kochen, unter weiterem Umrühren und Schütteln unter der Wasserleitung abspülen, bis Wasser farblos abläuft, Wasser abgießen, in Salzsäure 1 + Wasser 4 eine halbe Stunde kochen, unter der Wasserleitung spülen und schütteln, bis das ablaufende Wasser Lackmuspapier nicht mehr rötet; Wasser abgießen, mit Alkohol übergießen, gut durchschütteln, Alkohol erneuern, Objektträger *einzeln* mit Tiegelzange herausnehmen, über der Bunsenflamme den Alkohol abbrennen,

in ein Pulverglas einbringen — Berührung mit den Fingern hierbei vermeiden —, Glas mit Wattepfropfen verschließen, zur Benutzung den Objektträger mit der Pinzette herausnehmen!

III. Nährböden.

51. Fleischwasser, einfache Bouillon: 500 g möglichst fettfreies, feingehacktes Rind- oder Kalbfleisch (Freibankfleisch genügt), zur Not auch Pferdefleisch, ev. auch Placenten oder Blutkuchen im Emaille- oder Aluminiumkochtopf mit 1 Liter (Placenten oder Blutkuchen mit $^3/_4$ Liter) Leitungswasser übergießen, durchrühren! Den Topf in den Dampftopf einsetzen und, nachdem dessen Thermometer auf 100° C gestiegen, $^3/_4$ Stunden lang dem strömenden Dampf aussetzen; dann erkalten lassen, bis Fett erstarrt, nunmehr filtrieren oder kolieren und mit sterilem Wasser auf 1 Liter auffüllen! Fleischwasser, falls es nicht sofort zur Herstellung von Nährbouillon, Nährgelatine, Nähragar usw. verwendet wird, in kleineren Kolben oder Flaschen mit Watte- oder Soxhletverschluß und übergestülpter Glaskappe entweder $^1/_4$ Stunde im Autoklaven bei $^1/_2$ Atmosphäre Überdruck **42,** oder an 3 aufeinanderfolgenden Tagen im strömenden Dampf von 100° $^1/_2$, in Portionen bis zu 200 ccm nur $^1/_4$ Stunde lang sterilisieren. Bei Verwendung von Blutkuchen 3 g Fleischextrakt hinzufügen.

Ersatz für Fleischwasser = Liebigs Extrakt 10 g, Leitungswasser 1 Liter, im Autoklaven erhitzen, da häufig widerstandsfähige Sporen im Extrakt!

52. Nährbouillon = Fleischwasser **51** mit $^1/_2$% Kochsalz, 1% Pepton, schwach alkalisch gemacht. filtriert und sterilisiert.

1 Liter Fleischwasser im leer gewogenen Emaille-(Aluminium-) Topf auf mit Drahtnetz bedecktem Gaskocher zum Kochen erhitzen, 5 g Kochsalz und 10 g Pepton (im Becherglas unter Erwärmen in etwa 70 ccm destilliertem Wasser gelöst) hinzusetzen und unter Benutzung A. von Lackmus oder B. von Phenolphthalein neutralisieren!

In beiden Fällen zunächst Normalnatronlauge unter fortwährendem Umrühren so lange der heißen Brühe vorsichtig hinzusetzen, bis ein Tropfen auf empfindlichem blauen Lackmuspostpapier keine Rötung mehr bewirkt = *Lackmusneutralpunkt!*

Alsdann bei A. 10 Minuten kochen, Reaktion nochmals prüfen; falls das Papier beim Betupfen schwach gerötet wird, mit Normalnatronlauge abermals auf den Lackmusneutralpunkt einstellen; schließlich 12,5 ccm Normalsodalösung zusetzen!

Bei B. nach Erreichung des Lackmusneutralpunktes zunächst Normalsodalösung vorsichtig so lange hinzusetzen, bis ein Tropfen der Brühe auf mit Phenolphthaleinlösung getränktem Papier soeben Rötung bewirkt = *Phenolphthaleinpunkt*; dann 30 Minuten lang kochen, die

97

Reaktion nochmals prüfen, wenn nötig verbessern und schließlich für gewöhnlich 2,4 (für Choleravibrionen 1,6) ccm Normalsalzsäure zusetzen!

Diphosphate und Pepton wirken auf Lackmus neutral oder alkalisch, auf Phenolphthalein aber˘ sauer oder neutral. Der auf den Phenolphthaleinpunkt eingestellte Nährboden würde für die meisten Bakterien zu alkalisch sein, daher der Säurezusatz.

Nach Richtigstellung der Reaktion Nährbouillon nochmals 10 Minuten kochen, dann auf der Wage mit keimfreiem, destillierten Wasser bis auf 1000 g ergänzen, durch sterilisiertes Filter in keimfreie Kolben oder Flaschen filtrieren und letztere mit Watte- oder mit Soxhletverschluß und Kappe, falls steriles Fleischwasser verwendet war, an 3 Tagen nacheinander im Dampfstrom bei 100° je $^1/_4$ Stunde, sonst einmal 30 Minuten im Autoklaven bei $^1/_2$ Atmosphäre Überdruck sterilisieren!

Zuckerbouillon, Glyzerinbouillon: Nährbouillon, der beim letzten Aufkochen vor Ergänzung des verdampften Wassers 0,5—1% Traubenzucker (5—10 ccm sterile 10%ige Traubenzuckerlösung) oder 20—80, meist 40 g = 31 ccm reines Glyzerin auf den Liter hinzugesetzt sind.

53. Nährgelatine = Fleischwasser **51** mit $^1/_2$% Kochsalz, 1% Pepton, 10 (oder 15)% Gelatine, schwach alkalisch gemacht, filtriert und sterilisiert.

Im leer gewogenen Emaille- oder Aluminiumkochtopf 100 (oder 150) g feinste farblose Speisegelatine (= Leim aus Kalbsfüßen, wird durch manche Bakterien verflüssigt) mit 1 Liter Fleischwasser übergießen, Lösung durch Erwärmen auf dem Gaskocher (mit Drahtnetz) beschleunigen, unter Umrühren (zur Verhütung des Anbrennens) rasch zum Kochen erhitzen und nach Zusatz von 5 g NaCl und 10 g Pepton, in etwa 70 ccm Wasser gelöst, neutralisieren und dann alkalisieren!

Nach Alkalisierung nochmals 10 Minuten kochen, verdampftes Wasser mit keimfreiem heißem, destillierten bis zum Gesamtgewicht 1000 g ergänzen, umschütteln und durch keimfreies Filter in keimfreie Gefäße filtrieren. Falls eine Probe nicht ganz klar filtriert, das Ganze auf etwa 50° abkühlen, das Weiße von 1—2 Eiern hinzusetzen, durchschütteln, einmal aufkochen, von neuem filtrieren!

Weil das Erstarrungsvermögen der Gelatine (gelo gefriere, erstarre) bei stärkerem oder längerem Erhitzen leidet, Kochen und Dampfbehandlung, soweit es angeht, verkürzen, zur Keimfreimachung auf Flaschen von höchstens 200 ccm verteilen, nach der Hitzeeinwirkung rasch abkühlen!

Wird durch Beobachtung größter Reinlichkeit, Benutzung steriler Gefäße usw. dem Hineingelangen widerstandsfähiger Keime **41** vorgebeugt, so genügt zum Sterilisieren meist für die auf kleine Portionen verteilte Gelatine schon einmaliges Erhitzen auf 100° im Dampfstrom während 20 Minuten; Schmelzpunkt unter diesen Vorsichtsmaßregeln erst bei 27°.

98

Beim Einfüllen der Röhrchen vermeiden, daß Gelatine an die Innenwandung der Mündung kommt, weil sonst der Wattepropfen festklebt!

Die mit Nährgelatine zu etwa $1/3$ gefüllten „Gelatineröhrchen" teils senkrecht, teils schräg aufstellen, so daß Gelatine „gerade" oder „schräg" erstarrt! „*Schrägröhrchen*" wegen der größeren Nährbodenoberfläche und des bequemeren Abimpfens vielfach bevorzugt.

Zucker- oder **Glyzeringelatine** = Nährgelatine, der wie bei **52** 0,5—1% Traubenzucker oder 2—8% Glyzerin zugesetzt sind.

54. Nähragar = Fleischwasser **51** mit $1/2$% NaCl, 1% Pepton, 2 oder 3% Agar schwach alkalisch gemacht, filtriert und sterilisiert.

20 oder 30 g feingeschnittenen Stangen-, Federkiel- oder gepulverten Agar — aus ostindischen Meeresalgen, nicht Leim, sondern Pektin (= Kohlenhydrat) enthaltend, wird nur von ganz wenigen Bakterienarten verflüssigt — im Emaille- oder Aluminiumtopf mit 1 Liter Fleischwasser durchrühren, zur besseren Lösung 7 ccm Normalsalzsäure hinzusetzen, im Dampftopf, nachdem 100⁰ erreicht, den Dampf noch $3/4$ Stunden einwirken lassen, 5 g NaCl und 10 g Pepton, vorher in 70 ccm Wasser gelöst, zusetzen und die heiße Flüssigkeit, wie bei Nährbouillon angegeben, neutralisieren und alkalisieren!

Nach Alkalisierung noch 10 Minuten kochen, verdampftes Wasser mit heißem, sterilem destillierten bis auf 1000 g Gesamtgewicht ergänzen, durch 4 Lagen entfetteter Watte filtrieren, auf Reagenzgläser, Kölbchen oder Fläschchen verteilen und im Autoklaven bei $1/2$ Atmosphäre Überdruck $1/4$ Stunde oder an 3 aufeinanderfolgenden Tagen im Dampftopf 120 je 15 Minuten bei 100⁰ C sterilisieren!

Schmilzt erst beim Erwärmen auf 95—100⁰, erstarrt bei etwa 40⁰ C.

Abfüllen auf Röhrchen und Erstarrenlassen in *gerader* oder *schräger* Schicht wie bei Nährgelatine **53**.

Plazenten- und Blutkuchenagar analog wie **54**.

Zucker- oder **Glyzerin**agar. Nähragar, dem wie bei **52** 0,5—1% Traubenzucker oder 2—8% Glyzerin zugesetzt sind.

55. Flüssiges Rinder- oder Hammelblutserum: Das beim Schlachten der Tiere aus den durchschnittenen Halsgefäßen austretende Blut in hohen, mit Sublimat **45 A** sterilisierten, mit Alkohol und Äther nachgespülten Zylindern aus Glas oder Blech auffangen, nach erfolgter Gerinnung zur Steigerung der Ergiebigkeit mit abgeflammtem Glasstab den Blutkuchen von der Wandung ablösen, bis zum nächsten oder zweitnächsten Tag im kühlen Raum stehen lassen, dann mit sterilen Pipetten das klare, infolge von Hämolyse zuweilen leicht gerötete Serum in durch heiße Luft oder Dampf **39** oder **41** keimfrei gemachte Reagenzröhrchen füllen, entweder

A. auf 1 Stunde im Wasserbad auf 68⁰ C erwärmen und nach Paraffinieren des Wattepropfens **46 C** durch Einsetzen in den Brutapparat auf Keimfreiheit prüfen, die durch Bakterienwachstum getrübten (bei sauberen Arbeiten meist nur vereinzelte) ausmerzen! oder

99

B. nach **Tyndall 44** diskontinuierlich sterilisieren (umständlich, zeitraubend, nicht ganz sicher)! oder

C. das vom Blutkuchen abgeheberte, in samt Korkstopfen im Dampf **41** sterilisierte Medizinflaschen (200 ccm) gefüllte Serum mit etwa 2% Chloroform versetzen, während der ersten 2 Wochen täglich einmal kräftig durchschütteln, vor der Verwendung durch Erwärmen auf 68° das Chloroform abdunsten (viel verwendet)! oder

D. nach **37 E** Blut aseptisch mit keimfreier Hohlnadel aus der unterhalb komprimierten Jugularis in sterilisierte Gefäße überführen, wodurch auch ohne Erhitzen oder Chloroformzusatz keimfreies Serum erhalten wird!

56. Flüssiges Menschenblutserum: Nach Abnabelung des Neugeborenen oder sogleich nach der Geburt der Plazenta die Nabelschnur oberhalb der Abbindung durchschneiden; freies Ende, nachdem es mit in Sublimatlösung getränktem und hierauf mit trocknem sterilen Wattetupfer abgewischt ist, in ein keimfreies Gefäß einführen; dessen Mündung mit steriler Watte locker verschließen und während der Wehen oder nach Zusammendrücken der Plazenta austretendes Blut auffangen, und nach **55** weiterbehandeln!

57. Aszites-, Hydrozelen-, Ovarialzysten- oder **Lumbalpunktionsflüssigkeit** vom Menschen aseptisch gewonnen, nach **55 A** oder D weiter behandelt, findet als Nährboden oder als Zusatz zu solchem ähnliche Verwendung wie menschliches Blutserum.

58. Erstarrtes Blutserum: Im *Blutserumerstarrungsapparat* die keimfreien, mit den Seren **55, 56** oder den Punktionsflüssigkeiten **57** beschickten Petrischalen oder Röhrchen (letztere in schräger Lage) $^1/_2$ Stunde auf 60° und dann auf 70—75° erwärmen, bis die Masse zu einer in dünner Schicht durchsichtigen, in dickerer durchscheinenden erstarrt!

59. Löfflerserum: Zu 3 Teilen nach **55 C** behandelten Hammelserums 1 Teil einer 1%igen Zuckerbouillon **52** hinzusetzen, die damit beschickten Petrischalen und Röhrchen nach **58** auf 60° erwärmen und dann bei über 90° zum Erstarren bringen!

60. Serumagar, Aszites- usw. **Agar:** Von den auf 50° erwärmten Seren oder Punktionsflüssigkeiten **55—58, 1** oder 2 Teile mit 2 Teilen 3%igen nach dem Schmelzen gleichfalls auf 50° abgekühlten Nähragar **53** vermischen, rasch in Petrischalen oder Röhrchen gießen und (letztere schräg) erstarren lassen!

61. Blutagar: A. Zu dem in kalibrierter, steriler Flasche befindlichen geschmolzenen, 45° warmen 2%igen Nähragar **54** aus der Jugularis aseptisch **55 D** entnommenes Ziegen- (oder sonstiges) Blut in bestimmtem Verhältnis (meist 10%) unter fortwährendem vorsichtigen Schütteln (Schaumbildung vermeiden!) einfließen und nach

100

Durchmischung in Platten oder Schrägröhrchen, am besten auf der Oberfläche schräg erstarrter Agarröhrchen, erstarren lassen!

B. Auf der Oberfläche von Agarschälchen oder -schrägröhrchen von dem durch Einstich in das Ohrläppchen aseptisch gewonnenen Blut ein oder mehr Ösen verstreichen!

62. Gekochte halbe Kartoffeln: Unbeschädigte, gesunde Kartoffeln unter der Wasserleitung gründlich abbürsten, aus Vertiefungen und schadhaften Stellen die Erde mit der Messerspitze unter tunlichster Erhaltung der Schale herauskratzen, zur Abtötung der noch anhaftenden widerstandsfähigen Erdbazillensporen entweder

A. auf ³/₄ Stunden in 1 % ige Sublimatlösung **45 A** einlegen, nach Abspülen im Wasser und Einbringen in einen Blechtopf mit durchlöchertem Boden und übergreifendem Deckel (zugleich mit einigen Messern) ³/₄ Stunden im strömenden Dampf **41** oder besser

B. ohne Sublimatbehandlung ³/₄ Stunden im Autoklaven **42** bei ¹/₂ Atmosphäre Überdruck garkochen und sterilisieren,

dann mit keimfreiem Messer die zwischen Daumen und Zeigefinger der gereinigten und mit Sublimatlösung befeuchteten Hand gefaßte Kartoffel halbieren und ohne Berührung der Schnittfläche jede Hälfte mit der Schale auf den Boden einer mit Fließpapier ausgelegten, kurz zuvor an der Innenseite mit Sublimatlösung bespülten „*feuchten Kammer*" (ohne Bänkchen) legen!

63. Kartoffelröhrchen, Kartoffelkeile: A. Von der gut gereinigten Kartoffel mit reinem Messer die beiden Enden abtragen, mit sterilem Korkbohrer einen Zylinder so ausstechen, daß er an seiner Oberfläche keine Schalenreste trägt, den Zylinder auf reinem Papier in der Längsrichtung schräg halbieren, jede Hälfte („Keil") mit dem dicken Ende voran in ein dicht oberhalb des Bodens eingeengtes (oder mit einem 1 cm langen Stück Glasrohr am Boden beschicktes) Reagenzrohr bringen!

Nunmehr Röhrchen mit Watte verschließen und entweder 1 Stunde dem strömenden Dampf **41** oder (besser!) ³/₄ Stunden dem gespannten **42** bei ¹/₂ Atmosphäre Überdruck aussetzen!

B. Für bestimmte Untersuchungen die von derselben Kartoffel stammenden „Keile" als solche bezeichnen, dazu vor dem Sterilisieren mit Bleistift entsprechend bezeichnete Papierstreifen zwischen Pfropfen und Glas einlegen!

C. Glyzerin-, Kochsalz-, Meerwasser- usw. Kartoffelkeile: Die mit den Keilen **63** beschickten Röhrchen mit wässerigen Lösungen von Glyzerin 2—8 %, von Kochsalz 1—5 %, mit Meerwasser usw. so weit füllen, daß die Keile untertauchen, wie bei A dem Dampf aussetzen, dann die Flüssigkeit abgießen und die Röhrchen noch 5 Minuten dem strömenden Dampf aussetzen!

64. Milch: Frische abgerahmte (seltener Voll-) Milch in Reagenzröhrchen an 3 aufeinanderfolgenden Tagen je 15 Minuten im Dampf-

topf **41** oder besser einmal 15 Minuten im Autoklaven **42** bei $^1/_4$ Atmosphäre Überdruck sterilisieren!

65. Peptonkochsalzlösungen: A. *Stammlösung*: In 1 Liter destilliertem Wasser 100 g Peptonum siccum Witte, 100 g Kochsalz, 1 g Kaliumnitrat und 2 g kristallisierte Soda in der Wärme lösen, Lösung filtrieren, je 100 ccm in Kölbchen füllen und 20 Minuten dem strömenden Dampf **41** aussetzen!

B. „*Peptonwasser*": 1 Teil der Stammlösung mit 9 Teilen H_2O verdünnen, je 10 ccm in Röhrchen, je 50 ccm in Kölbchen abfüllen und wie A sterilisieren!

66. Bierwürze: Von der Brauerei frisch bezogene (ungehopfte) Bierwürze in größerer Flasche mit Watteverschluß und Glaskappe im strömenden Dampf **41** kochen, mehrere Tage bis zur völligen Klärung stehen lassen, auf Kölbchen (Reagenzgläser) abfüllen und $^1/_4$ Stunde dem strömenden Dampf **41** aussetzen!

67. Bierwürzgelatine: In 1 Liter klar abgesetzter Bierwürze **66** 100 g Gelatine lösen, rasch zum Kochen erhitzen, 5 Minuten kochen, filtrieren und in kleinen Portionen 20 Minuten im strömenden Dampf **41** sterilisieren!

68. Brotkölbchen zur Züchtung von Schimmelpilzcn: In Erlenmeyer-Kölbchen so viel getrocknetes zerriebenes Schwarz- oder Weißbrot einbringen, daß der Boden damit etwa 1 cm hoch bedeckt ist, Brot mit Wasser anfeuchten, Kölbchen $^1/_2$ Stunde bei $^1/_2$ Atmosphäre Überdruck im Autoklaven **42** oder an 3 aufeinanderfolgenden Tagen je $^1/_2$ Stunde im strömenden Dampf **41** sterilisieren!

69. Nährbödenvorräte mit vor Verdunsten und Keimzutritt schützendem Verschluß **46 C** und **D** kühl und dunkel aufbewahren!

IV. Gewinnung, Untersuchung und Erhaltung von Reinkulturen.

70. Reinzüchtung mit geschmolzenem Gelatine- (Agar-) nährboden nach Koch, einfaches, zuverlässiges, daher auch zur Keimgehaltsbestimmung am meisten benutztes Verfahren, dazu:

a) *Aussaatmaterial* = Se- und Exkrete, Krankheitsprodukte, Organteile, Körperflüssigkeit, Tier- oder Pflanzenaufgüsse, verunreinigte Kulturen oder sonstige keimhaltige flüssige, weiche oder feste Teile;

b) *3 Röhrchen* mit durch Einsetzen in ein Wasserbad von 35° geschmolzener *Nährgelatine* (geschmolzenem in Wasserbad von 45° eingesetzten *Nähragar*) bezeichnet mit α, β, γ;

c) *Platinnadel* und *-öse*;

d) im Heißluftsterilisator sterilisierte *Petrischalen*;

102

A. *Impfen von* α: Platinnadel oder -öse schreibfederartig mit der rechten Hand fassen, Röhrchen mit der linken Hand (Faust) fassen. Wattepfropfen mit 4. und 5. Finger und Daumenballen der rechten Hand herausdrehen und fest halten, ohne mit dem unteren Teile die Haut zu berühren. Je nach dem zu erwartenden Keimgehalt von flüssigem Untersuchungsmaterial eine Nadelspitze bis 1 oder mehrere Ösen, von festem ein punkt- bis erbsengroßes Stückchen mit ausgeglühter, abgekühlter Nadel oder Öse entnehmen, in den verflüssigten Nährboden bringen und abstreifen; Nadel oder Öse ausglühen, bei Seite stellen, Pfropfen wieder einsetzen, durch fortgesetztes Neigen, Heben und Drehen des Röhrchens gründliche Einspülung und Vermischung bewirken!

B. *Anlegen der Verdünnungen*: Röhrchen α und β wie bei A fassen, die Pfropfen herausdrehen, mit der ausgeglühten abgekühlten Öse nacheinander 3 Tröpfchen aus α entnehmen und in den Nährboden β bringen; dabei darauf achten, daß der Öseninhalt nicht vor dem Absetzen am Glase abgestreift wird. Beide Röhrchen wieder verschließen, α ins Wasserbad von 35—45.⁰ setzen, bei β wie vorher bei α durch Neigen, Heben, Rollen die Mischung der übertragenen Tröpfchen mit dem Nährboden bewirken!

Nunmehr in gleicher Weise aus β 3 Ösentröpfchen in γ eintragen, einspülen, durchmischen usw.!

Die Röhrchen nach Herausdrehen des Pfropfens und Abflammen und Wiederabkühlen der Mündung unter Lüften des Deckels in die mit α, β und γ bezeichneten, auf dem Arbeitsplatz aufgestellten Petrischälchen gießen, und alsbald für eine gleichmäßige Verteilung des Nährbodens am Boden durch entsprechendes Neigen und Heben der Schälchen Sorge tragen!

C. Rollröhrchenverfahren, wobei die wie bei A und B behandelten Röhrchen nach Paraffinieren des Wattepfropfens unter der Wasserleitung in horizontaler Lage um ihre Längsachse so lange gedreht werden, bis die Gelatine erstarrt. Heute nur selten mehr angewandt, da es umständlich ist und die mikroskopische Untersuchung erschwert.

Beim Arbeiten mit infektionsverdächtigem Material den Wattepfropfen vor, die leeren Röhrchen sogleich nach dem Ausgießen der Gelatine (des Agars) zum alsbaldigen Desinfizieren mit Dampf in einen Topf legen!

71. Reinzüchtung auf festen oder erstarrten Nährböden durch Verstreichen des Untersuchungsmaterials **70 a** an der Oberfläche von Agar-, Serum-, Gelatine- usw. Schälchen oder -schrägröhrchen, auch von Kartoffelhälften **62** oder -keilen **63**.

A. Die mit Agar oder Serum beschickten Schälchen zum Trocknen auf 20 Minuten nach Abnahme des Deckels — Nährbodenschicht nach unten — in den Brutschrank stellen, Gelatineschälchen und -schrägröhrchen erst 5—24 Stunden, nachdem sie mit dem Nährboden beschickt sind, für die Aussaat verwenden!

103

B. Von dem Aussaatmaterial, wenn nötig, erst nach entsprechender Verdünnung mit keimfreiem Wasser, physiologischer Kochsalzlösung usw. eine Öse in das erste Schälchen bringen, mit sterilem Glasspatel auf der ganzen Oberfläche verstreichen, dann mit dem Spatel ohne vorheriges Ausglühen eine zweite und unter Umständen noch eine dritte Schale bestreichen. Zum Bestreichen der Gelatineschälchen und -röhrchen dient ein langer, starker, 5 mm vor dem Ende gebogener Platindraht.

C. Bei mit Wattetupfern aufgenommenem Untersuchungsmaterial, z. B. Diphtherie-Rachenabstrichen **282**, dieselbe Stelle des Tupfers zuerst über die Oberfläche der I., dann der II. und schließlich der III. Schale hinwegführen!

D. Bei den größeren Kulturschalen (15—20 cm Durchmesser) gelingt eine genügende Isolierung der Keime oft schon, wenn man, nachdem mit Fettstift auf der Rückseite der Schale die Fläche in 2 oder 3 Felder geteilt ist, das Material mit dem Spatel (Tupfer) zunächst auf dem 1. Feld verreibt und dann damit wie bei B auf das 2. und schließlich auf das 3. Feld ebenso übergeht, wie dort auf die II. und III. Schale.

E. Bei Schrägröhrchen das Material zunächst ins Kondenswasser des ersten Röhrchens eintragen und dann auf der Nährbodenoberfläche gründlich verreiben; mit der gleichen Öse, ohne vorher auszuglühen, in das zweite Röhrchen eingehen und hier wie beim ersten verfahren, wenn nötig, auch noch ein drittes verwenden! Röhrchen bei Beimpfen wie bei **70 A** halten!

F. Aussaaten zur Reinzüchtung auf Kartoffelhälften nach B, auf Kartoffelkeilen nach E anlegen!

72. Burris Tuschepunktkultur liefert von einer einzigen Zelle ausgegangene Kolonien und Kulturen **(Ein-Zellkultur):** 1 Teil flüssige Pelikantusche von Grübler-Leipzig*) mit 9 Teilen H_2O versetzt, in kleinen Reagenzgläsern im Autoklaven **42** sterilisieren, 14 Tage absitzen lassen, von der Oberfläche mit großer keimfreier Öse 4 Tropfen entnehmen und nebeneinander auf einen fett- und keimfreien Objektträger bringen! Mit kleiner Öse ein wenig von dem Aussaatmaterial im 1. Tropfen verteilen, die Öse ohne Ausglühen in den 2. Tropfen überführen, hier wieder verteilen, dann in derselben Weise auf den 3. und 4. Tropfen übertragen! Mit vorsichtig abgeflammter Tuschestahlfeder nach dem Abkühlen aus dem 4. Tropfen in Reihenform eine Anzahl Tuschepünktchen auf die Oberfläche einer mit gut erstarrter Gelatine beschickten Petrischale absetzen; jeden Tuschepunkt nach $^1/_2$ Minute mit keimfreiem Deckglasstückchen bedecken und mit starkem Trockensystem durchmustern! Mikroorganismen heben sich als farblose Gebilde auf dem gleichmäßig grauschwarzen Untergrund scharf ab.

---

*) Adresse: Dr. G. Grübler, Zentralstelle für mikroskop. Bedarf, Leipzig.

104

Tuschepunkte mit nur 1 Bakterienzelle auf dem Deckglas kennzeichnen und, sofern auf Agar, Serum oder in Nährlösungen gezüchtet werden soll, $^1/_2$ Stunde später das Deckglas mit keimfreier Pinzette abheben (Tusche und Bakterien bleiben am Deckglas haften) und auf die Agar- oder Serumschicht oder in die Nährflüssigkeit legen. Falls auf Gelatine gezüchtet werden soll, das Erscheinen der Kolonie abwarten, erst dann das Deckglas abheben und die aus einer einzigen Zelle hervorgegangene Kolonie untersuchen oder weiterübertragen!

Züchtung und direkte Beobachtung der Teilung bei 37° (Kißkalt): Vermischen einer Nadelspitze einer eben aus dem Brutschrank genommenen Kultur mit einem Tropfen unverdünnter Tusche; hohlgeschliffenen Objektträger mit Vaseline vorbereiten; eine Öse verflüssigten Agar auf ein Deckglas bringen, mit der konvexen Seite einer gebogenen Platinnadel in die Tuscheaufschwemmung eintauchen und sehr vorsichtig einmal über das Agartröpfchen streichen; schnell in die Delle des Objektträgers legen. Untersuchen im heizbaren Mikroskop.

73. Reinzüchtung von Krankheits-, insbesondere Septikämie-Erregern durch den Tierkörper *(Primärer Tierversuch):* Unreines Material oder verunreinigte Kultur in eine Hautwunde des für die reinzuzüchtenden Erreger besonders empfänglichen Versuchstieres übertragen, möglichst bald nach dem Tode eine Öse Herzblut aseptisch entnehmen und im Schrägröhrchen Strich- besser Verreibungskultur nach **71 B** oder **C** anlegen! Wenn nötig mit dem Herzblut noch ein zweites Tier impfen und erst von diesem das Herzblut für die Kultur verwenden!

74. Untersuchung der Aussaaten 70, 71:

A. *Mit bloßem Auge.* Die bei 37° gehaltenen Agar-, Serum- usw. Kulturen frühestens nach 6—10, meist ebenso wie die bei 22° gehaltenen Gelatine- usw. Kulturen nach 18—24 Stunden auf eingetretenes Wachstum, Größe, Form, Farbe, Konsistenz der einzelnen Kolonien, etwaige Verflüssigung und Verfärbung des Nährbodens usw. untersuchen, Untersuchung in den nächsten Tagen wiederholen!

B. *Mit schw. Vergr.* **24 A** die auf den durchsichtigen Gelatine-, Agarnährböden gewachsenen Kolonien durchmustern und Randbeschaffenheit, Zeichnung im Innern, Lichtbrechungsvermögen, Färbung, unter Umständen auch Eigenbewegung usw., sowohl bei den „Tiefen-" als auch bei den „Oberflächen"-Kolonien feststellen!

In der Gelatine bieten die Bakterien so charakteristische Wachstumsmerkmale dar, daß viele Arten *schon mit bloßem Auge, besser noch bei schw. Vergr. erkannt werden,* während sie auf Agar, Serum usw. i. a. weniger charakteristisch wachsen.

C. *Mit starker Vergrößerung* in gefärbten Abklatsch- **75** oder Ausstrichpräparaten **76** Lage, Gestalt und Färbevermögen, im hängenden Tropfen **91** auch die Bewegungsverhältnisse bei den verschiedenen Kolonien feststellen!

105

Bei genügender räumlicher Trennung der Kolonien pflegt jede nur aus Bakterien einer und derselben Art zu bestehen und also eine Reinkultur zu bilden. Vorsicht! Keine Kolonien untersuchen, die zu nahe aneinander oder in einer verflüssigenden liegen!

75. Abklatschpräparat dient zur Feststellung der Anordnung der Bakterien, gibt aber auch Auskunft darüber, ob in der Kolonie nur Bakterien derselben Art vorhanden sind und, bei sehr dicht zusammenstehenden Kolonien, ob diese von einer oder mehreren Bakterienarten gebildet werden. Auf eine Oberflächenkolonie das an der einen Ecke mit der Pinzette gefaßte, nach **28 B** sterilisierte und wieder abgekühlte Deckglas so auflegen, daß sich die Kolonie unter der Deckglasmitte befindet; mit der geschlossenen Pinzette das Deckglas leicht und gleichmäßig gegen den Nährboden andrücken, alsdann den einen Arm ein wenig unter das Deckglas führen, die Pinzette schließen und das Deckglas nach oben, unter Vermeidung seitlicher Verschiebung, vom Nährboden abheben!

76. Beim Abimpfen von einer Kolonie zum Zweck der mikroskopischen Untersuchung oder des Anlegens einer Reinkultur: Eintauchen der ausgeglühten und wieder abgekühlten Platinnadel in eine bestimmte Kolonie, *ohne Berührung einer benachbarten*, stößt bei dichter Lagerung der Kolonien auf Schwierigkeiten. Man überwindet diese, indem man

A. unter Hineinsehen ins Mikroskop, dasselbe als Lupe benutzend, die Nadel in die Kolonie führt, wobei natürlich auch die Berührung des Objektives unterbleiben muß, was dem Anfänger Schwierigkeiten bereitet. Am besten ist hier Leitz Obj. 2 Meist, z. B. bei Leitz 3, kann man die Frontlinse abschrauben; man erhält dann eine ganz schwache Vergrößerung, größeres Gesichtsfeld und größeren Abstand vom Objekt. Leichter ist es meist,

B. die Kolonie bei schw. Vergr. in die Mitte des Gesichtsfeldes einzustellen, sich Lage, Größe, Gestalt und sonstige Merkmale auch der benachbarten einzuprägen und bedenkend, daß die im mikroskopischen Bild rechts bzw. vorne erscheinende auf der Platte (Schale) links und hinten liegt — mit bloßem Auge die in der Mitte des Gesichtsfeldes befindliche Kolonie ausfindig zu machen. Alsdann die Kolonie in der Mitte des Gesichtsfeldes eingestellt lassen, Tubus heben, in die mit bloßem Auge ermittelte Kolonie die Nadel eintauchen, zur Erleichterung dabei die rechte Hand mit dem kleinen Finger auf den Objekttisch stützen, Tubus senken und sich durch Hineinsehen ins Mikroskop davon überzeugen, daß nur jene Kolonie berührt war!

77. Anlegen von Reinkulturen: Die nach **76** in die Kolonie getauchte Platinnadel unter Vermeidung jeder Berührung in das wie bei **70 A** mit der linken Hand gehaltene Kulturröhrchen, und zwar bei

„gerade erstarrtem" Nährboden in die Mitte einstechen = A. *Stich-kultur*; bei „Schrägröhrchen" aber entweder über die Mitte des Nähr-bodens hinwegführen = B. *Strichkultur*; oder in dem geschmolzenen Nährboden (Gelatine auf 30°, Agar auf 42° abgekühlt) hin- und her-bewegen und hierauf den Nährboden in gerader Schicht erstarren lassen = C. *Schüttelkultur*. Sofort nach der Impfung den Pfropfen paraffinieren **46 A.**!

78. Fortzüchten von Reinkulturen: Durch kurzes Einhalten der Mündung des abzuimpfenden Röhrchens in die Flamme Paraffin schmelzen und Pfropfen lockern! Dieses sowie das neu zu beimpfende Röhrchen genau wie α und β bei **70 B** in der linken Hand halten, auch die herausgenommenen Pfropfen ebenso wie dort einklemmen! Sowohl beim „Abimpfen" als auch beim „Einimpfen" darauf achten, daß das an der Platinnadel (Öse) befindliche Material nicht an der Glas-wand abgestreift wird. Stich-, Strich- oder Verreibungskultur nach **77** anlegen, Pfropfen paraffinieren!

Die Verwendung flüssiger Nährböden für die Fortzüchtung von Reinkulturen empfiehlt sich nicht, weil ein einziger hinzutretender fremder Keim die Reinkultur gefährdet, während bei festen, ins-besondere Gelatinenährböden eine erfolgte Verunreinigung, die übrigens eine Zeitlang lokalisiert zu bleiben pflegt, meist leicht schon makro-skopisch zu erkennen ist. Vermeidet man beim Abimpfen solche erkenn-bar verunreinigte Stellen, so gelingt in der Regel noch die Fortzüchtung der Reinkultur, während bei der Kultur auf flüssigen Nährböden eine Verunreinigung immer erst eine Reinzüchtung nach **70** und **71** nötig macht, auf deren Erfolg aber nicht immer zu rechnen ist.

79. Die **Züchtung der Anaeroben** (α priv., ἀήρ Luft = ohne Luft) wird durch Zusatz reduzierender Stoffe, meist Traubenzucker 1%, zu den Nährböden begünstigt, sie gelingt:

A. bei **Luftzutritt,** sofern der Zuckerbouillon **52** in Kölbchen oder Röhrchen auf 10 ccm ein mindestens 1 ccm großes Stück Leber, Milz, Niere, Gehirn, gekochtes Ei, Kartoffel u. ähnl. vor dem Sterilisieren zugesetzt, oder in rohem Zustand auf den angegossenen Agar gelegt wird.

B. bei **Luftabschluß:** An Stelle des früher üblichen Überschichtens des nach Austreiben der Luft durch Kochen geimpften Nährbodens mit ausgekochtem Öl, flüssigem Paraffin, geschmolzener Nährgelatine oder Nähragar wird zumeist der *Nährboden „in hoher Schicht"* ver-wendet: Impfung und Verdünnung der zu $^2/_3$ mit Gelatine (Agar) beschickten Röhrchen wie bei **70 A** und **B,** aber mit Öse an langem Draht unter Vermeidung des Schüttelns wegen der damit verbundenen Luftzufuhr.

Zur Prüfung der Reinkulturen auf Anaerobiose Material mit langer Nadel in die tieferen Schichten des verflüssigten Nährbodens eintragen!

107

Obere Schichten des wieder erstarrten Nährbodens halten die Luft genügend von den tieferen ab.

Prüfung auf Anaerobiose auch mit Hilfe der Gärröhrchen 83.

C. im **Vakuum: a)** Aus dem beimpften Kulturröhrchen, dessen Gummistopfen von einem Glasröhrchen durchsetzt ist, mit der Luftpumpe die Luft entfernen und das Kulturröhrchen an einer bereits vorher ausgezogenen Stelle zuschmelzen!

b) Beimpfte Schalen-, Kölbchen- und Röhrenkulturen (ohne Paraffinverschluß!) in einen Apparat setzen, der dann mit einer Wasserstrahlluftpumpe leergepumpt wird.

D. in einer **Wasserstoffatmosphäre: a)** Aus den spritzflaschenähnlich hergerichteten Kulturkölbchen und -röhrchen die Luft durch Einleiten von *reinem* H_2, den ein Kippscher Apparat mit Vorlagen liefert, verdrängen und dann Zu- und Ableitungsröhren zuschmelzen!

b) Rollröhrchen **70 C,** die mit der Mündung nach unten gehalten werden, nach Verdrängung der Luft durch eingeleiteten H_2 rasch mit Gummistopfen verschließen und Stopfen paraffinieren!

c) Kulturschalen, -kölbchen und -röhrchen offen in den Botkinschen Apparat einsetzen, der nach Verdrängung der Luft durch H_2 luftdicht abzuschließen ist!

E. in einer **Stickstoffatmosphäre (bestes Verfahren!): a)** Geimpftes Kulturröhrchen (ohne Paraffinverschluß!) in ein größeres, durch einen Gummipfropfen dicht verschließbares Reagenzrohr einsetzen, auf dessen Boden etwas alkalisches Pyrogallol (= 10 g Pyrogallussäure + 100 ccm 1,5 %ige Kalilauge) gebracht wird.

b) Schalen-, Kölbchen- und Röhrchenkulturen in ein luftdicht verschließbares, exsikkatorähnliches Gefäß bringen, in welchem durch alkalisches Pyrogallol (10 ccm auf 100 ccm Luft) der Sauerstoff absorbiert wird!

c) Auf den Deckel einer Petrischale (Öffnung nach unten!) oder auf eine Glasplatte von gleicher Größe einen Wattebausch von etwa 0,2 g legen, der nach Befeuchten mit Wasser wieder ausgedrückt ist, auf den Rand einen aus wurstförmig auf gerolltem Plastilin (Dichtungsmasse aus Wachs, Ton und Gummi) hergestellten Ring! Watte mit 1 ccm heißem Wasser, in dem man 0,7 g Pyrogallol gelöst hat, und mit 2 ccm einer 10 %igen wässerigen Kalilauge tränken, bevor der mit Nährboden beschickte und geimpfte Unterteil der Petrischale mit der Öffnung nach unten auf den Plastilinring gesetzt und durch Eindrücken in denselben ein luftdichter Abschluß bewirkt wird.

108

V. Kulturverfahren zum Nachweis bestimmter für die Unterscheidung der Bakterien wichtiger Stoffwechselprodukte und Zersetzungen.

80. Säure- und Alkalibildung.

A. Durchsichtigwerden der vor der Verwendung zu Platten- oder Schälchenkulturen **70** mit **Schlemmkreide** oder **Harnsäure** versetzten Nährgelatine in der Umgebung der Kolonien zeigt Säurebildung an.

B. Säurebildung wird durch Rötung, Alkalibildung durch Bläuung der Nährböden **51, 53** und **54** angezeigt, wenn ihnen nach Einstellung auf den Lackmusneutralpunkt sterile **Lackmuslösung** bis zur deutlichen Violettfärbung zugesetzt war. Am meisten verwendet wird hierbei die

C. Lackmusmolke. Durch Kochen mit 40 ccm einer 40%igen Chlorkalziumlösung aus 1 Liter Milch alles Kasein ausfällen, Filtrat mit Lackmuslösung versetzt auf Lackmusneutralpunkt einstellen, nach längerem Kochen Einstellung wiederholen, je 10 ccm auf Röhrchen abfüllen! Wieviel Säure oder Alkali in den Lackmus-, Bouillon- oder Molkekulturen gebildet ist, läßt sich durch Titrieren mit Normallösungen bestimmen.

D. Künstliche **Lackmus** (1)- oder **Chinablau** (2)molke: 20 g Milchzucker; 0,4 g Traubenzucker; 0,5 g Natriumdiphosphat; 1,0 g Ammoniumsulfat; 2,0 g Natriumzitrat (3 basisch); 5,0 g Kochsalz; 0,05 g Pepton. Witte; 1000 ccm dest. Wasser; 0,25 g Azolithmin Kahlbaum. Neutralisieren. — Fertige Lösung höchstens $1/_2$ Stunde bei 100° sterilisieren. Die Farbe soll bläulich-violett sein. Statt Azolithmin (2) Chinablau: 10 g Chinablau in 75 g Wasser kalt lösen (8 Tage stehen lassen); auf 1000 ccm Molke 5—10 Tropfen Chinablau bis schwach hellblau.

81. Reduktionsvermögen: Kulturen in hoher Schicht **79 B** auf mit indigoschwefelsaurem Natrium 1:1000, Lackmustinktur 10 bis 100:1000 oder Methylenblau 1:100000 versetzen; Nährböden auf Entfärbung der tieferen Schichten beobachten!

82. Schwefelwasserstoffbildung: Beobachten, ob sich Kulturen auf mit 3% frisch bereitetem *Eisentartrat* versetzten Nährböden, oder das in das Kulturröhrchen eingehängte, durch den Wattepfropfen festgeklemmte *Bleipapier*, oder das in sterile Bleizuckerlösung getauchte untere Ende des Wattepfropfens bräunen oder schwärzen! — Noch feiner: Prüfung mit dem Caro'schen Reagens S. 63.

83. Zuckervergärung: Dazu braucht man meist Nährböden mit 1% Trauben- oder anderem Zucker, für flüssige Nährböden *V-förmige Gärröhrchen*, deren langer, oben zugeschmolzener Schenkel damit gefüllt ist; oder *Gärröhrchen mit Glockeneinsatz*, gewöhnliche Kulturröhrchen, in die ein kurzes Reagenzglas mit der Öffnung nach unten eingesetzt

und mit Nährflüssigkeit vollständig angefüllt ist. Eintritt von Luftblasen verhüten!

Platinnadel in die zu prüfende Reinkultur tauchen und bei festen Nährböden Verteilungskulturen nach **77 D** anlegen, die Gärröhrchen bei flüssigen impfen! Dort zeigen die den Nährboden zerreißenden Gasblasen, hier das sich im langen Schenkel oder kurzen Reagenzglas ansammelnde Gas die stattgehabte Gärung an. Eine auf den Inhalt des langen Schenkels oder des kurzen Reagenzglases beschränkte Trübung zeigt anaerobes Wachstum **79** an.

Falls auf Vergärung *bestimmter* Zuckerarten geprüft werden soll, die mit Fleischwasser hergestellten Nährböden nur verwenden, sofern sie sich nach der Einsaat von Bacterium coli durch Ausbleiben der Gasbildung als frei von Zucker erwiesen haben, widrigenfalls mit Pepton, Nutrose usw. und dem zu untersuchenden Zucker hergestellte Nährböden, z. B. **84 B,** zu benutzen sind!

Völlig zuckerfreie Nährböden erhält man durch Wachsenlassen von Koli bzw. anderen Bazillen darin und Filtrieren durch sterile Kerze.

84. Milchzuckervergärung. Züchten auf:

A. *Milch* **64,** oder

B. *Milchzucker-Barsiekowlösung* = 10 g Nutrose, 10 g Milchzucker, 5 g NaCl und 100 ccm Lackmustinktur (Kahlbaum) im Liter Wasser oder

C. *Drigalski-Conradi-Agar* = 3% Agar **54** aus Pferdefleischbouillon ($^3/_4$ kg aufs Liter) mit je 1% Pepton, Nutrose und Kochsalz; auf den Lackmusneutralpunkt einstellen, mit Milchzuckerlackmuslösung (= 130 Lackmuslösung 15 Minuten gekocht, darin 15 g reiner Milchzucker gelöst, dann noch 10 Minuten gekocht) versetzen, mit 10%iger Sodalösung neutralisieren, bis der Schaum violett wird, noch 10 ccm einer wässerigen Kristallviolett-Lösung 1 : 1000 zusetzen! oder

D. *Endoagar* = 3%igem Nähragar **54** nach Einstellung auf den Lackmusneutralpunkt mit 1% einer 10%igen Sodalösung, 1% Milchzucker, $^1/_2$% einer konzentrierten alkoholischen Fuchsinlösung und $2^1/_2$% einer 10%igen Natriumsulfitlösung versetzen! An der Luft selbst im Dunkeln nur kurze Zeit haltbar, in luftleeren Flaschen (Soxhlets **46 B**) jahrelang, auch im Lichte.

E. *Chinablauagar* nach Bitter = 2%iger Fleischwasser-Pepton-Kochsalzagar neutral gegen Lackmus (NaOH) wird mit 2% Milchzucker versetzt. Einige Minuten kochen! Zu 100 ccm kommen 5 Tropfen einer gesättigten wässerigen Chinablaulösung. Sterilisation im Dampftopf 10 Min.

Bei A auf *Säuregerinnung*, bei B auf *Rötung und Gerinnung*, bei C und D die nach **71** hergestellten Schälchenkulturen auf durch Milchsäurebildung rot oder fuchsinrot, bei E blau gefärbte Kolonien untersuchen! Die auf C schwach blauen oder auf D und E farblosen be-

stehen aus Bakterien, welche, wie diejenigen der Typhus- und Enteritisgruppe, den Milchzucker nicht angreifen.

85. Zuckervergärung + Neutralrotreduktion: An Verteilungskulturen **77 C** in mit 0,3 % Traubenzucker und 1 % konzentrierter wässeriger Neutralrotlösung versetztem $^1/_2$ %igem Nähragar **54** auf Gasbildung und auf Übergang des Rot in Gelb achten!

86. Zuckervergärung + Säuregerinnung. An der nach **84 B** mit Trauben- statt Milchzucker hergestellten *Traubenzucker-Barsiekow-Lösung* auf Rötung und Gerinnung achten!

87. ▏**Hemmung der Kolibazillen:** *Löfflers Malachitgrün-Safranin-Reinblau-Nährboden* (und *L. Bitters Chinablau-Malachitgrünagar*).

A. In 1 Liter Bouillon (aus 250 g Rindfleisch) 30 g Agar lösen, auf Lackmusneutralpunkt **52** einstellen, 5 ccm Normalsodalösung und nach Aufkochen 10 g (vorher in 70 ccm Wasser gelöste Nutrose) hinzugeben, filtrieren, auf Portionen von 500 ccm verteilt und sterilisiert vorrätig halten!

Vor Verwendung 100 g geschmolzenem Agar 3 ccm Rindergalle, 1 ccm 0,2 %ige Safraninlösung, 3 ccm 1 %ige Reinblaulösung und 3 oder 4 ccm 0,2 %ige Malachitgrün-Chlorzinkdoppelsalzlösung zusetzen!

Petrischalen mit etwa 9 ccm Nährboden beschicken, trocknen, unter Anlegen von 3 Verdünnungen nach **71** besäen! Kolibakterien, soweit das Malachitgrün sie nicht ganz unterdrückt, zerlegen Malachitgrün und Reinblau, ihre Kolonien erscheinen daher rötlich, während die Bakterien der Typhus- und Enteritisgruppe gut wachsen und die Farbstoffe nicht zerlegen. Typhusbakterien: als blaue, flachpyramidale Kolonien mit Metallglanz von andern zu unterscheiden.

B. *Chinablau-Malachitgrünagar* nach Bitter. Wie **84 E,** jedoch 9 Tropfen der Chinablaulösung und 2,5 ccm einer 0,1 %igen Malachitgrünlösung.

88. Indolbildung: Züchten in Peptonwasser **65 B,** weniger gut in Nährbouillon **52,** Prüfung der Kulturen nach ein- bis mehrtägigem Verweilen bei 37°,.

A. mit 1 ccm verdünnter Schwefelsäure (1 + 4 H_2O) versetzen und, falls nicht in 5 Minuten Rotfärbung auftritt, mit 1 ccm einer Kaliumnitritlösung 1 : 10000 überschichten; Indol bildet innerhalb 5 Minuten roten Ring. Bei Cholera- und einigen anderen Kommabazillen, auch bei einigen Angehörigen der Koligruppe ist Nitritzusatz nicht nötig, da sie aus vorhandenem Nitrat selbst Nitrit bilden. Rotfärbung nach Zusatz von Schwefelsäure allein zeigt also Indol + Nitrit an.

B. Empfindlicher ist folgende Reaktion: Zugesetzt werden zu 5 ccm der Kultur je $2^1/_2$ ccm der nachstehenden Lösungen a und b. Bei vorhandenem Indol Rötung innerhalb 5 Minuten.

a = 4 g Paradimethylamidobenzaldehyd, 380 g 80%iger Alkohol, 80 g konzentrierte Salzsäure.

b = Konzentrierte wässerige Lösung von Kaliumpersulfat.

89. Fluoreszenzbildung an der Kultur oder dem nicht verflüssigten Nährböden in der Umgebung derselben nur bei Tageslicht und am besten über dunklem Untergrund zu erkennen.

90. Lichtentwicklung: Züchten der phosphoreszierenden Bakterien aus Meerwasser oder von Seefischen am besten auf den Nährböden **52—54** unter Verwendung von Seefischfleisch und Meerwasser statt Rindfleisch, Leitungswasser und $1/_2$% NaCl; oder auf in Meerwasser gekochten, nach Abgießen desselben 5 Minuten im strömenden Dampf sterilisierten Kartoffelkeilen **63.** Im dunkeln Raum beobachten!

VI. Mikroskopische Präparate.

91. Hängender Tropfen, zur Beobachtung der Mikroorganismen unter natürlichen Verhältnissen, in erster Linie zur Feststellung ihrer *Bewegungsfähigkeit*, aber auch ihrer Größe, Gestalt, Anordnung, natürlichen Farbe, ihres Lichtbrechungsvermögens usw. besonders geeignet. Dazu: a) hohler Objektträger, b) Vaselinfläschchen mit Pinsel, c) reines Deckglas auf d) dunkler Unterlage, e) Pinzette, f) hanfkorngroße, kreisrunde, geschlossene Platinöse, g) Platinnadel, h) Untersuchungsmaterial (= mikroorganismenhaltige Körper-, Nähr- usw. Flüssigkeit usw.), i) zur Aufschwemmung der Mikroorganismen oder zur Verdünnung geeignete, sterile, indifferente Flüssigkeit (Wasser, physiologische NaCl-Lösung, Peptonwasser, Nährbouillon, Serum usw.). Herstellung:

A. *Ausschliff* des Objektträgers mit *Vaselinring* umziehen!

B. *Von dem flüssigen*, erforderlichenfalls verdünnten, *Untersuchungsmaterial* mit der keimfreien Öse ein nicht zu stark gewölbtes, rundes, scharf begrenztes *Tröpfchen auf der Mitte des Deckglases absetzen!* oder

von der *Flüssigkeit* i, mit der Öse ein solches *Tröpfchen auf die Deckglasmitte* bringen, in *dasselbe* mit der Platinnadel *ein wenig* von dem *Untersuchungsmaterial einbringen* und *verteilen*!

C. Den hohlen *Objektträger* im Bunsenbrenner leicht erwärmen und mit dem Ausschliff nach unten *so auf das Deckglas legen*, daß sich der Tropfen der Mitte des Ausschliffes gegenüber befindet, den Objektträger etwas andrücken, damit das Vaselin die Höhlung luftdicht abschließt; den *Objektträger* rasch *umkehren*, so daß *nunmehr der Tropfen am Deckglas hängt*; die Außenluft soll mit derjenigen im Ausschliff nirgends in Verbindung stehen!

Manche legen das Deckglas mit einer Pinzette so auf den Ausschliff, daß der Tropfen nach unten sieht.

112

D. Nunmehr den *hängenden Tropfen* erst bei schw., dann bei st. Vergr. auf den Tropfenrand **35** *einstellen!* Verwechselung von „Molekular- (Brownscher Körnchen-) Bewegung" mit „Eigenbewegung" vermeiden! Dort tanzt der betreffende Mikroorganismus fortgesetzt auf der Stelle hin und her; hier führt er mehr oder minder *große Ortsveränderungen* aus, von Zeit zu Zeit die *Richtung ändernd, oder* er wechselt unter fortwährendem *Überschlagen* seinen Platz, oder er bewegt sich in *größerem Abstand im Kreise* um einen Punkt; immer aber hat man hier den *Eindruck des Willkürlichen.*

92. Zwischen Objektträger und Deckglas ausgebreiteter Tropfen, zur Untersuchung von größeren Mikroorganismen (Schimmel-, Wasserpilze usw.), von frischem Blut und zur Dunkelfeldbeleuchtung **104.**

Auf den gewöhnlichen Objektträger einen Tropfen bringen von der zu untersuchenden Flüssigkeit, die erforderlichenfalls mit keimfreier entsprechend zu verdünnen ist, oder von einer keimfreien oder doch sehr keimarmen Flüssigkeit, worin dann erst das zu untersuchende Material verteilt, verrieben oder zerzupft wird!

Auf den Tropfen ein sauberes Deckglas und darüber einen zusammengelegten Papierstreifen legen; durch leichtes Andrücken des letzteren die Flüssigkeit unter dem Deckglas gleichmäßig verteilen und die hervortretende überschüssige aufsaugen. Mit Blende nach **35** einstellen!

Eigenbewegung hier weniger gut zu beobachten, da der Druck des Deckglases und die Verdunstung Strömungen hervorrufen, die dem Anfänger eine Eigenbewegung vortäuschen. Bewegung aller Teilchen in gleicher Richtung weist auf solche Strömungen hin. Umranden des Deckglases mit Vaselin verhindert die Verdunstung.

93. Frisches Blutpräparat: Den aus der Einstichstelle austretenden Blutstropfen mit dem reinen Objektträger abtupfen! Deckglas auflegen und weiter behandeln wie bei **92,** ev. mit Kochsalzlösung verdünnen.

94. Ungefärbte Schimmelpilzpräparate: Luftmyzel wegen schwerer Benetzbarkeit in einem Tropfen der Mischung: Alkohol 25, Liq. ammon. caust. 25, Glyzerin 15 und Aq. dest. 35 zerzupfen! Auflegen des Deckglases und weitere Behandlung wie bei **92.** Zur Konservierung, nach Verdrängung der Mischung durch 8%ige wässerige Formalinlösung. Deckglas mit Lack umranden!

95. Gefärbte Objektträgerausstriche (Trockenpräparate):

A. *Ausbreiten des Untersuchungsmaterials* in sehr dünner Schicht *auf der Mitte des Objektträgers*;

B. *Lufttrockenwerdenlassen,* wenn nötig dadurch beschleunigen, daß man den Objektträger — Ausstrich nach oben — hoch über die Flamme hält;

113

C. *Fixieren*: entweder **a)** *dreimal durch die Flamme ziehen*, d. h. den mit den Fingern an den Rändern gefaßten Objektträger — Ausstrich nach oben — von etwa ¹/₂ m oberhalb der Flamme bis an diese und weiter durch diese so langsam hindurch führen, daß die Finger wohl Wärme, nicht.aber Schmerz empfinden. Die Erwärmung soll gleichzeitig ein Festhaften des Materials an dem Glas sowie die Erhaltung der Form der Mikroorganismen, Körperzellen usw. erreichen; oder

b) schonender durch *Einlegen in absoluten Alkohol* oder Alkohol und Äther aa für 20 Minuten; namentlich bei Blutausstrichen und Bakterien aus der Pestgruppe.

D. *Färben*: Einen den Ausstrich überall bedeckenden Tropfen einer der Farblösungen **112—118** mit Pipette aufbringen — manchmal die Farblösung auf dem Objektträger erwärmen! Bei der Färbung nach Gram **122** und bei der Tuberkelbazillenfärbung **123** nunmehr die Differenzierung und wo erforderlich die Nachfärbung anschließen!

E. *Abspülen*: Den Objektträger in das mit Leitungswasser gefüllte Wasserglas eintauchen, Wasser öfters erneuern!

F. *Trocknen*: Gröbere Wassertropfen durch Auflegen und sanftes Gegendrücken eines zusammengelegten Filtrierpapieres entfernen, dann Erwärmen hoch über der Flamme!

G. *Einstellen* und *Untersuchen* nach **34.**

H. *Konservieren* des gelungenen Präparates: **a)** einfach durch Abwischen des Immersionsöles mit dem Xylolpinsel oder

b) durch Aufbringen eines Tröpfchens von Kanadabalsam oder Zedernöl und Auflegen eines Deckglases.

I. *Etikettieren*: Art der Probe, Färbung usw., Datum.

96. Gefärbter Deckglasausstrich (Trockenpräparat): Verstreichen des Materials, Lufttrockenwerdenlassen, Fixieren, Färben und Abspülen wie bei **95,** das aus dem Wasser genommene Deckglas sorgfältig trocknen, dann — Ausstrich nach unten — auf einen reinen Objektträger mit eiuem Tröpfchen Kanadabalsam legen, einstellen nach **34!**

97. Abklatschtrockenpräparat 75 nach **95 B—E** und weiter wie **96** behandeln!

98. Gefärbter Kulturausstrich (Trockenpräparat):

A. Von *flüssigen* Kulturmassen mit der ausgeglühten, wieder abgekühlten Platinnadel oder -öse ein wenig entnehmen und auf der Mitte des Objektträgers recht dünn verstreichen!

Gleichmäßig dünnen Ausstrich eines Tröpfchens erhält man durch Verstreichen mit dem Objektträgerrand **99**; aber auch mit der geraden Platinnadel, wenn man sie flach auf den Objektträger legt, so daß sie ihn überall berührt, sie dann bis an den Tropfen heranbringt und,

sobald er an dem Platindraht entlang geflossen ist, über den Objektträger weiter fortführt.

B. Die in die (*nicht verflüssigte*) Kolonie oder Kulturauflagerung getauchte Platinnadel in einem auf den Objektträger gebrachten Tröpfchen Wasser (nicht Bouillon oder Serum) abspülen und dann wie bei A das Tröpfchen verteilen!

C. Bei *derben* Kulturmassen (Streptotricheen, Tuberkelbazillen) ein Bröckchen zwischen 2 Objektträgern zerquetschen und zugleich verreiben! Weiterbehandlung wie bei **95 B—I.**

99. Gefärbter Blut-, Eiter-, Sekret-Ausstrich (Trockenpräparat): Mit der Öse ein Tröpfchen von dem Blut usw. auf den Objektträger bringen oder den aus der Stichstelle hervortretenden Blutstropfen mit dem Objektträger abtupfen! Blut usw. mit dem Rand eines anderen Objektträgers verstreichen, dazu diesen in einem Winkel von etwa 45° auf dem unteren Objektträger so aufsetzen, daß der Rand denselben überall berührt, in dieser Stellung ihn bis an den Tropfen heranführen und, sobald das Blut in dem Winkel an dem Deckglasrand entlang geflossen, über den Objektträger wegschieben und das Blut nachziehen, so daß die Blutkörperchen nicht gequetscht werden. Fast ebenso gute Ausstriche erhält man von Eiter- und Sekrettröpfchen mit der nach **98 A** flach auf den Objektträger gelegten Platinnadel. Zähes Material in einem Tröpfchen Wasser verreiben.

100. „Dicker Tropfen" Blutpräparat: 3—4 mittelgroße Tropfen auf 1 qcm des etwas schräg gestellten Objektträgers gut eintrocknen lassen! Hierauf a) den Objektträger erst in Leitungswasser stellen, bis die Blutschicht infolge der Abgabe des Hämoglobins fast farblos geworden ist und dann mit Alkohol fixieren und färben, oder b) gleich mit der Farblösung färben! Zuerst den Rand durchmustern, dann erst die Mitte. Bei sehr spärlichen Erregern im Blut gelingt ihr Nachweis oft noch an den dicken Stellen der Tropfen, da die Blutkörperchen durch das Wasser bzw. die ihn gleichwertige Farblösung gelöst werden.

101. Gefärbter Organausstrich (Trockenpräparat): Das mittels Schere oder Messer abgetrennte oder abgerissene Organstückchen mit der Pinzette fassen und die Schnitt-(Riß-)fläche ohne Druck über den Objektträger hinweg führen oder den Objektträger über die Schnitt-(Riß)fläche des Organes hinwegziehen, weiterbehandeln nach **95**!

102. Fixieren mit Sublimatalkohol: 2 Teile konzentrierter Sublimatlösung (7%ig kochend gelöst) + 1 Teil 96%igen Alkohol. Präparat (gewisse Protozoenarten) ausstreichen und auf die in einer Schale befindliche Flüssigkeit fallen lassen. Nach 1 bis mehreren Minuten herausnehmen und abspülen, nicht trocken werden lassen.

103. Tuscheausstrich nach Burri. Auf fettfreien Objektträger einen

115

Tropfen aufs doppelte verdünnter Tusche **72** bringen; darin ein wenig von der auf Protozoen, Bakterien usw. zu untersuchenden Flüssigkeit, Blut, Sekret usw. verteilen; mit dem Objektträgerrand **99** oder der gebogenen Platinnadel dünn verstreichen und nach dem Trocknen wie ein gefärbtes Ausstrichpräparat untersuchen! Von dem gleichmäßig schwarzgelben Grund heben sich als ungefärbte, nicht mit Tusche bedeckte Teile die Mikroorganismen, z. B. auch die sehr dünnen Syphilisspirochäten scharf ab. Bei Kapselbakterien erscheint auch die Kapsel hell; in ihr kann man die Bakterien mit Fuchsin rot färben (Bitter).

104. Dunkelfeldbeleuchtung.

Der Kondensor des Mikroskopes wird durch Herausziehen entfernt. Ist die Irisblende getrennt darunter angebracht, so muß sie zuerst herausgeklappt werden. Dann wird entweder der *Dunkelfeldkondensor* (Paraboloidkondensor oder Spiegelkondensor A) an seine Stelle eingeschoben (leider paßt er manchmal nicht, da auch Kondensoren der gleichen Firma manchmal verschiedenen Durchmesser haben). In der Mitte ist ein kleiner Kreis eingeritzt; manche Kondensoren können mit Hilfe der seitlich angebrachten Schrauben wieder in die Mitte geschoben und somit zentriert werden. Arbeitet man mit dem Spiegelkondensor B, so wird dieser auf den Objekttisch gelegt, nachdem der Kondensor des Mikroskops herausgenommen und die Blende weit geöffnet ist.

Der vorderste Teil der Immersion wird abgeschraubt und an eine Trichterblende angeschraubt (Leitz) oder es wird in die Immersionslinse eine Paraboloidblende (Zeiß) eingehängt. Beides nur bei Ölimmersion nötig. Einsetzen eines möglichst starken Okulars (Zeiß Kompensationsokular 8 oder 12).

(Ältere Methode: Auf die völlig geöffnete Irisblende wird eine Zentralblende gelegt. Bei manchen Konstruktionen muß der Kondensor zu diesem Zweck zuerst entfernt werden, wird aber wieder eingeschraubt. Einsetzen von Trichterblende und starkem Okular wie oben. Die Irisblende wird bei der Untersuchung teilweise geschlossen, was auszuprobieren ist.)

Möglichst intensive *Beleuchtung*. Am besten Liliputbogenlampe, Mikroskopier-Nernstlampe oder hängendes Gasglühlicht mit Schusterkugel nahe davor. Das Mikroskop ist so nahe an die Lichtquelle zu schieben, daß der ganze Spiegel, besonders auch der Rand, beleuchtet ist, aber kein Licht darüber hinausfällt. (Kontrolle mit dicht davor gehaltenem weißem Papier.) Planspiegel.

Zur Übung. 1 ccm einer Jauche, in der sich Spirillen und Protozoen befinden, wird von der Oberfläche entnommen und in ein Uhrschälchen gebracht. Dazu kommen 2 ccm auf 40° erwärmte Nährgelatine, so daß eine etwa 10%ige Gelatinemischung entsteht (bei niederer Temperatur nimmt man weniger) und mischt gründlich mit

einem Glasstab. Hierdurch werden die Bewegung der Mikroorganismen verlangsamt und die Geißeln gut sichtbar. Ein Tropfen der Mischung kommt auf einen sorgfältig gereinigten Objektträger, darauf ein Deckglas, das (nicht zu fest) angedrückt wird; auf das Deckglas ein Tröpfchen Zedernöl. Auf den Dunkelfeldkondensor kommt ein dicker Tropfen Zedernöl, dann wird er tiefer gestellt, das Präparat auf den Objekttisch gelegt, und der Kondensor wieder in die Höhe geschraubt, bis er den Objektträger fast berührt und seine Oberfläche vollkommen von Zedernöl bedeckt ist. Luftblasen dürfen nicht darinnen sein. Bei Benutzung von Spiegelkondensor B fällt das Tief- und Hochstellen weg. Nun wird in der gewöhnlichen Weise eingestellt und der Spiegel gedreht, bis sich die Mikroorganismen hell von dem schwarzen Grund abheben.

Man sieht: Die Mikroorganismen heben sich ganz hell leuchtend oder mit ganz hell leuchtendem Saum und ganz hellen Flecken von dem tiefschwarzen Untergrund scharf ab. Am besten wartet man einige Zeit, bis die Strömungen im Präparat aufgehört haben. Verschiebt man es längere Zeit nicht, so sammeln sich die Spirillen infolge der Phototaxis in dem Gesichtsfeld an, bis allmählich infolge Erstarrung der Gelatine die Bewegung aufhört.

Die Ränder der Spirillen sind hell beleuchtet, ebenso die Vakuolen in ihrem Leibe. Die Geißel an einem oder beiden Enden ist insbesondere bei großen und volutinreichen Spirillen gut zu sehen. Bei anderen Bakterien beachte man, daß sie sich unter Drehungen des Körpers in der Flüssigkeit vorwärtsbewegen. Geißeln sieht man selten an ihnen, meist nur, wenn sie verwickelt sind und Zöpfe bilden. Sehr schön erscheinen der Leib und die Geißeln der Protozoen.

Fehler: Ist der Objektträger zu dick, so ist ein Einstellen unmöglich. Auch das Präparat darf nicht zu dick sein. Schlecht geputzte Deckgläser oder Objektträger ergeben einen gleichmäßig grau oder hell punktierten Untergrund.

Ein weiteres Präparat wird ohne Zusatz von Gelatine angefertigt. Die Bewegung ist äußerst schnell, so daß die Geißeln usw. schwieriger zu erkennen sind. Ein drittes Präparat fertigt man aus Zahnschleim an, indem man unter Zuhilfenahme eines Spiegels mit einem angeschärften Zündholz zwischen den Zähnen den Belag abreibt, so viel davon in einem Tröpfchen Speichel auf den Objektträger bringt, daß dieses deutlich trübe Stellen hat, und nach Auflegen des Deckglases untersucht. Man findet darin meist schöne Spirochäten. Weiter untersuche man normales Blut. Zum Schlusse ist der Dunkelfeldkondensor sorgfältig vom Zedernöl zu reinigen.

Das **Ultramikroskop** macht wohl viel kleinere Teile sichtbar als das gewöhnliche Mikroskop, zeigt aber nicht deren *Gestalt*, ist daher zur Untersuchung von Erregern nicht geeignet.

Gefärbte Gewebsschnitte.

105. Vorbehandlung der Gewebe bis zum Färben.

A. Fixieren und Härten.

a) *Alkohol**) 70% mindestens 1 Tag; 90% 1 Tag; 100% 1 Tag; Gewebe schrumpfen stark.

b) Siebenfach verdünntes *Formalin* mindestens 1 Tag; *Nachhärten in Alkohol**) 70%, 90%, 100%, je 1 Tag; am meisten zu empfehlen; nur Pestbakterien färben sich schlecht.

c) *Sublimat*, konzentrierte wässerige Lösung 3—6 Stunden allein, oder mit absolutem Alkohol $\overline{aa}$ 24—48 Stunden; *Nachhärten in Alkohol* wie bei b; besonders geeignet für die „Giemsa-Feuchtfärbung". Nur für dünne Gewebsstücke passend. Oft Sublimatniederschläge.

B. Einbetten in Paraffin oder Zelloidin und Schneiden.

a) Paraffin: Einlegen der fixierten und gehärteten Gewebsstücke in Alkohol + Xylol $\overline{aa}$ (oder Alkohol + Chloroform $\overline{aa}$) 1 Tag, Xylol (Chloroform) 6—24 Stunden; warm gesättigte Lösung von Paraffin in Xylol (Chloroform) 1 Tag bei Brutwärme; Paraffin (Schmelzpunkt 45—54°) im Paraffinschrank bei 56° zweimal wechseln 6—24 Stunden, dann Guß des Paraffinblockes in Metallrahmen oder Papierkästchen, in kaltem Wasser erstarren lassen! Schneiden mit Mikrotom, Bakterienmaterial möglichst dünn (5 μ). Eintragen der Schnitte in Wasser von

*) *Herstellung einer gewünschten Alkoholstärke:*

Stärke des vorhand. Alkohols		Gewünschte Alkoholstärke in Volumprozenten								
Volumprozent	Gewichtsprozent	50	60	70	75	76,7*	80	85	90	95
60	52,20	83,23								
70	62,50	71,33	85,71							
75	67, 3	66,67	80,00	93,33						
80	73,59	62,50	75,00	87,30	93,75	95,75				
85	79,50	58,82	70.59	82,35	88,24	88,71	94,12			
90	85,75	55,56	66,67	77,78	83,33	85,18	88,89	94,95		
94	91,07	53,19	63,83	74,47	79,79	81,59	85,10	90,43	95,75	
95	92,46	52,61	63,16	73,68	78,94	80,71	84,21	89,47	94,74	
96	93,89	52,08	62,50	72,92	78,13	79,86	83,33	88,54	93,75	98,96
97	95,34	51,55	61,86	72,16	77,32	79,04	82,47	87,63	92,79	97,94
98	96,84	51,02	61,22	71,43	76,53	78,28	81,63	86,73	91,84	96,94
99	98,93	50,51	60,61	70,71	75,76	77,44	80,80	85,86	90,91	95,96
100,00		50,00	60,00	70,00	75,00	76,7	80,00	85,00	90,00	95,00

Zahl der ccm, die mit H O auf 100 ccm aufzufüllen sind.

* = 70 Gewichtsprozent.

45°; Auffangen je eines gut ausgebreiteten Schnittes auf der Mitte eines reinen, fettfreien, zweckmäßig mit Eiweißglyzerin (Eiereiweißschnee filtriert oder besser mit der Wasserstrahlluftpumpe durch ein Filter gesaugt, dazu Glyzerin $\overline{aa}$) bestrichenen Objektträgers oder für Kurszwecke einer größeren Zahl von Schnitten auf einer Glimmerplatte. Trocknen 12 Stunden bei 37°. Entfernen des Paraffins durch Xylol, des Xylols durch Alkohol 100%, 90%, 70% in absteigender Reihe.

b) Zelloidin: Einlegen der fixierten und gehärteten Gewebsstücke in Alkohol-Äther $\overline{aa}$ (24 Stunden); dünne Lösung von Zelloidin in Alkohol-Äther $\overline{aa}$, je nach dem Umfange des Gewebsstückes bis 14 Tage; dickes Zelloidin (Sirupdicke) ebensolange.

Aufbringen des Stückes auf einen Holzblock und Einbetten in dickes Zelloidin, das man an der Luft zu Knorpelhärte erstarren läßt; Einlegen und Aufbewahren des ganzen Blocks in 70%igen Alkohol. Beim Schneiden Block und Messer reichlich mit 90%igem Alkohol befeuchten, in dem die Schnitte bis zur Färbung verbleiben. Entfernen des Zelloidins zur Färbung meist nicht nötig. Nach dem Färben in 95%igen Alkohol überführen! Aufhellen in Karbolxylol (1:3), Kanadabalsam.

C. Schnellverfahren. Gefrierschnitte: Bis 5 mm dicke Stücke einige Stunden in Formalin oder 1 Minute in kochendem Wasser fixieren, dann mit Äther, Chloräthyl, oder am besten flüssiger Kohlensäure auf dem *Gefriermikrotom* gefrieren lassen und schneiden! Schnitte unter 10 μ Dicke nicht zu erhalten.

106. Schnittfärbung im allgemeinen.

A. *Behandeln mit den Farblösungen* **108—118,** wobei es in der Regel zu einer Überfärbung sowie diffusen Färbung des Gewebes kommt.

B. *Differenzieren*: Entfernen des überschüssigen Farbstoffes, besonders aus dem Zwischengewebe und Protoplasma durch Wasser, verdünnte Säuren, wässerigen oder sauren Alkohol; bei der Gramschen Färbung, Erzeugung eines veränderten, gewissen Bakterien fest anhaftenden, aus anderen, sowie den meisten Gewebsteilen leicht zu entfernenden Farbstoffes durch Behandlung mit Lugolscher Lösung und Nachbehandlung mit absolutem Alkohol; bei der isolierten Bakterienfärbung nach Gram **122** sowie bei der Tuberkelbazillenfärbung **123** gewöhnlich *Nachfärben in einer Kontrastfarbe* und im Anschluß daran *abermaliges Differenzieren.*

C. *Entwässern* des Schnittes mit absolutem Alkohol.

D. *Aufhellen* mit Xylol.

E. *Einbetten* in Kanadabalsam, der in Xylol gelöst ist.

Färbung der Schnitte auf dem Objektträger entweder a *durch Aufbringen* der Farblösungen, Extraktionsmittel usw. mit Pipetten, wie bei Objektträger-Ausstrichen; oder b *durch Eintauchen* der Objektträger oder Glimmerplatten in mit den Lösungen usw. gefüllte Farb-

dosen (Schalen). In beiden Fällen jedesmal die Lösungen nach der Einwirkung mit Fließpapier tunlichst entfernen, bevor eine andere zur Verwendung gelangt! Bei der Färbung auf dem Objektträger außerdem die aufgeträufelte Lösung zweckmäßig schon nach kurzer Einwirkung ablaufen lassen und durch frische ersetzen, sowie durch Bewegen des Objektträgers dafür sorgen, daß der Schnitt fortwährend von der Lösung bespült wird! Trockenwerden der Schnitte während **A—C** vermeiden!

VII. Farblösungen und Färbeverfahren.

107. Man färbt die *Bakterien* ebenso wie die Zellkerne mit den *basischen Anilinfarben* **110/12,** die *Zelleiber* und die Zwischensubstanz mit den *saueren*, hauptsächlich Eosin oder Pikrinsäure. Die anderweitigen vorzüglichen Kernfärbemittel, wie Hämatoxylin **108** und Karmin **109** eignen sich nicht für die Bakterienfärbung. Zur Färbung der *Protozoen*, namentlich der Binukleaten, dienen neben den alkalischen Methylenblaulösungen **112** Methylenblau in Verbindung mit Eosin und besonders die Vereinigung von Methylenblau, Methylenazur und Eosin **117** und **118,** für andere Hämatoxylin. Auch von *Versilberungs*verfahren wird zum Nachweis von Mikroorganismen Gebrauch gemacht **128.**

108. **Hämatoxylin,** Farbstoff des Kampescheholzes, färbt Kerne stark blau, ebenso Schleim und Kalk.

A. Hämatoxylin, Delafield:

3 g kristallisiertes Hämatoxylin in 25 ccm absoluten Alkohol lösen, dazu 400 ccm konzentrierte wässerige Ammoniakalaunlösung. 3 Tage in offener Flasche bei Licht- und Luftzufuhr *reifen* lassen; dann filtrieren und je 100 ccm Glyzerin und Methylalkohol zusetzen! Nach mehrtägigem Stehen filtrieren, zum Gebrauch mit der gleichen Menge Wasser verdünnen!

B. Eisenhämatoxylin nach Heidenhain: 1. Eisenoxydammoniumsulfat 3,5 g, dest. Wasser 100 g. 2. Hämatoxylin 1 g, Alkohol 10 ccm, dest. Wasser 90 ccm (in brauner Flasche aufbewahren, am besten 4 Wochen vor Gebrauch herstellen).

109. A. Lithiumkarmin nach Orth:

In einer kaltgesättigten wässerigen Lösung von Lithium carbonicum Li_2CO_3, die jahrelang haltbar ist, nach dem Aufkochen 2,5 bis 5% Karmin (je nach seiner Güte) lösen!

B. Pikrokarmin, Weigert: 2 g Karmin mit 4 ccm Ammoniak in verschlossener Flasche 24 Stunden stehen lassen, dann 200 g konzentrierte wässerige Pikrinsäure zugeben, nach 24 Stunden Essigsäure tropfenweise, bis zum beginnenden Niederschlag; 24 Stunden später filtrieren, falls das Filtrat nicht klar ist, Ammoniak tropfenweise, bis zur völligen Lösung, zusetzen! Kerne dunkel-, Protoplasma hellrosa, Zwischengewebe gelb.

120

110. Als **Stammlösungen** der basischen Anilinfarben werden zur raschen Herstellung der *einfachen* **111,** sowie der durch Zusätze von Alkali, Anilin, Karbol usw. *verstärkten Farblösungen* **112—116** hauptsächlich vorrätig gehalten:

konzentrierte alkoholische Lösungen von

a) Methylenblau
b) Fuchsin
c) Methylviolett
d) Gentianaviolett

} Farbstoff im Überschuß in Glasstöpselflasche mit absolutem Alkohol übergießen, wiederholt durchschütteln, überstehende Lösung frühestens nach 24stündigem Stehen filtriert zu verwenden!

konzentrierte Lösung von

e) Bismarckbraun in Glyzerin und H_2O $\overline{aa}$ } Herstellung der Lösung wie bei **a—d**

111. Einfache, sog. wässerige Farblösungen von:

a) Methylenblau	Stammlösung **110 a** 1 Teil + Aqua dest. 9 Teile
b) Fuchsin	„ **110 b** 1 „ + „ „ 9 „
c) Methylviolett	„ **110 c** 1 „ + „ „ 9 „
d) Gentianaviolett	„ **110 d** 1 „ + „ „ 9 „
e) Bismarckbraun	„ **110 e** 1 „ + „ „ 1-2 „

Gentiana- und Methylviolett überfärben leicht, Fuchsin weniger, Methylenblau am wenigsten. Methylenblaupräparate, am wenigsten haltbar, gewähren den besten Einblick in die Strukturverhältnisse. Methylenblaulösungen vertragen Erhitzen schlecht.

Rein wässerige Lösungen der Farbstoffe werden seltener verwendet.

112. Alkalische Methylenblaulösungen:

A. Löfflerblau = 30 ccm Methylenblaustammlösung **110 a** + 100 ccm 0,01 %iger Kalilauge.

B. Mansons Boraxmethylenblau: Methylenblau 2 + Borax 5 gelöst in 100 kochendem Wasser. Von dieser Stammlösung 1 Teil mit 40 Teilen Aqua destillata verdünnt zum Gebrauch.

113. Anilinwasser-Fuchsin- (Gentianaviolett-) Lösung:

100 ccm frisch bereitetes Anilinwasser + 11 ccm Fuchsinstammlösung **110 b** (Gentianaviolettlösung **110 d**). Stets frisch filtriert zu verwenden, für Schnitte erst 12—24 Stunden nach der Herstellung; hält sich meist nur wenige Tage.

Zur Herstellung des *Anilinwassers* etwa 5 ccm Anilinöl [Gemenge von Anilin $C_6H_5(NH_2)$ und Toluidin $C_6H_5(NH_2)(CH_3)$] mit etwa 120 ccm Aqua destillata im Kölbchen kräftig durchschütteln, dann auf mit destilliertem Wasser angefeuchtetes Filter geben! Man darf nur wasserklares Filtrat ohne Öltröpfchen verwenden.

114. A. Unverdünntes Karbolfuchsin, Ziehl-Neelsen: 100 ccm 5%ige Karbolsäure + 10 ccm Fuchsinstammlösung **110 b.**

121

B. Verdünntes Karbolfuchsin: 1 Teil unverdünntes Karbolfuchsin A + 4—10 Teile Aqua destillata, zum Färben von Ausstrichpräparaten und Schnitten viel benutzt.

115. Karbolgentiana: 100 ccm 2,5%ige Karbolsäure + 10 ccm Gentianaviolettstammlösung **110 d,** ferner

116. Karbolmethylviolett, Löffler: 100 ccm 1—2,5%ige frisch bereitete wässerige Karbolsäurelösung + 10 ccm konzentrierte alkoholische Lösung von Methylviolett Höchst 6 B oder BN + 10 ccm Methylenblaustammlösung **110 a** zur Gramfärbung wegen besserer Haltbarkeit und Färbung viel benutzt.

117. Romanowskys Methylenblau-Eosin *zur Färbung der Malariaplasmodien* (1891): 1 Teil konzentrierte wässerige Lösung von Methylenblau medicinale Höchst mit 2 Teilen einer 1%igen wässerigen Lösung von „Bromeosin B. A. extra Höchst" zusammengebracht färbt in dem Moment, in welchem ein Niederschlag eintritt, nicht nur die roten Blutkörperchen rot und das Plasma blau, sondern auch das Chromatin der Plasmodien leuchtend rot.

118. Giemsalösung für die Romanowskyfärbung: Giemsa gelang 1903 die Reindarstellung des von Bernthsen als Oxydationsprodukt des Methylenblaus erkannten, das Chromatin rotfärbenden Methylenazurs. Letzteres mit gleichen Teilen Methylenblau medicinale Höchst = Azur II, dieses mit Eosin = Azur II-Eosin.

3 g Azur II-Eosin und 0,8 g Azur II im Exsikkator über Schwefelsäure gut getrocknet, aufs feinste gepulvert und durch ein feinmaschiges seidenes Sieb gerieben, werden in 125 g chemisch reinem Glyzerin Merck, bei 60° unter Umschütteln gelöst, hierauf 375 g auf 60° erwärmter Methylalkohol I (Kahlbaum) zugesetzt, gut durchgeschüttelt und nach 24stündigem Stehen filtriert. Am besten von Grübler **72 Anm.** fertig zu beziehen.

119. Schnittfärbung mit Hämalaun [-Hämatoxylin] -Eosin, *gebräuchlichste Gewebsfärbung* zum *Nachweis pathologischer Veränderungen* und *Entozoen:*

Hämalaun **108 B** (Hämatoxylin **108 A**) mindestens 20 Minuten;
Auswaschen in Leitungswasser gründlich;
Nachfärben in 1%iger Eosinlösung 1—5 „
Auswaschen in Leitungswasser;
Entwässern erst in 70- dann in 90%igem Alkohol kurz, in absolutem gründlich.
Aufhellen in Xylol. Einbetten in Kanadabalsam.
Kerne schwarzblau, Protoplasma hellrot.

120. Einfache Färbung der Bakterien im Ausstrich. Von den sog. wässerigen Farblösungen **111** bei Zimmerwärme Bismarckbraun und Methylenblau 3—10, Fuchsin (ebenso verdünntes Karbolfuchsin **114 B**)

122

2—3, Methyl- und Gentianaviolett $^1/_2$—2 Minuten einwirken lassen und zwar Gram + Bakterien **122** die kürzere, Gram — die längere Zeit! Erwärmt man aber bis zur Dampfbildung, wobei der Objektträger (das Deckglas) horizontal durch die Flamme hin und her geführt wird — für Methylenblau nicht zu empfehlen! —, so ist die Färbezeit für Fuchsin und verdünntes Karbolfuchsin **114 B** auf 1, für Gentiana- und Methylviolett auf $^1/_2$ Minute abzukürzen!

Eiweißhaltige Ausstriche am besten mit Methylenblau färben, da Fuchsin und die Violettfarben Niederschläge geben!

Meist wird die Farbe mit Pipette aufgetropft; Objektträger (Deckgläser) können aber auch in mit der Farblösung beschickte Schalen, Dosen oder Bechergläser eingetaucht werden; für Deckgläser kann man auch schwimmen lassen — Ausstrich nach unten — auf der Farblösung in Farbklötzchen.

121. Einfache Färbungen der Bakterien im Schnitt:
A. Weigerts Kernfärbung:

Färben mit wässeriger Gentianaviolettlösung **111 d**	5—10 Minuten
Spülen mit Wasser	5 „
Differenzieren mit Essigsäure 1 + 1000 Aq. dest.	1—2 „
Entwässern mit absolutem Alkohol	2 „
Aufhellen in Xylol	1 Minute

Einbetten in Kanadabalsam.

Bei gelungener Färbung *Bakterien und Kerne kräftig, Protoplasma schwach gefärbt.*

B. Löfflerblaufärbung nach Nicolle:

Färben mit Löfflerblau **112 A**	5—20 Minuten
Spülen in Wasser	5 „

Behandeln mit 10 %iger Tanninlösung kurz.
Entwässern, Aufhellen und Einbetten wie bei A.
Kerne hell, Bakterien dunkelblau.

122. Isolierte Bakterienfärbung nach Gram:
Farblösungen **113, 115, 116,** *Lugolscher Lösung* (= Jod 1, Jodkali 2, Wasser 300 — erst 2 g KJ in etwa 5 ccm H_2O, dann darin 1 g Jod lösen, schließlich mit H_2O auf 300 ccm auffüllen!).

a) Gram + sind die meisten „Bazillen" **21 B,** von den „Bakterien" diejenigen der Schweinerotlauf- und teilweise der Proteusgruppe; die Streptotricheen, Aktinomyzeten einschl. Diphtherie- und Tuberkelbazillen **22;** die meisten Kugelbakterien **21 A** (Ausnahmen unter b) und die Sproßpilze **20.**.

b) Gram — sind die Bakterien der Typhus-, Koli-, Enteritis-, Ruhr-, Alkaligenesgruppe, der Pest, Influenza, das Bact. -pyocyancum und der Erreger des Ulcus molle; von den Kugelbakterien: Gonokokken, Meningokokken und Micrococcus catarrhalis; endlich die „Schraubenbakterien" **21 C.**

A. Einfache Gramfärbung des	**Ausstrichs**	**Schnittes**
a) Anilinwassergentianaviolett **113** oder Karbolgentianaviolett **115** „ Karbolmethylviolett **116.**	2—5 Min.	5 Min.
b) Lugolsche Lösung	1—2 „	2 „
c) Absoluter Alkohol, bis Präparat nur noch Spuren von Farbe abgibt.		
d)	Trocknen, Ein- stellen, Unter- suchen u. Kon- servieren **95 F—H**	Aufhellen in Xylol, Ein- betten in Kanadabalsam **106 D u. E.**

Kerne entfärbt, grampositive Bakterien (a), Kernteilungsfiguren, Mast-
zellenkörner, Hornschicht der Epidermis und seröse Überzüge
dunkelviolett.

Es empfiehlt sich, bei Prüfung von Mikroorganismen auf ihr
Verhalten zur Gramfärbung neben dem zu untersuchenden Ausstrich an einer bestimmten Stelle etwas von einer Milzbrand-
oder Staphylokokkenkultur zur Kontrolle auszustreichen und mitzu-
färben.

Verschieden starke Färbbarkeit nach Gram (Kißkalt) durch Entfärbung mit Methylalkohol (entfärbt sehr stark) Propylalkohol,
Butylalkohol, Weigerts Anilinxylol (entfärben schwächer als Methylalkohol), ferner durch Verlängerung oder Verkürzung der Ent-
färbungsdauer.

B. Gramfärbung mit Nachfärbung:

	Ausstrich	*Schnitt*
a) Vorbehandeln wie bei A a—c		
b) Wässerige Fuchsinlösung	$^1/_4$ Min.	$^1/_2$ Min.
c) Abspülen in Wasser	1 „	9 „
oder		5 „
b) Pikrokarminlösung **109 B**		
c) Abspülen in mehrfach erneuer- tem Wasser.		
d)	Trocknen, Ein- stellen, Unter- suchen u. Kon- servieren **95 F u. H.**	Entwässern, Aufhellen in Xylol und Einbetten in Kanadabalsam **106 C—E.**

Kerne und gramnegative Bakterien **122 b** rot, grampositive **122 a**
dunkelviolett, einige allerdings nicht selten rotgefärbt; daher besser
die Kernfärbung voraufschicken wie bei

C. Gramfärbung nach Weigert mit Lithiumkarmin-Vorfärbung
(nur für Schnitte):

124

Lithiumkarmin **109 A**   5—15 Min.
90%iger Alkohol mit 1% Salzsäure   3—5 „
90%iger Alkohol $1/_2$—3 Std.
Abtrocknen oberflächlich mit Fließpapier.
Anilinwassergentianaviolett **113**   5 Min.
Lugolsche Lösung, nachdem die Farblösung mit Fließ-
   papier abgesaugt   1 „
Abtrocknen mit Fließpapier.
Differenzieren nacheinander unter mikroskopischer Kontrolle in Anilinöl,
   Anilinöl 2 + Xylol 1, Anilinöl + Xylol a̅a̅.
Auswaschen in mehrmals zu erneuerndem Xylol.
Einbetten in Kanadabalsam.
Grampositive Bakterien dunkelviolett, Kerne rot.

123. Tuberkelbazillenfärbung.

	Ausstrich	*Schnitt*
Hämatoxylin Delafield	—	20 Min.
Wasser	—	30 „
Karbolfuchsin **114 A** unter Er- wärmen bis zur Dampfbildung	2 Min.	1 Std. bei 37°
1% Salzsäurealkohol (70proz.)	bis keine Farbe mehr fortgeht	1 Min.
70%iger Alkohol	—	2—3 Min.
Löfflerblau **112** 1 T., Aq. dest. 3 T.	15 Sek.	—
	Abspülen,	—
	Trocknen	—
Fließendes Leitungswasser	—	10 Min.

Entwässern, Aufhellen, Einbetten des Schnittes wie **106 C—E.**
   Säurefeste Bakterien der Tuberkulose, Lepra usw. rot, nicht säurefeste und Kerne blau.

124. Kapselfärbung an den ohne Zusatz von Wasser, Kochsalzlösung usw. angefertigten Ausstrichen **95—101** oft schon mit wässerigem Gentianaviolett **111 d** oder Methylenblau **111 a** zu erreichen.
Noch besser nach **103.**

125. Sporenfärbung:
Ausstrichpräparat 10mal durch die Flamme ziehen.

A. Anilinwasserfuchsin **113** unter dreimaligem Aufkochen
  in einem Tiegel.
Entfärben mit 1%igem Salzsäurealkohol ganz kurz.
   „   „   60%igem Alkohol $1/_2$ Min.
Spülen in Wasser.
Wässeriges Methylenblau **111 a**   3 „
B. nach Bitter: 1. Vorbehandeln 10 Minuten in Formalin (oder
Material in 5%iger Formalinlösung aufbewahren).
   2. Kräftiges Abspülen in fließendem Wasser und Trocknen.

125

3. Färben mit alkalischer Methylenblaulösung (Methylenblaulösung **110 a** 20 ccm + 0,5 % ig KOH 3 ccm + Aq. dest. 80 ccm) unter mehrfachem kräftigem Aufkochen 3 Minuten.

4. Abspülen in fließendem Wasser und Trocknen.

5. Nachfärben mit Safranin ges. alkohol. Stammlösung 1 + 4 Aqua destillata oder Bismarckbraun **111 e** 3—5 Minuten.

6. Abspülen in Wasser und Trocknen.

126. Körnchenfärbung nach Neisser (Volutinfärbung), dazu:

Lösung **a:** Methylenblau medicinale Höchst 1, Alkohol absolutus 20, Aqua destillata 1000, Acidum aceticum glaciale 50.

Lösung **b:** Kristallviolett Höchst 1, Alkohol absolutus 10, Aqua destillata 300.

Lösung **c:** Chrysoïdin 2, gelöst in 300 kochendem Wasser, filtriert.

Ausstrichpräparat mit Mischung von 2 Teilen Lösung a + 1 Teil Lösung b 1—3 Sekunden färben, sofort in Wasser spülen; die Chrysoïdinlösung 3—5 Sekunden einwirken lassen, in Wasser spülen, trocknen: Körnchen schwarzblau, Bakterienleib bräunlichgelb.

127. Geißelfärbung.

A. nach Zettnow: Ein Geißelfärbungsverfahren war zuerst Löffler mit Hilfe einer Tanninbeize gelungen, am meisten bewährt sich aber das Versilberungsverfahren von Zettnow: 24stündige Bouillonkultur (in dünner Schicht in breitbodigem Kolben) mit Formalin 1:10 und nach 10 Stunden mit Wasser 30:1 versetzen, mehrere Tage im Spitzglas sich absetzen lassen, abgießen, Bodensatz mit 40 ccm Wasser, worin 1 ccm Formalin gelöst, übergießen, mit dieser verdünnten Formalinlösung noch einmal und schließlich mit Aqua destillata waschen!

Auf gut gereinigte, durch kräftiges Erhitzen auf einem Eisenblech fettfrei gemachte Deckgläser nach dem Erkalten 5 kleine Tropfen H_2O bringen (:∵:), in diesen 1 Öse des Bodensatzes verteilen, lufttrocken werden lassen, in der Flamme fixieren, mit der Präparatseite nach unten in ein Blockschälchen legen und mit nachstehender Tannin-Brechweinsteinlösung beizen!

Zu der auf 40° erwärmten Tanninlösung (10 g Tannin von J. D. Riedel-Berlin in 150 ccm Aqua destillata) von der Brechweinsteinlösung (Tartarus stibiatus 2 g in 40 ccm heißem destillierten Wasser) allmählich so lange zusetzen, bis sich der entstehende Niederschlag auch nach einige Minuten langem Schütteln nicht mehr verringert, d. h. bei Verwendung von Tannin von J. D. Riedel-Berlin 27—28 ccm! Beize durch einen erbsengroßen Thymolkristall haltbar gemacht, stets vor dem Gebrauch umschütteln!

Einige Kubikzentimeter dieser Beize zum Kochen erhitzen und in das Blockschälchen gießen; erkalten lassen, bis sich in der Beize ein Niederschlag zeigt (2—10 Minuten)! Deckglas herausnehmen, kräftig

spülen, unter Aufkanten trocknen lassen! (niemals direkt mit den Fingern anfassen! — Cornetpinzette!)

Dann versilbern mit folgender Äthylamin-Silbersulfatlösung: Zu 5 g Silbernitrat 30 g Aqua destillata und 6 g Natriumsulfat zusetzen, umschütteln, stehen lassen. überstehende Flüssigkeit vom Niederschlag abgießen und Waschung mit Aqua destillata noch zweimal wiederholen! Nunmehr den Bodensatz mit 500 ccm destilliertem Wasser übergießen, öfters umschütteln, wenigstens 1 Stunde stehen lassen, einfüllen in braune Flasche mit gut schließendem Stöpsel = Silbersulfatlösung (unbegrenzt haltbar)!

25 ccm der Silbersulfatlösung mit der gleichen Menge destillierten Wassers versetzen, dann von dem etwa 33 %igen käuflichen *Äthylamin* $NH_2(C_2H_5)$ so lange zusetzen, bis der anfänglich entstehende braune Niederschlag gerade wieder verschwunden ist. Etwaiger Überschuß von Äthylamin erfordert Zusatz von der Silbersulfatlösung tropfenweise, bis sich der entstehende braune Niederschlag nur noch langsam löst, ein durch zuviel Silbersulfat bewirkter Niederschlag wird durch vorsichtig tropfenweise zugesetztes, mit Aqua destillata verdünntes Äthylamin zur Lösung gebracht. Die in ein braunes Tropffläschchen eingefüllte Äthylamin-Silberlösung hält sich jahrelang.

Mit dieser Lösung das in der Cornetpinzette wagerecht aufgestellte Präparat völlig bedecken, über der Sparflamme eines Bunsenbrenners vorsichtig erhitzen, bis Dämpfe aufsteigen! Abspülen der Silberlösung in Wasser; falls das Präparat nicht schwarz, sondern nur gelb erscheint, die Behandlung mit der Silberlösung wiederholen!

Kräftig abspülen, trocknen, in Kanadabalsam einbetten!

Geißeln bei gelungener Färbung schwarz oder schwarzbraun, Präparat haltbar.

B. nach Peppler: Reinigung der Deckgläser und Anfertigung der Tröpfchen wie vorher (von einem in das andere Tröpfchen verdünnen). Beize (20 g Tannin in 80 ccm destilliertem Wasser in Wasserbad unter gelindem Erwärmen lösen, auf 20° abkühlen, langsam in kleinen Portionen 15 ccm einer 2,5 %igen Chromsäure [frei von Schwefelsäure] zufügen und mindestens eine Woche bei nicht unter 28° stehen lassen) durch doppeltes Faltenfilter darauf tropfen, Einwirkung bei Zimmertemperatur 3—5 Minuten, Abspülen, Färben 2 Minuten mit Karbolgentiana, Abspülen.

128. Nachweis von Bakterien in Schnitten durch **Silberbehandlung nach Levaditi.** Die nur etwa 1 mm dicken Stücke 1 Tag in verdünntem Formalin fixieren **105 A b,** ebenso lange in 96 %igem Alkohol härten, in Wasser waschen, bis die Stücke untersinken, in 1,5—3 %iger Silbernitratlösung 3—5 Tage bei 38° in brauner Flasche belassen, kurz in destilliertem Wasser waschen, in die jedesmal frisch zu bereitende Reduktionsmischung (Pyrogallol 2—4 g, Formalin 5 ccm, Aqua destillata 100 ccm) einlegen, woselbst sie bei Zimmerwärme 1 bis

127

2 Tage verbleiben, einige Stunden in destilliertem Wasser waschen, in absolutem Alkohol entwässern, in Paraffin einbetten, schneiden usw. **105 B a.**

Bakterien braunschwarz bis schwarz auf gelblichem Grund.

129. Färbung von Malariablutausstrichen nach Manson mit Boraxmethylenblau: Von der Stammlösung **112 B** 1 Teil mit 40 Teilen Aqua destillata verdünnt zur Färbung von frischen, höchstens einige Wochen alten Malariablutausstrichen. Eintauchen der in Alkohol fixierten Ausstriche in die verdünnte Farblösung, bis sie makroskopisch mattgrün aussehen (= 10—15 Sekunden), und dann sofort in das danebenstehende Wasserglas mit Leitungswasser: Malariaparasiten blau bis schwarzblau! rote Blutkörperchen grün, metachromatisch gefärbte graublau bis violett; Leukozytenkerne blau bis violett; Blutplättchen mattgrau bis violett mit verwaschenen Rändern.

130. Giemsas Romanowskyfärbung von Ausstrichtrockenpräparaten 99. Zum Gebrauch die im Tropffläschchen gehaltene Giemsalösung **118** mit reinem, säurefreiem, auf 30—40° erwärmtem destilliertem Wasser in reinen Gefäßen im Verhältnis von 1:20, also 1 Tropfen auf 1 ccm verdünnen! In der umgeschüttelten Flüssigkeit den in Alkohol fixierten Blutausstrich 15 Minuten oder länger belassen; dann kräftig mit Wasser spülen, trocknen und einstellen **95 F—H:** Plasma der *Binukleaten* blau, Chromatin leuchtend rot gefärbt; *rote Blutkörperchen* zumeist rosa, polychromatische violett oder purpurrot; Kerne der *Lymphozyten und großen Mononukleären* dunkelviolett, Plasma blau mit roten Stippchen; Kerne der *Polynukleären* lila, Plasma graurot; *Blutplättchen* grau bis schwarzrot oder dunkelviolett, ihr Plasma blau.

Zur **Schnellfärbung** auf das trockene Ausstrichpräparat im Petrischälchen so viel Giemsalösung + Methylalkohol a͞a͞ aufträufeln, bis der Objektträger völlig bedeckt ist. Nach $^1/_2$ Minute 10—15 ccm destilliertes Wasser in die Schale geben, durch Hin- und Herschwenken die Mischung beschleunigen, nach 3—5 Minuten Farblösung abgießen, unter der Leitung spülen!

131. Giemsas Romanowskyfärbung von Schnittpräparaten. Die höchstens 5 mm dicken Stücke in Sublimatalkohol **105 A c,** der nach 24 Stunden zu erneuern ist, mindestens 48 Stunden fixieren und härten! Stücke können monatelang darin verbleiben, dürfen nicht mit Metall- sondern nur mit Hornpinzette angefaßt werden. Weiter behandeln nach **105.** Die nicht über 4 μ dicken Schnitte 20—30 Minuten in verdünnte Lugollösung (= Lugol 3, Aqua destillata 100) bringen, kurz in Wasser waschen, mit 0,5 %iger Natriumthiosulfatlösung 10 Minuten behandeln, darauf in Leitungswasser 5 Minuten, in destilliertem Wasser kurz spülen! Nunmehr 1—24 Stunden in frisch verdünnter Giemsalösung **130** färben, Farblösung bei längerer Färbung nur halb so stark (1 Tropfen auf 2 ccm) und nach 1 Stunde erneuern! In Wasser

abspülen, in Azeton mit steigendem Xylolzusatz differenzieren und entwässern, schließlich in Zedernöl einbetten!

132. Heidenhains Eisenhämatoxylinfärbung: Ausstriche oder Schnitte aus dem destillierten Wasser für 4—12 Stunden in die Eisenalaunlösung **108 A,** dann gut mit destilliertem Wasser abspülen, dann 6—12 Stunden in die Hämatoxylinlösung **108 B;** hierauf mit Wasser abspülen und in der Eisenalaunlösung die überschüssige Farbe ausziehen, was sehr schnell geht und unter dem Mikroskop kontrolliert werden muß. (Beobachtung bis die Kerne scharf differenziert sind, das Chromatin ist tief schwarzblau, das Protoplasma schwach grau.) Dann tüchtig abspülen und durch die Alkoholstufen und Xylol in Kanadabalsam.

VIII. Tierversuche zum Nachweis der Krankheitserreger.

133. Infektion der Versuchstiere (Mäuse, Meerschweinchen, Kaninchen, Ratten, Tauben, Hühner usw.) mit dem Untersuchungsmaterial oder daraus gewonnenen Kulturen. *Impfstelle* so wählen, daß das Tier sie nicht belecken kann (Schwanzwurzel bei Mäusen und Ratten, Bauch bei Meerschweinchen); rasieren (Federn ausrupfen), abseifen, abwaschen mit 1/°₀₀igem Sublimat oder mit 70%igem Alkohol, nötigenfalls mit beiden! Oft genügt Abschneiden der Haare und Sublimatbefeuchtung.

Ruhigstellung der Tiere durch Aufbinden auf Tierhalter; durch Festhalten mit den Händen, namentlich im Nacken und gleichzeitig am Schwanz oder an den Hinterbeinen, oder an den Vorderund Hinterextremitäten, deren Festlegung auch durch Einbinden in Tücher zu erreichen ist.

A. Kutane Impfung: Auf- oder Einstreichen, auch Einreiben (mit Tupfer oder Gummifinger) in die a) unversehrte, b) rasierte, c) skarifizierte, d) mit flachen Stichen oder Schrägschnitten versehene Haut, Schleimhaut, Hornhaut usw.

B. Subkutane Impfung: Entweder a) Eintragen mit keimfreier Öse, Nadel, Messer in eine nach Durchtrennung und Loslösung der Haut von der Unterlage mit sterilen Instrumenten hergestellte „*Hauttasche*", deren Ränder alsdann durch Naht oder auch wohl Kollodium vereinigt werden, oder b) durch Einspritzung nach C a.

C. Einspritzung mit gut schließender, am besten nur aus Metall und Glas bestehender Spritze mit Platin-Iridiumkanülen. Einzuspritzende Flüssigkeit (Aufschwemmung) zweckmäßig mit Pipette genau abmessen, Kulturauflagerung mit geeichter Platinöse (meist 2 mg fassend) entnehmen und in physiologischer NaCl-Lösung oder Nährbouillon (nicht Peptonlösung!) aufgeschwemmt einspritzen und zwar in:

a) die Haut (z. B. Diphtheriegift).

b) *das Unterhautzellgewebe.* Wiederaustreten der eingespritzten Flüssigkeit vermeiden, indem die Hohlnadel weit unter der Haut vorgeschoben wird!

c) *die Muskulatur* der Hüfte, Schulter, Brust usw.!

d) *das Peritoneum* nach Durchtrennung der Haut mit kurzem Schnitt: Nadel erst eine kleine Strecke unter der Haut fortführen; eine stumpfe Hohlnadel verhütet Darmverletzungen!

e) *die Pleura* oder das *Perikard* wie d!

f) *den Subduralraum* nach vorheriger Trepanation, z. B. bei der Tollwutimpfung der Kaninchen!

g) *eine Vene*; beim Kaninchen am besten die *Randvene der Ohraußenseite*, die durch Reiben des Ohres oder Auflegen eines Wattebausches mit heißem Wasser oder Anlegen an eine elektr. Glühbirne, sowie durch Kompression an der Ohrwurzel zur Anschwellung gebracht ist! Nachdem aus Spritze und Kanüle zur Verhütung einer Luftembolie alle Luft entfernt, die nicht zu weite scharfe Kanüle flach einstechen und in der Vene vorschieben; dabei durch vorsichtige seitliche Bewegungen sich überzeugen, ob sie drin bleibt, nötigenfalls feststellen, daß beim Zurückziehen des Stempels Blut in die Spitze eintritt. Dann langsam die Spritze entleeren! Stehenbleibende Anschwellung zeigt, daß der Spritzeninhalt in das umgebende Gewebe geraten ist. — Bei Mäusen kann man in die Schwanzvene, bei größeren Tieren in die Halsvene einspritzen.

h) *das Herz* bei Kaninchen und Meerschweinchen. Bei dem wagerecht gut festgebundenen Tier, nachdem aus der mit höchstens $1^{1}/_{2}$—2 ccm gefüllten Spritze alle Luft entfernt ist, da, wo der Spitzenstoß am deutlichsten gefühlt wird, zunächst nur die nicht zu weite, scharfe Kanüle einstechen und nach oben und medial so weit vorschieben, bis entweder dunkles Blut unter ziemlich starkem Druck (= rechter Ventrikel) oder langsam (= rechter Vorhof), oder hellrotes mit der Systole reichlich heraussspritzt (= linker Ventrikel); jetzt sofort die Spritze aufsetzen und langsam entleeren; dann rasch die Kanüle herausnehmen! (Auch zur Blutentnahme zu verwenden.)

i) *die vordere Augenkammer*; die spitze Kanüle durch die kokainisierte Hornhaut am Skleralrand einstechen; oder die Hornhaut wie bei der Iridektomie durchtrennen, einen Teil des Kammerwassers ablaufen lassen und das Material einbringen!

k) *den Darm* nach voraufgeschickter Laparotomie!

l) *die Trachea*!

D. Verfüttern des Untersuchungsmaterials, nachdem es dem Lieblingsfutter beigemengt ist; Tiere vorher etwas hungern lassen!

Erforderlichenfalls das flüssige Material mit biegsamem Katheter in den Magen bringen unter Verwendung eines zwischen die Schneidezähne gebrachten Holzknebels mit einer Bohrung für den Katheter!

130

Infektion der Ratten mit Pestmaterial schon durch *Berühren der Nasenöffnungen* mit einem in dasselbe getauchten Glasstab.

E. Inhalation des verstäubten oder verspritzten, der Luft des Käfigs beigemischten Materials.

134. Beobachtung und Untersuchung der infizierten Tiere.
A. Die in Glashäfen oder in irdenen Töpfen, die mit Sägemehl oder Torf als Streu, sowie mit beschwertem Drahtnetzdeckel versehen sind, einzeln (zweckmäßig gekennzeichnet durch Metallmarke im Ohr, Bestreichen mit Farbe usw.) untergebrachten Tiere auf Munterkeit, Körperhaltung, Krämpfe, Lähmungen, Verhalten des Felles (Federkleides), Nahrungsaufnahme, Absonderungen, Ausscheidungen, Körpergewicht, Temperatur usw. beobachten! Normaltemperatur mit Maximalthermometer im Rektum gemessen beträgt bei Meerschweinchen 37,3°—39,5°; bei Kaninchen 38,3°—39,9°: bei Hühnern und Tauben 41°—42,5°.

B. Zur Untersuchung gelangen neben den gewöhnlichen Absonderungen und Ausscheidungen krankhafte mit der Öse aufzunehmende Sekrete, durch Punktion zu erlangende Ödemflüssigkeit, Exsudate und Blut, wobei Peritonealexsudat mit Glaskapillaren nach Durchtrennung der Haut, Blut aus der Vene oder dem Herzen entnommen wird **133 C** g und **h.** Nach Impfung mit tuberkulösem Material Exstirpation und Untersuchung der vergrößerten Drüsen zur Beschleunigung der Diagnose.

135. Sektion der erlegenen oder getöteten Versuchstiere zur Feststellung der Veränderungen und zur einwandfreien Entnahme von Untersuchungsproben. Falls Sektion nicht bald nach dem Tode stattfinden kann, Kadaver auf Eis aufbewahren! Bei Pest, Rekurrens, Schlafkrankheit usw. ist vor der Sektion das Ungeziefer der Tiere durch Chloroformdämpfe zu töten!

Aufspannen auf das Sezierbrett, Bauch nach oben, die ausgespreizten Extremitäten durch Nadeln, Pfriemen feststecken oder durch Schlingen an den Ösen befestigen! Mit 70%igem Alkohol das Fell am Hals, an der Vorderseite (an der Impfstelle), bei Vögeln nach dem Rupfen, die Haut gründlich durchfeuchten, damit die losgelösten Haare (Federn) nicht leicht verstäubt werden! Unter Verwendung abgekochter **40** Pinzetten, Messer oder Scheren die *Haut* vom Kinn bis zur Symphyse nötigenfalls unter Umgehung der Impfstelle *durchtrennen*; von diesem Schnitt aus auf die Extremitäten in deren Längsrichtung einschneiden, die Haut nach der Seite und unten ablösen, *nach außen umschlagen und* am besten mit Nadeln *feststecken!*

Mit einer 2. Reihe keimfreier Instrumente — die gebrauchten inzwischen wieder kochen! — *Bauchwand* in der Magengrube *durchtrennen*, Schnitt nach unten bis zur Symphyse erweitern und nach Besichtigung der Bauchhöhle von der Nabelgegend aus nach beiden Seiten einschneiden und die 4 Zipfel nach außen umlegen und feststecken! Entnahme von Exsudat mit steriler Pipette, Spritze oder Öse; von Teilen der vorliegenden Organe mit sterilen Pinzetten, Messern

oder Scheren. Organe ohne Berührung der Haut, des Darminhalts usw. in sterile Doppelschälchen bringen!

Organe der Brust durch Abtragen des Brustbeines und der Rippen mit einer dritten Reihe keimfreier Instrumente *freilegen!* Entnahme von Teilen für die Untersuchung unter Vermeiden einer Berührung mit der Haut sowie mit Darm-, Magen-, Speiseröhren- und Luftröhreninhalt. Organe in situ oder nach Einbringen in sterile Schälchen mit keimfreien Pinzetten zerreißen, mit sterilem Messer ein- oder aufschneiden, von der Riß(Schnitt-)fläche, dem Lumen mit steriler Öse das Material für Kulturen **70—90** entnehmen, oder für die mikroskopischen Präparate **91—106** verarbeiten! Hierauf Desinfektion des Kadavers, des Sezierbrettes, der Instrumente usw. nach **48.**

IX. Untersuchung von Se- und Exkreten, Körpersäften und -geweben. Entnahme und Verschickung infektionsverdächtigen Materials. Serodiagnostik.

136. Die **Untersuchung von Absonderungen und Ausscheidungen, Körpersäften und -geweben** erfolgt meist zum Nachweis von Krankheitserregern oder von spezifischen Antikörpern zum Zwecke der Diagnose. Serum vorbehandelter Tiere wird zur Unterscheidung voneinander verwandten Mikroorganismen oder von Körpersäften des Menschen und der verschiedenen Tiere benutzt. Welche Teile für den Nachweis der Erreger oder der Antikörper in Betracht kommen, ist im 3. Abschnitt bei den einzelnen Krankheitserregern angegeben. Der Nachweis der Erreger geschieht durch mikroskopische Untersuchung, durch Züchtung oder durch Übertragung auf Tiere in der bereits angegebenen Weise. Besonders zu berücksichtigen ist aber noch die Entnahme und Verschickung infektionsverdächtigen Materials **137** und die Serodiagnostik **138—160.**

137. **Entnahme und Verschickung infektionsverdächtigen Materials.** Zu den Vorbedingungen für die erfolgreiche Verhütung der Infektionskrankheiten gehört die frühzeitige Ermittlung jeder Infektionsquelle; sie hat die kostenfreie Untersuchung des infektionsverdächtigen Materials in bakteriologischen Untersuchungsanstalten zur Voraussetzung S. 64, H. Nur wo dem Arzt die Entnahme und Einsendung des Materials möglichst erleichtert wird, ist erfahrungsgemäß mit der erforderlichen weitgehenden Aufdeckung der Infektionsquellen zu rechnen. Worauf es bei der Entnahme und Einsendung der Proben besonders ankommt, läßt die nachstehend abgedruckte Anleitung des Hygienischen Instituts zu Kiel erkennen, die zugleich einen Einblick in die Einrichtung und den Betrieb eines bakteriologischen Untersuchungsamtes gestattet. Die Entnahme der Proben hat so zu erfolgen, daß auch ein Erfolg der Untersuchung soweit als möglich

gewährleistet wird, die Einsendung aber mit tunlichster Beschleunigung sowie unter Vermeidung einer Verschleppung des Infektionsstoffes. Die verstöpselten Glasgefäße mit den Proben werden meist in eine Blechkapsel und diese noch in eine Holzhülse eingesetzt. Bei den Kieler Entnahmegefäßen ist die Blechkapsel dadurch entbehrlich gemacht, daß die Holzhülsen, in welche die Glasgefäße eingesetzt werden, durch Imprägnierung mit Paraffin sowie durch einen vermittelst Umschnürung festgehaltenen Pfropfenverschluß völlig undurchlässig gemacht sind. In den Pfropfen der Kieler Entnahmeröhrchen 2, 3 und 4 ist ein Blechlöffel, ein mit Watte umwickelter Draht bzw. ein Draht mit Wattetupfer befestigt. Der Papierbeutel, mit der aufgedruckten Adresse des hygienischen Instituts in Kiel und dem Vermerk der Portofreiheit versehen, enthält außer der Anleitung noch den nachstehend gleichfalls abgedruckten Begleitschein.

Anleitung zur Entnahme und Einsendung der Proben für das bakteriologische Untersuchungsamt am Kgl. Hygienischen Institut in Kiel, Hospitalstr. 34.

Nachbezeichnete, keimfrei gemachte Entnahmegefäße werden in den Apotheken vorrätig gehalten:

1. **Sputumröhrchen,** gezeichnet ⬚Sput⬚ zur Aufnahme des Auswurfs, aber auch anderer Absonderungen und Ausscheidungen, Körperflüssigkeiten, Organstückchen usw. Auch für Deckgläser oder Objektträger. Nicht für Blutproben!

2. **Stuhlröhrchen** ⬚Faec⬚ und 3. **Urinröhrchen** ⬚Ur⬚ zur Entnahme einer Stuhl- und Urinprobe: beide zusammen in einem Papierbeutel.

4. **Tupferröhrchen** ⬚Tupf⬚ zum Abtupfen von diphtherieverdächtigen Teilen, Wundsekret, Schleim aus Nasen- und Rachenraum usw.

5. **Blutröhrchen** ⬚Blt⬚ für Typhus- und Luesblutproben, auch wie 1 für kleinere Mengen von Se- und Exkreten, Eiter, Zerebrospinalflüssigkeit usw.

Entnahmegefäße werden auch Ärzten unmittelbar zugesandt, wenn keine Apotheke am Orte ist, oder zur Verwendung für Krankenhäuser, Schulen usw. Das Eintreffen größerer Mengen von Proben ist dem Untsrsuchungsamte wegen Bereitstellung der Nährböden möglichst früh (telegraphisch) anzukündigen.

Für **Leichenteile** sind am besten frisch ausgekochte, nicht mit Desinfektionslösungen gespülte, starkwandige Pulvergläser mit eingeschliffenem Glasstöpsel zu verwenden, an denen ein Zettel mit genauer Inhaltsangabe gut befestigt wird. Nach Überbinden mit Pergamentpapier werden sie mittels Packmaterial in einer festen Kiste (nicht Zigarrenkiste oder Pappschachtel!) sorgfältig verpackt und das Paket mit der Aufschrift „Vorsicht" versehen.

133

Pathologisch-histologische Untersuchungen (wie Gewebsteile auf Neubildungen), ferner klinisch-chemische (wie Harn auf Zylinder, Eiweiß, Zucker) werden nicht im bakteriologischen Untersuchungsamte ausgeführt. Lymphe und Heilsera gibt das Institut in der Regel nicht ab, wohl dagegen Typhus- und Choleraimpfstoff. Pockenlymphe liefert die Kgl. Impfanstalt, Berlin SW, Hagelbergerstr. 10.

Unbrauchbar gewordene Entnahmegefäße, leere Hülsen usw. bittet das Institut gelegentlich, z. B. im Beutel mit einer anderen Sendung zurückzuschicken. Ersatzteile, wie Umschläge, Begleitscheine, können vom Institut bezogen werden.

Tierversuche werden nur dann unentgeltlich ausgeführt, wenn sie das Untersuchungsamt für die Diagnose oder im hygienischen oder wissenschaftlichen Interesse für nötig erachtet.

Diphtherie. Mit dem Wattetupfer (4) wird die verdächtige Stelle abgestrichen. Antiseptische Behandlung (Pinseln, Gurgeln usw.) stellt den Kulturnachweis der Diphtheriekeime in Frage; daher Entnahme nicht vor Ablauf von 2 Stunden, falls ein Antiseptikum angewendet wurde. — Sofern die klinischen Erscheinungen oder voraufgegangene Diphtherieerkrankungen den Verdacht auf Diphtherie auch nur einigermaßen nahelegen, empfiehlt es sich, die Serumbehandlung nicht erst von der bakteriologischen Untersuchung abhängig zu machen. — Um festzustellen, wann Isolierung und Desinfektion aufhören können, oder die Schule wieder besucht werden darf, sind nach der Genesung Abstriche einzusenden, bis zweimal nacheinander keine Diphtheriebakterien mehr gefunden werden.

Unterleibstyphus. Soll die Diagnose gestellt oder bestätigt werden, so ist so früh als möglich eine Blutprobe (5) zur Anlegung von Kulturen und zur Agglutinationsprüfung einzusenden. Ist die Erlangung einer Blutprobe ausgeschlossen, so ist eine Stuhl- und eine Urinprobe und, wo vorhanden, auch Auswurf (1) einzusenden. — Besonders im Beginn der Erkrankung versagt die Stuhl- und Urinuntersuchung oft.

Bei Sektionen sind Milzstücke, Dünndarminhalt, Gekrösdrüsen, Galle, Lungenstücke, Bronchialsekret, Inhalt von Eiterherden einzusenden. — Um festzustellen, wann bei genesenen oder nicht erkrankten Bazillenträgern Isolierung und Desinfektion aufhören können, sind nur Stuhl- und Urinproben einzusenden.

a) **Blutprobe:** 1 ccm Blut genügt zur Not für Züchtungsversuche, mehr erhöht jedoch die Aussicht auf Erfolg. Neben Schröpfkopf, Aderlaß, Einstich in die Fingerbeere usw. kommen besonders in Betracht:

1. **Venenpunktion:** Umschnürung des Oberarms, so daß der Radialpuls noch eben fühlbar bleibt; Desinfektion der Ellenbeuge; Einstechen der ausgekochten Spritze mit mittelstarker Hohlnadel handwärts in die Mediana. Nachher Lösung der Umschnürung, dann erst Hohlnadel herausziehen!

134

2. **Ohrläppchen:** Desinfektion (mit 70%igem Alkohol, kräftig abreiben); Stich oder Schnitt in den freien Rand des zwischen 2 Finger gefaßten Ohrläppchens oder Stich in die Vorderseite desselben in der Richtung auf den als Unterlage dienenden Korken des Blutröhrchens. Die manchmal erst auf Druck hervorquellenden Tröpfchen bringt man in das Röhrchen, bis das Blut darin womöglich 1 cm hoch steht. — Möglichst aseptische Entnahme!

b) **Stuhlprobe:** Der Blechlöffel (2) wird mit dem undesinfizierten Stuhl gefüllt.

c) **Urinprobe:** Die Watte des Urinröhrchens (3) wird beim Urinlassen so vor die Harnröhre gehalten, daß sie sich möglichst vollsaugt. Wo das nicht ausführbar ist, wird sie in das möglichst reine Gefäß mit dem frischgelassenen Urin eingetaucht.

Ruhr und infektiöse Darmkatarrhe: Stuhl- und Blutproben wie bei Typhus. Bei **Fleischvergiftungen** auch Erbrochenes sowie das verdächtige Nahrungsmittel. — Von Leichen veränderte Darmschlingen, Darminhalt, sowie Milzstücke.

Genickstarre: Einzusenden ist Zerebrospinalflüssigkeit. Auch Blut (wie bei Typhus) und Schleim aus dem Nasenrachenraum (auf Tupferröhrchen) sind erwünscht. Möglichst schnelle Versendung (Eilbrief!). — Spinalpunktion: Horizontale Lagerung auf die linke Seite, Oberschenkel stark an den Leib angezogen, Rücken möglichst gekrümmt! Desinfektion! Einstechen des ausgekochten Trokars einige Millimeter links von der Mittellinie (bei Kindern genau in der Mittellinie) zwischen 3. und 4. Lendenwirbel bis zur Überwindung eines fühlbaren Widerstandes (bei Kindern etwa 2, bei Erwachsenen etwa 4 cm tief). 5 bis 10 ccm Liquor langsam abfließen lassen, am besten aus einem an den Trokar angefügten Steigrohr. — Sektion: Einzusenden sind keilförmige Ausschnitte aus dem Großhirn an Stellen mit getrübter, weicher Hirnhaut, besonders von der Basis (Hypophysis); etwaiger Erguß sowie durch Punktion gewonnene Lumbalflüssigkeit.

Tuberkulose: Der Auswurf wird von dem Kranken in das Sputumröhrchen (1) gespuckt. Kein Wasserzusatz!

Lues: Für die Wassermannsche Reaktion sind mindestens 3 ccm (besser 5 ccm: Blutröhrchen voll) Blut oder Spinalflüssigkeit erforderlich. Entnahme am besten durch Venenpunktion (siehe Typhus). Das Blut ist vor der Mahlzeit zu entnehmen. Die Untersuchung findet Dienstags und Freitags statt; die Proben müssen bis 6 Uhr abends vorher eintreffen, können im übrigen jederzeit eingesandt werden.

Gonorrhöe: Sekrettropfen auf 2 oder mehr reine Objektträger, sorgfältig verteilen durch Überstreichen mit der schräg aufgesetzten Kante eines anderen Objektträgers. Trocknen lassen. Versendung der eingewickelten Objektträger im Sputumglas (ohne Korken).

135

Eiterproben: Versand am besten in Blutröhrchen (5), kleine Mengen auch wohl an Tupfern (4).

Milzbrand: Absonderungen von Karbunkeln werden in Blutröhrchen (5) oder mit Tupfern (4) aufgenommen. Bei Lungenmilzbrand Auswurf wie bei Tuberkulose. Bei Darmmilzbrand Stuhlprobe wie bei Typhus. — Bei septischem Milzbrand Nasen- und Rachenschleim auf Tupfern (4) und Blut wie bei Typhus. — Bei Sektion: Milz, Herzblut, Teile des Karbunkels, Lungenstücke, Dünndarmschlingen, Gekrösdrüsen.

Malaria: Mehrere Objektträger mit dünnen Blutausstrichen und mit angetrockneten, nicht fixierten dicken Blutstropfen. Proben in Blutröhrchen sind nicht brauchbar. Stechmücken, die der Übertragung verdächtig sind, sind in Blutröhrchen einzusenden!

Rotz: Einsendung von eitrigen Geschwürabsonderungen und Nasenschleim auf Tupfern (4), Auswurf wie bei Tuberkulose, Blut wie bei Typhus; aber nicht im Briefumschlag, sondern (ebenso wie **cholera-** oder **pest**verdächtiges Material) in fester Kiste sorgfältig verpackt, gut verschnürt, versiegelt, mit dem Vermerk „Vorsicht!" versehen. — Beförderung durch die Post nur als „dringendes" Paket. Telegraphische Ankündigung beim Untersuchungsamt. — Von der Leiche: Eiterknoten von der Haut und Lungenstücke unter den gleichen Vorsichtsmaßregeln.

Pneumonie. Influenza: Einsendung frischen, undesinfizierten Auswurfs.

Eingeweidewürmer: in Sputumröhrchen (1). Stuhlproben zur Untersuchung auf Wurmeier in Stuhlröhrchen (2).

Auszug aus der Dienstordnung.

Das Amt führt Untersuchungen nur im Auftrage von Ärzten und Behörden aus. Die Begleitscheine sind vollständig und leserlich auszufüllen oder die Angaben in anderer Weise dem Amte zu übermitteln. Für mündliche Bestellungen wird keine Gewähr geleistet. Alle Sendungen sind, soweit sie nicht schon den Freistempel tragen, zu frankieren, sonst wird Annahme verweigert. Bei Paketen ist auch das Bestellgeld vom Absender zu bezahlen. Sendungen nie an persönliche Adressen, auch nicht an das Bakteriologische Institut (es gibt 3 in Kiel), sondern an das Hygienische Institut in Kiel, Hospitalstr. 34. Die Proben können auch durch die Ärzte selbst oder deren Beauftragte im Institut abgegeben werden; an der Hauptpforte ist ein Einwurf hierzu angebracht. Dem Patienten wird das Ergebnis nur bekanntgegeben, wenn der Arzt es wünscht. Die bakteriologischen Untersuchungen mit Ausnahme der Wassermannschen Untersuchungen erfolgen unentgeltlich, soweit die Proben von Zivileinwohnern der angeschlossenen Kreise stammen.

136

Begleitschein

für Sendungen an das Untersuchungsamt für ansteckende
Krankheiten am Hygienischen Institut in Kiel, Hospital-
straße 34.   Telephon 4225.

Nr.

Sorgfältiger Verschluß der Röhrchen und Hülsen! Bei Cholera, Pest und Rotz, ferner bei größerer Zahl von Proben Benachrichtigung des Instituts, am besten telegraphisch, schon vor Absendung der Proben! Sendungen nicht an persönliche Adressen! Das positive Ergebnis der Untersuchung bei anzeigepflichtigen Krankheiten wird gemäß Ministerialanweisung auch vom Untersuchungsamte dem Kreisarzte mitgeteilt.

Name: .... männlich, weiblich.

Alter u. Stand: ....

Wohnort u. Straße: ....

Krankenhaus: ....

Kreis

Kreisarztbezirk } : ....

Art der Probe: ....

Zu untersuchen auf: ....

....

Beginn der Erkrankung: ....

Bei Typhus-Blutproben Fieberhöhe zur Zeit der Entnahme: ....

Lfd. Nr. oder Tag früherer Untersuchung: ....

Das Ergebnis der Untersuchung soll mitgeteilt werden an

Herrn Dr. med. ....

Wohnort: ....

Straße: ....

Anbei ...Pfg. in Briefmarken für Telegr., Teleph. (Nr. ....).

leserlich!

Genauere Angaben, bes. bei Typhus und Lues, über
Symptome, Verlauf usw. ....

....

(Die wirkliche Größe des Begleitscheins beträgt 22 × 14 cm.)

137

Serodiagnostik.

138. Immunisierung der Versuchstiere und Serumgewinnung. Einspritzung der Toxine und Enzyme hauptsächlich subkutan, der Antigene auch intraperitoneal, zumeist intravenös **133 C b, d, g** namentlich bei Pferden, Ziegen und Kaninchen. Erste Einspritzung nach Abschwächung oder Abtötung der Gifte oder Kulturen in so kleiner Menge, daß wohl eine Reaktion, aber keine lebensgefährliche oder länger andauernde Erkrankung eintritt. Wenn die allgemeinen und örtlichen Erscheinungen verschwunden sind, das Tier sich erholt hat, insbesondere der durch die Einspritzung bewirkte Gewichtsverlust wieder ausgeglichen ist (nach etwa 7 Tagen), Einspritzung einer etwas größeren Menge oder der gleichen Menge eines wirksameren Antigens. Nach abermaligem Ablauf der Reaktionserscheinungen wieder Einspritzung einer gesteigerten Dosis usf., bis eine. 7 Tage nach der letzten Einspritzung entnommene kleine Blutprobe Serum von der gewünschten Wirkung liefert. Alsdann sofort aseptische Entnahme einer größeren Probe durch Aderlaß, oder aus der freigelegten Carotis, nötigenfalls unter Verbluten des Tieres, auch wohl aus dem freigelegten Herzen. Nach 24stündigem Stehen bei Zimmerwärme Abfüllen des Serums mit keimfreien Pipetten in keimfreie Röhrchen, Konservieren durch Zusatz von 1 Teil 5%iger Karbolsäure auf 9 Teile Serum oder durch Kälte zweckmäßig im Kälteschrank „Frigo“, in welchem eine Kältemischung dauernde Abkühlung unter 0⁰ bewirkt. Kleinste Menge Serum, die unter den üblichen Versuchsbedingungen noch die Reaktion gibt, ermitteln = titrieren! Titer aufzeichnen, von Zeit zu Zeit neu bestimmen!

139. Zur Serumprüfung beim Menschen: Blutentnahme durch Einstich ins Ohrläppchen oder in den Rücken des Nagelgliedes, durch Venenpunktion oder blutigen Schröpfkopf; **Spinalpunktion 137.** Blutproben nach vollständiger Gerinnung zentrifugieren und Serum abhebern!

140. Schema der Serumverdünnung, namentlich für Agglutinationsund zytolytische Versuche. Verdünnungen jedesmal frisch herstellen! Dazu:

a) Serum mit bekanntem oder zunächst noch festzustellendem Titer;

b) Kölbchen mit 0,85%iger Kochsalzlösung, für Pfeiffers Versuch **143/4** sterile Nährbouillon **52.**

c) Eine Pipette zu 10 ccm mit $^1/_{10}$ ccm-Teilung, die in einem langen Rohr mit Kochsalzlösung steht, so daß sie von selbst volläuft.

d) Eine (oder mehr) Rekordpravazspritze zu 1 ccm mit $^1/_{10}$ Teilung und langer Hohlnadel,

e) 20 kleine, enge, saubere Reagenzgläser in einem Gestell.

A. Herstellung der **Hauptverdünnungen** $^1/_{10}$, $^1/_{100}$, $^1/_{1000}$ usw.; dazu in mit I, II, III usw. bezeichnete Röhrchen mit der Pipette je 9 ccm

138

Kochsalzlösung eintragen und die Pipette in das Kochsalzrohr zurückstellen! Jetzt mit der Spritze 1 ccm Serum in Röhrchen I bringen, und die Spritze mit Kochsalzlösung 2mal in ein Wasserglas ausspritzen, dann mit der Spritze den Inhalt von I durch Ansaugen und Ausspritzen mischen = $^1/_{10}$-Verdünnung!

Aus I mit der Spritze 1 ccm in II übertragen, Spritze wie oben durch Ausspritzen von überschüssigem $^1/_{10}$-Serum befreien, dann mit der Spritze Inhalt von II durchmischen = $^1/_{100}$-Verdünnung.

Aus II mit der Spritze 1 ccm in III übertragen usw. wie vorher = $^1/_{1000}$-Verdünnung! usw.

B. Herstellung der **ganzen Verdünnungsreihe** aus den Hauptverdünnungen I, II und III: Spritze, mit Kochsalzlösung gereinigt, in I bringen, daraus 1,0, 0,4 und 0,2 ccm in drei mit 10, 25, 50 bezeichnete Reagenzgläser bringen! Spritze mit Kochsalz reinigen und aus II in drei mit 100, 250, 500 bezeichnete Gläser 1,0, 0,4, 0,2 ccm bringen. Spritze mit Kochsalz reinigen und aus III in drei mit 1000, 2500, 5000 bezeichnete Gläser 1,0, 0,4, 0,2 ccm bringen, usw. Die Gläser 25, 50, 250, 500, 2500, 5000 usw. werden mit Kochsalzlösung auf 1 ccm nachgefüllt.

Zur Verfügung stehen somit:

Röhrchen	10	d. h.	1 ccm	$^1/_{10}$	Verdünnung,	darin	100	mg Serum
„	25	„ „	1 „	$^1/_{25}$	„	„	40	„ „
„	50	„ „	1 „	$^1/_{50}$	„	„	20	„ „
„	100	„ „	1 „	$^1/_{100}$	„	„	10	„ „
„	250	„ „	1 „	$^1/_{250}$	„	„	4	„ „
„	500	„ „	1 „	$^1/_{500}$	„	„	2	„ „
„	1000	„ „	1 „	$^1/_{1000}$	„	„	1	„ „
„	2500	„ „	1 „	$^1/_{2500}$	„	„	0,4	„ „
„	5000	„ „	1 „	$^1/_{5000}$	„	„	0,2	„ „

usw.

C. Falls nur *wenig Serum* zur Verfügung steht, die Verdünnung $^1/_{10}$ herstellen aus:

Serum	+ NaCl-Lösung;	Serum	+ NaCl-Lösung
0,5 ccm	4,5 ccm	0,1 ccm	0,9 ccm
0,25 „	2,25 „	0,05 „	0,95 „
0,2 „	1,8 „		

141. Grubersche (Agglutinations-) Reaktion zur Unterscheidung vieler Bakterien von ihnen im Aussehen und Wachstum ähnlichen:

Serum eines mit einem bestimmten Bakterium hoch immunisierten Tieres bewirkt schon in sehr kleinen Mengen, den Aufschwemmungen dieses Bakteriums zugesetzt, Agglutination, während es in solchen nächstverwandter Bakterien erst auf Zusatz größerer Serummengen Agglutination hervorruft, nicht verwandte Bakterien aber überhaupt nicht, oder doch erst bei Einwirkung in starker Konzentration beeinflußt.

139

Beispiel: **Prüfung eines typhusverdächtigen,** *aus Wasser isolierten* **Stäbchens,** dazu:

a) Serum von einem Kaninchen, dem nach **138** alle 5 Tage $^1/_3$ Öse abgetöteter Typhuskultur in die Ohrvene gespritzt waren. Agglutinationstiter, kürzlich bestimmt, = 1 : 5000.

b) Verreibungskultur des Stäbchens im Schrägröhrchen **77 B** auf Agar **54,** 18—24 Stunden bei 37° gezüchtet.

c) Röhrchen I, II, III und 50, 100, 250, 500, 1000, 2500, 5000, Kochsalzrohr, Pipette, Spritze wie bei **140 A** und **B.**

d) Erforderlichenfalls die Teile **91 a—f** zum hängenden Tropfen.

Dem Titer des Serums entsprechend Serumverdünnungen bis 1 : 5000 verwenden **140,** Röhrchen daher mit je 1 ccm der Verdünnungen $^1/_{50}$—$^1/_{5000}$, das Kontrollröhrchen mit 1 ccm 0,85 %iger NaCl-Lösung beschicken und in jedem Röhrchen eine kleine Öse von der Kultur b bis zur gleichmäßigen Trübung verreiben! Die in den Brutschrank gebrachten Röhrchen nach 20, 60 und 120 Minuten schräg gegen die Decke halten, so daß das seitlich einfallende Tages- oder Lampenlicht eine Art Dunkelfeldbeleuchtung bewirkt; nötigenfalls mit der Lupe auf Flockenbildung untersuchen! Tritt mit Ausnahme des Kontrollröhrchens in allen 7 Röhrchen Flocken- oder Niederschlagbildung ein, dann ist das untersuchte Stäbchen als Typhusbakterium anzusprechen. Das gilt auch für den Fall, daß nur in der stärksten 1 : 5000, vielleicht auch noch in der zweitstärksten Verdünnung 1 : 2500, die Agglutination ausbleibt, oder sich verspätet und schwach zeigt. Wird nur 1 : 50, auch wohl noch 1 : 100, 1 : 250 und 1 : 500 agglutiniert, so handelt es sich wahrscheinlich um ein dem Typhuserreger verwandtes Bakterium; dann muß die Kultur mit Paratyphus-, Enteritis- u. ähnl. Immunserum in der soeben beschriebenen Weise weiter geprüft werden.

Tritt auch im Kontrollröhrchen Flockenbildung auf (= Spontanagglutination), so ist durch Agglutination überhaupt nicht festzustellen, ob die untersuchte Kultur aus Typhusstäbchen besteht, es muß dann der Pfeiffersche Versuch **143** ausgeführt werden.

Erscheint die Flockenbildung bei einer Probe zweifelhaft, so wird davon ein hängender Tropfen bei schwacher Vergrößerung auf Verklumpung, bei starker auch auf Verlust der Eigenbewegung untersucht.

Fehler bei der Bewertung: Harmlose Bakterien, die längere Zeit im Darme Erkrankter waren, können, auch wenn sie nicht die Erreger sind, agglutiniert werden (Paragglutination).

142. Widalsche (Agglutinations-) Reaktion zur Diagnosestellung oder Sicherung der Diagnose *bei vorliegender oder abgelaufener Infektion:*

Serum eines Kranken (Genesenen) agglutiniert schon von den ersten Krankheitstagen an Aufschwemmungen derjenigen Bakterien, welche die Infektion bewirkt haben, in stärkeren Verdünnungen als Serum

von Personen, welche an der Krankheit nicht leiden oder gelitten haben. Die Erreger ähnlicher Infektionen kann das Serum Kranker oder Genesener allerdings manchmal ebenso agglutinieren, wie die der vorliegenden Infektion.

Beispiel: **Prüfung des Serums von einem typhusverdächtigen Kranken.** Dazu: a) das nach **137** entnommene, nach Gerinnung abgeheberte Serum, möglichst 0,2 ccm;

b) eintägige Agarkultur **77 C**, von Bacterium typhi **236**, von Bact. paratyphi B **237**, unter Umständen auch Bact. enteritidis Gärtner **236**; und zwar von Kulturen, deren Agglutinierfähigkeit durch Immunserum früher nach **141** erprobt ist;

c) 2 große mit I und II, 4 (8 oder 12) kleine mit 25, 50, 100 und 250 bezeichnete Röhrchen, Pipette, Spritze und Kochsalzrohr wie bei **140 c** und d;

d) die Teile für den hängenden Tropfen **91 a—f**, sowie Glaskapillaren.

A. Herstellen der Verdünnung 1:10 nötigenfalls nach **140 C**, der übrigen nach **140 B**, Aufschwemmen je einer kleinen Öse der Typhuskultur b in den Röhrchen 25, 50, 100, 250, Einstellen in den Brutapparat und Beobachten wie bei **141.** Tritt in allen 4, oder doch wenigstens in den Verdünnungen 1:25 und 1:50 Agglutination ein, dann spricht dies dafür, daß Typhus- oder eine ähnliche Infektion, wie Paratyphus oder Enteritis, vorliegt oder vor einiger Zeit vorgelegen hat, falls nicht innerhalb des letzten Jahres eine Schutzimpfung gegen eine dieser Krankheiten vorgenommen wurde. Es empfiehlt sich dann,

B. je eine Reihe der Serumverdünnungen 25, 50, 100 und 250 mit der Paratyphus- bzw. Enteritiskultur zu beschicken und auf Agglutination zu beobachten. Bleibt die Agglutination bei Paratyphus (oder Enteritis) aus, oder nur auf die unterste Verdünnung 1:25 beschränkt, so spricht dies gegen Paratyphus (Enteritis); agglutiniert aber das Serum Paratyphus (Enteritis) besser, d. h. noch in stärkeren Verdünnungen als Typhus, so spricht dies umgekehrt für Paratyphus (Enteritis). Werden Typhus und Paratyphus (Enteritis) annähernd gleich stark agglutiniert, dann ist die Prüfung nach einigen Tagen mit neuem Serum zu wiederholen, oder durch den Pfeifferschen Versuch **143** eine Entscheidung zu erbringen.

C. Bei weniger als 0,2 ccm Serum kann man mit etwa 0,08 ccm nur einen Bakterienstamm in 4 Verdünnungen ansetzen; wenn man $^1/_{25}$ fortläßt, auch mit 0,04 ccm; hat man noch weniger Serum, so läßt sich die ganze *Untersuchung* im *hängenden Tropfen* ausführen, indem die entsprechenden Verdünnungen mittels Kapillarröhrchen hergestellt, und Ösentröpfchen derselben nach Eintragen und Verteilen der betreffenden Kulturen mit der Platinnadel als hängende Tropfen untersucht werden.

141

143. Pfeifferscher Versuch.

Beispiel: **Prüfung eines aus choleraverdächtigem Stuhl (*Darminhalt*) isolierten Vibrio.** Dazu:

a) 4 Meerschweinchen von 200 g Körpergewicht, als A, B, C und D unterschieden.

b) Serum von einem ähnlich wie bei **141 a,** aber zuerst mit abgetöteter, dann mit lebender Cholerakultur vorbehandelten Kaninchen (vom Kaiserl. Gesundheitsamt zu beziehen!). Serum soll einen Titer von mindestens 1 : 5000 haben, d. h. 0,2 mg sollen genügen, „um bei Injektion von einer Mischung einer Öse (= 2 mg) einer 18stündigen virulenten Cholerakultur und 1 ccm Nährbouillon die Cholerabakterien innerhalb 1 Stunde in der Bauchhöhle des Meerschweinchens zur Auflösung unter Körnchenbildung zu bringen". Davon soll Tier A das 5fache der Titerdosis = 5 × 0,2 = 1 mg = 1 ccm der Serumverdünnung 1 : 1000, Tier B das 10fache = 2 mg = 1 ccm der Verdünnung 1 : 500, beide mit je 1 Öse der Cholerakultur e eingespritzt erhalten.

c) Normales Kaninchenserum, wovon das Kontrolltier C das 50fache der Titerdosis = 10 mg = 1 ccm der Verdünnung 1 : 100 nebst 1 Öse der Cholerakultur bekommen soll.

d) Nährbouillon **52,** wovon das Kontrolltier D 1 ccm mit 1 Öse der Cholerakultur erhalten soll.

e) Eine 18 Stunden bei 37° gezüchtete Agarkultur **77 B** von dem isolierten Vibrio, von dem festgestellt werden soll, ob er ein Choleravibrio ist.

f) Pipette, Spritze, Röhrchen mit I, II und III, mit 500 und 1000 bezeichnet für die *Cholera*serum-, 2 Röhrchen mit I n und II n, ein Röhrchen mit 100 n gezeichnet für die *Normal*serumverdünnungen und ein kleines mit N bezeichnet, für 1 ccm Nährbouillon.

g) 4 sterile Doppelschälchen,

h) eine, besser 4 Spritzen mit stumpfer Kanüle **133 C d.**

i) Mehrere Kapillarröhrchen.

Ausführung: Zunächst vom Choleraserum nach **140** die Hauptverdünnungen I, II, III, von dem Normalserum nur „I n" und „II n" herstellen, dann Röhrchen 1000 und 500 mit 1 ccm der Choleraserumverdünnung 1 : 1000 und 1 : 500, Röhrchen 100 n mit 1 ccm der Normalserumverdünnung 1 : 100, Röhrchen N mit 1 ccm der Nährbouillon beschicken! In jedem der 4 Röhrchen eine Öse (= 2 mg) der choleraverdächtigen Kultur e, verreiben! Den Inhalt der 4 Röhrchen nach Abflammen der Öffnung in die gleichbezeichneten Doppelschälchen entleeren! Dann, falls nur 1 Spritze zur Verfügung steht, erst Kontrolltier D mit N, dann C mit 100 n, A mit 1000, und zuletzt B mit 500 nach **133 C c** spritzen, dabei nach jeder Einspritzung die Spritze mit steriler Kochsalzlösung ausspülen! Sofort, sowie 20 und 60 Minuten

nach der Einspritzung bei allen 4 Tieren mit einer Glaskapillare ein Tröpfchen Peritonealexsudat entnehmen und im hängenden Tropfen **91** bei starker Vergrößerung auf Körnchenbildung und Auflösung der Vibrionen beobachten!

Falls bei Tier A und B nach 20, spätestens 60 Minuten Bakteriolyse eintritt, während bei Tier C und D viele lebhaft bewegliche, in ihrer Form gut erhaltene Vibrionen gesehen werden, ist die Kultur als Cholerakultur anzusprechen.

144. Pfeifferscher Versuch zur Feststellung bestehender oder bereits abgelaufener Infektion 94 A.

Beispiel: **Prüfung des Serums eines Choleraverdächtigen** nach der Anweisung des Bundesrats. Dazu:

a) 4 Meerschweinchen von 200 g Gewicht als A, B, C und D unterschieden.

b) Serum des Choleraverdächtigen, in den Verdünnungen mit Nährbouillon von 1:20, 1:100 und 1:500 zu verwenden.

c) Virulente Choleraagarkultur **77 B,** 18 Stunden bei 37° gezüchtet.

d) Nährbouillon, Pipetten, Röhrchen, Schälchen, Spritzen und Kapillarröhrchen wie bei **143.**

Ausführung: Zunächst die Hauptverdünnungen I und II anlegen, dann die mit 20, 100 bzw. 500 zu bezeichnenden Röhrchen mit je 1 ccm der Serumverdünnung 1:20 (= 1:10 und Nährbouillon $\overline{aa}$), 1:100, 1:500, Röhrchen N mit 1 ccm Nährbouillon beschicken, in jedem der 4 Röhrchen 1 Öse (= 2 mg) der Cholerakultur c, verreiben, die 4 Röhrchen in die entsprechend bezeichneten Doppelschälchen entleeren und bei Benutzung von nur einer Spritze der Reihe nach Tier D mit N, C mit 500, B mit 100, A mit 20 intraperitoneal **133 C d** spritzen wie bei **143!** Auch Entnahme und Untersuchung der Proben wie dort!

Fehlt die Bakteriolyse beim Tier D, wird sie dagegen entweder nur bei A, oder auch bei B, oder bei B und C beobachtet, so ist anzunehmen, daß der betreffende Mensch, von dem das Serum stammt, die Cholera überstanden hat.

145. Präzipitinreaktion zur Unterscheidung von Blut des Menschen und der verschiedenen Tiere 44 B.

1. Beispiel (s. S. 44).

2. Beispiel: **Untersuchung von „Blutflecken" eines angeblich mit Menschenblut bespritzten Tuches** nach Uhlenhuth. Dazu:

a) Menschenpräzipitin-Serum von einem Kaninchen, dem alle 5 bis 6 Tage 3mal je 1—3 ccm frisches Menschenserum **56** in die Ohrvene eingespritzt waren, 7 Tage später, und zwar 12 Stunden nach der letzten Futteraufnahme unter Töten des Tieres gewonnen, durch Karbolzusatz **138** konserviert, völlig klar; präzipitierte zuletzt (vor 14 Tagen) eine Menschenserumlösung von 1:20000 prompt.

b) Normales Kaninchenserum.

c) Auf Filtrierpapier eingetrocknetes Menschen-, Rinder- und Schweineblut.

d) 0,85 %ige Kochsalzlösung.

e) Ganz reine, behufs Zerstörung etwaiger Eiweißreste im Heißluftsterilisator **39** sterilisierte, schmale Reagenzröhrchen, in einem Gestell hängend.

f) 2 ebenso sterilisierte Pipetten mit $^1/_{10}$ ccm-Teilung.

Nachdem durch die Teichmannsche Häminprobe und die spektroskopische Prüfung erwiesen ist, daß die Flecken auf dem Tuch in der Tat aus Blut bestehen, zunächst

A. durch einen **Vorversuch** die Wirksamkeit des Präzipitinserums a bestimmen! Hierzu von dem vorrätigen, angetrockneten Menschenblut c mit der NaCl-Lösung d eine ungefähr 1000fache Verdünnung herstellen, d. h. eine nahezu farblose aber beim Schütteln noch Schaum bildende Lösung, von der 1 ccm mit 1 Tropfen einer 25 %igen Salpetersäure beim Kochen eine leicht opaleszierende Eiweißtrübung gibt! Nunmehr von 3 Röhrchen das I. und II. mit je 1 ccm von dieser 1000fachen Verdünnung von Menschenblut, das III. aber mit 1 ccm Kochsalzlösung beschicken, und alsbald in I und III je 0,1 ccm von dem Menschenpräzipitin a, in II dagegen 0,1 ccm von dem normalen Kaninchenserum b mit der Pipette eintragen! Ohne durchzuschütteln im durchfallenden Licht, am besten, nachdem zwischen Licht und Reagenzgestell ein schwarzes Brettchen eingeschaltet ist, auf Trübung beobachten! Tritt in I sofort oder spätestens nach 2 Minuten eine hauchartige, in der Regel am Boden beginnende, in weiteren 5 Minuten wolkig werdende Trübung ein, aus der sich später ein Bodensatz entwickelt, dann ist das Präzipitinserum brauchbar. Reaktion muß in 10 Minuten abgelaufen sein; später als 20 Minuten eintretende Trübungen gelten nicht.

B. Eigentlicher Versuch: Auf einem weißen Bogen als Unterlage das Blut vom Tuch abschaben oder ein blutbeflecktes Stück herausschneiden und Geschabsel, ausgeschnittenes oder zerzupftes Stück im Röhrchen mit 0,85 %iger NaCl-Lösung übergießen, wobei meist schon nach einer halben Stunde eine an der Färbung und Schaumbildung beim Schütteln zu erkennende Blutlösung gewonnen wird! Bei sehr alten oder besonders stark eingetrockneten Flecken Röhrchen zur Vermeidung einer Bakterientrübung in den Eisschrank setzen, da hier die Lösung länger (bis 24 Stunden) dauert! Ist die Flüssigkeit nicht völlig klar, durch Papierfilter oder Kieselgurkerze **47** filtrieren, hierauf eine ungefähr 1000fache Verdünnung von dem unter A genannten Verhalten herstellen! Alsdann ohne Verzug von dem mit I—VI bezeichneten Röhrchen I und II mit je 1 ccm der zu prüfenden Blutlösung, III—V mit je 1 ccm der inzwischen gleichfalls aus c hergestellten drei

144

Kontrollblutlösungen beschicken, so daß III Menschen-, IV Rinder-, V Schweineblutlösung enthält in VI 1 ccm der Kochsalzlösung einfüllen! Hierauf in Röhrchen II 0,1 ccm Normalserum b, in alle übrigen je 0,1 ccm Menschenpräzipitin a eintragen und ohne zu schütteln, bei Zimmerwärme wie bei A beobachten! Treten nur bei I und III Trübung und Niederschlag wie bei A ein, so rühren die Blutflecke auf dem Tuch vom Menschen her.

Thermopräzipitation s. 256.

146. Einstellung des Hämolysins (hämolytischen Ambozeptors) für das hämolytische System. Dazu:

a) Ziegenblutkörperchen, 5% in 0,85%iger NaCl-Lösung aufgeschwemmt = Von defibriniertem Ziegenblut einige ccm zentrifugieren, überstehende klare Flüssigkeit durch 0,85%ige NaCl-Lösung ersetzen, umschütteln und zentrifugieren; zur Beseitigung jeder Spur von Komplement noch 2mal die überstehende Flüssigkeit durch NaCl-Lösung ersetzen, durchschütteln und zentrifugieren; schließlich 1 Teil der abgesetzten Blutkörperchen in 19 Teilen der NaCl-Lösung aufschwemmen! Aufschwemmung noch am selben Tag, und zwar zu jedem Versuch $^1/_2$ ccm verwenden!

b) Hämolysin-Ambozeptor = Serum eines Kaninchens, dem 4mal alle 5 Tage 0,5—1,5 ccm gewaschene Ziegenerythrozyten a eingespritzt waren. Blutentnahme 7 Tage nach der letzten Einspritzung. Das nach 24stündigem Stehen bei Zimmerwärme abgeheberte klare Serum in Röhrchen mit je 2 ccm $^1/_2$ Stunde bei 56° inaktivieren, auf Eis aufbewahren. Titer zuletzt 1 : 5000 (= 0,0001 ccm in $^1/_2$ ccm bewirken vollständige Hämolyse). Die vierfache Titerdosis = 0,0004, also $^1/_2$ ccm der Verdünnung 1 : 2500, wird zum Versuch verwandt.

c) Komplementserum vom normalen Meerschweinchen durch Entbluten aus der Halsvene gewonnen (kleine Mengen durch Herzpunktion **133 Ch**). Sofort nach der Gerinnung zentrifugieren! Serum — jedesmal $^1/_1$ ccm der Verdünnung 1 : 10 — noch am selben Tag verwenden, falls es nicht im „Frigo" aufbewahrt wird; auch dann die Verdünnung jedesmal frisch anfertigen!

Pipetten zu 10 und 1 ccm, Röhrchen und Kochsalzlösung ähnlich wie bei **140 b—d.**

Versuch: Von dem auf Eis aufbewahrten Hämolysin die Verdünnung 1 : 1000 nach **140 A** anlegen, davon in die entsprechend bezeichneten Röhrchen 0,1; 0,15; 0,2; 0,25 ccm einfüllen und mit

1,4; 1,35; 1,3; 1,25 ccm der Kochsalzlösung auf 1,5 ccm ergänzen, dann in jedes Röhrchen $^1/_2$ ccm der Blutkörperchenaufschwemmung a und $^1/_2$ ccm der Komplementverdünnung 1 : 10 eintragen, umschütteln, in den Brutapparat setzen, und nach 1 Stunde auf Hämolyse beobachten! Ist beim Röhrchen mit 0,25 ccm der Hämolysinverdünnung die Mischung lackfarben und Bodensatz nicht vorhanden, also voll-

ständige Hämolyse eingetreten, während bei 0,2 und bei den schwächeren Verdünnungen noch Blutkörperchen am Boden liegen, so beträgt der Titer des Hämolysins 0,0005. Zum Versuch ist die vierfache Titerdosis zu verwenden, also $^1/_2$ ccm der Verdünnung 1:500.

147. Wassermannsche Syphilisreaktion: Läßt man inaktiviertes Blutserum (Lumbal-, Aszitesflüssigkeit usw.) eines Syphilitikers bei 37° in Gegenwart des Komplementes eines hämolytischen Systems **146 c** auf einen Auszug einer syphilitischen Fötusleber **147 a** einwirken, so wird das Komplement gebunden, so daß auf Zusatz der beiden weiteren Bestandteile des hämolytischen Systems, des Hämolysins **146 b**, und der roten Blutkörperchen **146 a** Hämolyse nicht mehr zustande kommt, also „Hemmung der Hämolyse" eintritt.

Nach den bisherigen Erfahrungen ist die Wassermannsche Reaktion bei *manifester Syphilis* in etwa 95, bei *latenter* in etwa 50, bei progressiver *Paralyse* in fast 100, bei *Tabes* in etwa 95% positiv, bei *Nicht*syphilitikern sowie an anderen Krankheiten Leidenden — abgesehen von Leprösen und vor nicht langer Zeit an Scharlach oder Malaria Erkrankten — durchweg negativ, auch wird sie bei Syphilitikern durch erfolgreiche Behandlung negativ. Die Wassermannsche Reaktion hat daher mit Recht eine hervorragende Bedeutung für die Diagnose und Behandlung erlangt. Dagegen ist die frühere Annahme, wonach in dem Organextrakt das syphilitische Antigen, in den Körpersäften des Syphilitikers der syphilitische Antikörper enthalten sein sollte, aufgegeben, nachdem man mit alkoholischen Extrakten von Organen Nichtsyphilitischer gleichfalls die Reaktion erhalten hat.

Erforderlich sind:

a) *„Organextrakt"* (= 100 Teile fein zerkleinerter Leber eines syphilitischen Fötus mit 360 Teilen 0,85%iger NaCl-Lösung und 40 Teilen 5%iger Karbolsäure übergossen, in brauner Flasche 24 Stunden im Schüttelapparat behandelt, dann im Eisschrank [nicht Frigo!] aufbewahrt), ist meist monatelang brauchbar. Von der überstehenden zentrifugierten Flüssigkeit geben 0,2 ccm = 1 ccm des Extraktes mit NaCl-Lösung im Verhältnis von 1:5 mit 0,1 ccm inaktivierten Serums eines Syphilitikers eine *vollständige Hemmung* des hinzugesetzten hämolytischen Systems **146**. Viel benutzt wird auch ein durch Übergießen der zerkleinerten Leber mit 9 oder 50 Raumteilen Alkohol, unter Behandlung im Schüttelapparat gewonnener Extrakt, der bei Zimmerwärme oder im Eisschrank aufbewahrt sehr haltbar ist.

b) *Blutserum, Lumbal- oder Aszitesflüssigkeit*, nicht weniger als 3 ccm, dem *auf Syphilis Verdächtigen* nach **137** entnommen, alsbald zentrifugiert, durch $^1/_2$ stündiges Erwärmen auf 56° inaktiviert. Zum Versuch 0,1 ccm = $^1/_2$ ccm der Verdünnung 1:5 mit NaCl-Lösung. Von Lumbal- oder Aszitesflüssigkeit auch 0,125; 0,250; 0,375; 0,5.

c) die 3 Teile des *hämolytischen Systems* **146 a b c,** von b der Titer

frisch eingestellt = 0,0005, zum Versuch die vierfache Titermenge = 0,001 = $^1/_2$ ccm der frisch hergestellten Verdünnung 1 : 500.

d) *Serum* eines *Syphilitikers* wie b gewonnen und steril aufbewahrt, von dem noch kürzlich festgestellt ist, daß davon 0,1 ccm, also $^1/_2$ ccm einer frisch angelegten Verdünnung von 1 : 5, mit a und c vollständige Hemmung gibt.

e) *Blutserum* eines *Gesunden*, wie b gewonnen; zum Versuch $^1/_2$ ccm von der frisch hergestellten Verdünnung 1 : 5.

f) Reagenzgläser und Pipetten (1 ccm mit $^1/_{20}$-Teilung).

Von allen eingesandten Blutproben muß das Serum in inaktiviertem Zustande untersucht werden, d. h. nach einstündiger Erhitzung im Wasserbade auf 55° C.

Je 1 Teil Serum ist mit 4 Teilen steriler physiologischer Kochsalzlösung zu verdünnen (= Verdünnung 1 : 5).

Vorschrift des Kriegsministeriums.

148. Jedes Serum muß gleichzeitig mit mehreren, mindestens 2, wenn möglich aber 3, verschiedenen derartigen Antigenen untersucht werden.

Die Gebrauchsdosis der einzelnen Antigene wird durch Vergleichsprüfung fallender Mengen an einer größeren Reihe als „sicher positiv" und „sicher negativ" bekannter Menschensera ausprobiert und auf den Fläschchen vermerkt.

Beim Versuch soll die Gebrauchsdosis in 0,5 ccm Flüssigkeitsmenge enthalten sein. Die Antigene müssen also kurz vor Ansetzen des Versuches durch allmähliche Zugabe entsprechender Mengen steriler physiologischer Kochsalzlösung verdünnt werden.

Aus Sparsamkeitsrücksichten soll den Fläschchen nicht mehr unverdünntes Antigen entnommen werden, als voraussichtlich gleichzeitig verbraucht wird. Wenn z. B. an einem Versuchstage von einem Antigen mit der „Gebrauchsdosis 0,09" neun Dosen erforderlich sind, wird man zehn Dosen, also 0,9 ccm des unverdünnten Antigens dem Fläschchen entnehmen. Wenn diese 0,9 ccm mit 4,1 ccm Kochsalzlösung allmählich verdünnt werden, enthalten 0,5 ccm der Verdünnung die einfache Gebrauchsdosis.

Die einmal festgestellte Gebrauchsdosis kann für einige Zeit als gleichmäßig wirksam beibehalten werden, muß zeitweise aber durch Vergleichsprüfungen neu ermittelt werden.

149. Als Komplement soll nur Meerschweinchen-Serum verwendet werden. Es muß entweder ganz frisch oder darf höchstens 1 bis 2 Tage alt sein. Im letzteren Falle muß es dauernd in gefrorenem Zustande (z. B. im Frigo-Apparat) aufbewahrt werden.

Je 1 Teil Meerschweinchen-Serum ist mit 9 Teilen steriler physiologischer Kochsalzlösung zu vermischen (= Verdünnung 1 : 10).

147

Prüfung des hämolytischen Ambozeptors.

150. Da der gelieferte Ambozeptor bei längerer Aufbewahrung erfahrungsgemäß häufig an Wertigkeit abnimmt, muß von Zeit zu Zeit durch eine fortlaufende Versuchsreihe dessen gegenwärtiger Titer neu festgestellt werden. Es werden zu diesem Zweck in sterilen Reagenzröhrchen je 0,5 ccm einer 500-, 1000-, 2000-, 5000- usw. fachen Verdünnung des hämolytischen Serums, 0,5 ccm Ziegenblutkörperchen *)-Aufschwemmung (1 : 20) und 1,0 ccm Komplement durch Schütteln gut vermischt und entweder 2 Stunden im Brutschrank oder 1 Stunde im Wasserbade bei 37° C gehalten. Nach dieser Zeit wird als „Titerdosis" diejenige stärkste Verdünnung festgestellt, die noch eine völlige Lösung der Blutkörperchen bewirkte.

Ein gut wirksamer hämolytischer Ambozeptor soll mindestens in 1000facher Verdünnung noch eine völlige Lösung der Blutkörperchen hervorrufen.

151. An jedem Tage, an dem Blutuntersuchungen vorgenommen werden, ist ein hämolytischer Vorversuch anzusetzen und die Brauchbarkeit der roten Blutkörperchen zu prüfen.

Hämolytischer Vorversuch.

152. Von dem hämolytischen Ambozeptor (ziegenblutkörperchenlösendes Tierserum) werden, um die im Hauptversuch **154** anzuwendende „Gebrauchsdosis" zu ermitteln, drei verschiedene Verdünnungen vergleichsweise geprüft. Man nimmt hierbei als stärkste Verdünnung diejenige, die bei früheren Versuchen die kleinste noch völlig lösende Dosis enthielt (sog. „Titerdosis"), und zwei entsprechend schwächere Verdünnungen.

Wenn z. B. früher 0,5 ccm einer 1000fachen Verdünnung des hämolytischen Ambozeptors noch eine völlige Lösung der Blutkörperchen bewirkten, so werden gemischt in:

Röhrchen	Hämolytischer Ambozeptor	Ziegenblutkörperchen	Komplement	Ko h-salzlösung
1	0,5 ccm Verd. 1 : 600	0,5 ccm Aufschw. 1 : 20	0,5 ccm Verd. 1 : 10	1,0 ccm
2	0,5 „ „ 1 : 800	0,5 „ „ 1 : 20	0,5 „ „ 1 : 10	1,0 „
3	0,5 „ „ 1 : 1000	0,5 „ , 1 : 20	0,5 „ „ 1 : 10	1,0 „

153. Gleichzeitig ist die Prüfung auf Brauchbarkeit der roten Blutkörperchen vorzunehmen. Man mischt in

Röhrchen	Ziegenblutkörperchen	Komplement	Kochsalzlösung
4	0,5 ccm Aufschw. 1 : 20	0,5 ccm Verdünnung 1 : 10	1,5 ccm
5	0,5 „ „ 1 : 20		2,0 „

*) Im Original ist stets von Hammelblut die Rede.

148

Röhrchen 1—5 werden nach der Beschickung 2 Stunden im Brutschrank oder 1 Stunde im Wasserbad bei 37° C gehalten. Danach wird die kleinste lösende Dosis („Titerdosis") des Ambozeptors bestimmt durch Feststellung desjenigen Röhrchens von Nr. 1—3, in dem gerade noch völlige Lösung der Blutkörperchen eingetreten ist.

Als Gebrauchsdosis für den Hauptversuch ist die 4fache Titerdosis anzuwenden, d. h. 0,5 ccm der 4fach konzentrierteren Verdünnung.

In obigem Beispiele würden als Gebrauchsdosis zu nehmen sein:

wenn Röhrchen 3 die kleinste völlig lösende Dosis enthielt: 0,5 ccm der 250fachen Verdünnung;

wenn Röhrchen 2 die kleinste völlig lösende Dosis enthielt: 0,5 ccm der 200fachen Verdünnung.

Die oberhalb der Blutkörperchen stehende Flüssigkeit in den Röhrchen 4 und 5 muß völlig klar bleiben, wenn die Blutkörperchen brauchbar sind, d. h. sich weder in Kochsalzlösung noch durch Komplementzusatz lösen.

Hauptversuch mit Kontrollen.

154. Außer der eigentlichen Prüfung der eingesandten Krankensera (Röhrchen 7—12) muß durch Vergleichsuntersuchungen festgestellt werden:

1. daß das verwendete hämolytische System der Vermittlung des Komplements als solches wirksam ist . . . . } Komplementkontrolle (Röhrchen 13)

2. daß es durch alleinigen Zusatz der Antigene in seiner Wirksamkeit nicht beeinflußt wird } Antigenkontrollen (Röhrchen 1 u. 2)

3. daß ein aus früheren Versuchen als „sicher negativ" bekanntes Menschenserum bei richtiger Versuchsanordnung keine Hemmung der Hämolyse bewirkt . . . . } Standardkontrollen (Röhrchen 3 u. 4)

4. daß aber durch ein aus früheren Versuchen als „sicher positiv" bekanntes Menschenserum Hemmung der Hämolyse hervorgerufen wird . . . . } Standardkontrollen (Röhrchen 5 u. 6)

5. daß ohne Zusatz der Antigene die geprüften Sera selbst in der Menge von 1 ccm das hämolytische System in seiner Wirksamkeit nicht beeinträchtigt . . . . } Serumkontrollen (Röhrchen 14—18)

155. Um eine gute Übersicht zu haben, empfiehlt es sich, in dem Reagenzglasgestell die einzelnen, mit der entsprechenden Nummer bezeichneten Röhrchen so aufzustellen, daß alle das gleiche Serum enthaltenden Röhrchen hintereinander, alle das gleiche Antigen enthaltenden Röhrchen nebeneinander stehen. Es werden demnach gemischt in:

Röhr-chen	Menschenserum (Verdünnung 1:5)	Antigene A und B (Gebrauchs-dosis)	Komple-ment (Ver-dünn. 1:10)	Koch-salz-lösung	Hämol. Ambo-zeptor (Gebr.-Dosis)	Ziegen-blutkör-perchen (Aufschw. 1:20)
1	—	A 0,5 ccm	0,5 ccm	0,5 ccm	0,5 ccm	0,5 ccm
2	—	B 0,5 „	0,5 „	0,5 „	0,5 „	0,5 „
3	Negat. Vergl. Serum 0,5 ccm	A 0,5 „	0,5 „	—	0,5 „	0,5 „
4	„ „ „ 0,5 „	B 0,5 „	0,5 „	—	0,5 „	0,5 „
5	Posit. „ „ 0,5 „	A 0,5 „	0,5 „	—	0,5 „	0,5 „
6	„ „ „ 0,5 „	B 0,5 „	0,5 „	—	0,5 „	0,5 „
7	Krankenserum I 0,5 ccm	A 0,5 „	0,5 „	—	0,5 „	0,5 „
8	„ I 0,5 „	B 0,5 „	0,5 „	—	0,5 „	0,5 „
9	„ II 0,5 „	A 0,5 „	0,5 „	—	0,5 „	0,5 „
10	„ II 0,5 „	B 0,5 „	0,5 „	—	0,5 „	0,5 „
11	„ III 0,5 „	A 0,5 „	0,5 „	—	0,5 „	0,5 „
12	„ III 0,5 „	B 0,5 „	0,5 „	—	0,5 „	0,5 „
13	—	—	0,5 „	1,0 ccm	0,5 „	0,5 „
14	Negat. Vergl. Serum 1,0 ccm	—	0,5 „	—	0,5 „	0,5 „
15	Posit. „ „ 1,0 „	—	0,5 „	—	0,5 „	0,5 „
16	Krankenserum I 1,0 ccm	—	0,5 „	—	0,5 „	0,5 „
17	„ II 1,0 „	—	0,5 „	—	0,5 „	0,5 „
18	„ III 1,0 „	—	0,5 „	—	0,5 „	0,5 „

156. Es werden zunächst nur Menschenserum — oder an dessen Stelle in Röhrchen 1, 2 und 13 die entsprechende Menge Kochsalz-lösung —, Antigene und Komplement gemischt und diese Mischung zwecks Bindung 1 Stunde bei 37° C gehalten. Dann erfolgt der Zu-satz des verdünnten hämolytischen Ambozeptors und der Blutkör-perchenaufschwemmung, die vorher gut zu mischen sind. Die Röhr-chen kommen nach kräftigem Durchschütteln ihres nunmehr überall 2,5 ccm betragenden Gesamtinhaltes wiederum in den Brutschrank oder das auf 37° C eingestellte Wasserbad.

Durch zeitweise Betrachtung der Röhrchen wird der Verlauf der Reaktion beobachtet und der Zeitpunkt festgestellt, an dem in den Kontrollröhrchen 1—4 und 13—18 die Blutkörperchen überall völlig gelöst sind.

Von diesem Zeitpunkt an werden die Röhrchen noch 1 Stunde in dem auf 37° C eingestellten Wasserbade oder 2 Stunden im 37°-Brut-schrank belassen, dann zur Feststellung herausgenommen und nach vollständiger Sedimentierung abgelesen.

157. Der Ausfall der Reaktion in den einzelnen Röhrchen ist in den Befund-Niederschriften überall gleichmäßig in folgender Weise zu ver-zeichnen:

++++ bedeutet: Blutkörperchen ungelöst, darüberstehende Flüssig-keit farblos;

+ + + bedeutet: Blutkörperchen ungelöst, darüberstehende Flüssigkeit schwach rosa gefärbt;

+ + „ zu etwa $^1/_4$ gelöst: sog. „Große Kuppe";

± „ zu $^1/_2$ oder mehr gelöst: sog. „Kleine Kuppe";

— „ völlig gelöst: klare lackfarben-rote Flüssigkeit.

158. Um widersprechende Beurteilungen der Befunde zu verhüten, darf bei einem erstmalig zur Untersuchung eingesandten Serum eine positive Diagnose nur dann abgegeben werden, wenn bei allen Antigenen eine völlige Hemmung der Hämolyse festzustellen war (+ + + + oder + + +).

Wenn bei erstmalig untersuchten Seren nur ein Teil der Blutkörperchen ungelöst blieb (+ + oder ±), so ist das Ergebnis als „zweifelhaft" zu bezeichnen und die Einsendung einer neuen Blutprobe nach etwa 14 Tagen zu veranlassen.

Teilweise Hemmungen der Hämolyse sind nur dann als positiv zu deuten, wenn das Bestehen von Syphilis früher einwandfrei nachgewiesen wurde.

159. In den Listen, die von den Untersuchungsstellen über die angestellten Blutuntersuchungen zu führen sind, ist die Operationsnummer und die Gebrauchsdosis der verschiedenen Antigene und des hämolytischen Ambozeptors anzugeben, mit denen die einzelnen Sera geprüft wurden.

160. Bestimmung des opsonischen Index nach Wright.
Beispiel: *Untersuchung bei Typhus.* Dazu:

a) *Leukozyten.* Einstechen mit einer frisch ausgezogenen, daher sterilen Glaskapillare in die Dorsalfläche des Nagelgliedes des leicht umschnürten Fingers! Eintropfenlassen des Blutes in ein kleines Reagenzglas mit 1—2 ccm einer 0,85%igen NaCl-Lösung, in der 15 Teile Natriumzitrat auf 100 Teile gelöst sind! Nach leichter Durchmischung 10—15 Minuten zentrifugieren, überstehende Flüssigkeit durch 0,85 %ige NaCl-Lösung ersetzen, schütteln, abermals zentrifugieren! Nach Absaugen der überstehenden Flüssigkeit mit dem „Mischer" e aus dem schräggehaltenen Röhrchen zum Versuch von der leukozytenreichen Oberfläche entnehmen!

b) *Bakterienaufschwemmung.* Von der 18—24 Stunden bei **37°** gehaltenen Typhusverreibungskultur **77 B** auf Nähragar **54** eine Öse in einem Röhrchen mit 0,85%iger NaCl-Lösung gleichmäßig aufschwemmen, und so weit verdünnen, daß im gefärbten Ausstrich nach **95** die Bakterien einzeln gelagert im Gesichtsfeld leicht zu zählen sind!

c) *Blutserum.* Vom *Kranken* Blut entnehmen mit einem dünnwandigen, 5 mm weiten, auf beiden Seiten kapillar ausgezogenen Glasröhrchen, das an einem Ende hakenförmig umgebogen ist! Zunächst mit der Spitze des geraden Endes wie bei a in das Nagelglied stechen, dann das Blut in dem gebogenen Ende nach Abbrechen der Spitze aufsteigen

lassen bis in das nicht verjüngte Mittelstück, dann die Spitze des geraden Endes abbrechen, das Röhrchen rasch umkehren, worauf das Blut in die andere Hälfte übertritt! Nach Zuschmelzen des geraden Endes das Röhrchen in ein Zentrifugenglas einhängen, zentrifugieren, an der Grenze zwischen Serum und Blutkuchen anfeilen und durchbrechen!

d) *Blutserum von 1, besser 3 Gesunden* wie bei c gewonnen

e) *Mischer* = kurzes an der einen Seite zu 10 cm langer Kapillare von etwa 0,5 mm Weite ausgezogenes, auf der anderen Seite mit Gummihütchen versehenes Röhrchen, mit Marke 10—15 mm vom Ende, gestattet der Reihe nach von a, b und c die gleiche Menge zu entnehmen.

f) *Gewöhnliche* sowie *mit Schmirgelpapier abgeriebene Objektträger*, ferner Deckgläser.

A. *Versuch mit Serum eines Gesunden.* Mischer e zunächst mit Leukozyten a aus dem schräggehaltenen Röhrchen von der Oberfläche bis zur Marke füllen, hierauf eine Luftblase eintreten lassen, dann von den Bakterien b wieder bis zur Marke einlaufen, wiederum eine Luftblase eintreten, schließlich auch vom Serum d bis zur Marke einlaufen lassen! Nunmehr den Inhalt auf den Objektträger ausblasen, durch abwechselndes Einsaugen und Austretenlassen durchmischen, mit dem Mischer aufnehmen, diesen nach Zuschmelzen der Spitze 15 Minuten bei 37° belassen! Jetzt die Spitze abbrechen, den Inhalt wieder auf einen Objektträger bringen und nach nochmaliger Durchmischung ein Tröpfchen auf dem geschmirgelten Objektträger mit dem schräg aufgesetzten Objektträger **99** gleichmäßig verteilen, in konzentrierter wässeriger Sublimatlösung fixieren und nach Spülen in Wasser mit Löfflerblau **112 A** 5 Minuten färben **120**! Werden nunmehr die von 100 Leukozyten aufgenommenen Bakterien zusammengezählt, und durch 100 geteilt, so erhält man den „*phagozytischen Index*" für den Gesunden; er sei 2,6.

B. *Versuch mit dem Serum des Typhuskranken, Typhusverdächtigen* genau wie bei A nur unter Verwendung des Serums c. Der phagozytische Index betrage z. B. 1,6.

C. Ermittlung des „*opsonischen Index*"

$$= \frac{\text{phagozytischer Index vom Kranken}}{\text{phagozytischer Index vom Gesunden}} = \frac{1,6}{2,6} = 0,62.$$

X. Schädigungen der Mikroorganismen durch äußere Einflüsse. Prüfung von Desinfektionsmitteln und -Apparaten.

161. Prüfungsobjekte = Körpersäfte, Se- und Exkrete, Jauche, Schmutzwasser usw., manchmal erst nach Zusatz bestimmter Bak-

terien, zumeist aber Reinkulturen. Am häufigsten benutzt werden Granaten oder $^1/_2$—1 cm lange Seidenfäden, auch Gewebsstückchen, die mit Kulturaufschwemmungen, Körpersäften, Se- und Exkreten usw. getränkt, bei 20—37°, zuweilen im Exsikkator, getrocknet, weiterhin vor Feuchtigkeit, Licht- und Keimzutritt geschützt werden. Von den möglichst lebenskräftigen, sporenfreien oder sporenhaltigen Kulturen vorher das Verhalten gegen Austrocknung, strömenden Dampf, bestimmte Desinfektionslösungen ermitteln! Nachdem Desinfektionsmittel oder sonstige Schädigungen eine bestimmte Zeit eingewirkt haben, durch Aussaaten oder Tierversuche nötigenfalls Art und Stärke der Schädigung bestimmen! Vorher noch anhaftende Desinfektionsmittel durch Verdunsten, durch Abspülen in physiologischer Kochsalzlösung, beseitigen, oder durch Verdünnung mit keimfreier Nährlösung durch Neutralisieren mit an sich nicht schädigenden Chemikalien unwirksam machen!

Abtötung oder Abschwächung wird angezeigt, wenn das Tier nach der Impfung (meist Einbringen des Fadens in eine Hauttasche **133 B**) gesund und am Leben bleibt, während das mit unbehandeltem Material geimpfte Kontrolltier erkrankt oder stirbt.

Zu den Aussaaten die besten Nährböden und Wachstumsverhältnisse auswählen, Seidenfäden mit sterilen Instrumenten über die Nährbodenoberfläche hinwegführen und sie schließlich in dieselbe eindrücken, oder besser in Röhrchen mit Nährbouillon, Serum usw. einbringen! Ebenso nicht im Versuch gewesene Seidenfäden aussäen, und durch Vergleich feststellen, ob die Keime ganz oder teilweise abgetötet sind!

162. A. Schädigung durch Sonnen-, zerstreutes Tages-, künstliches Licht, Röntgenstrahlen usw. dadurch **nachzuweisen, daß** eine nach **71** ohne Verdünnung angelegte Agarschälchenkultur, nachdem man auf der Außenseite des Bodens ein Kreuz, einen Stern oder eine andere Figur aus schwarzem Papier oder Blei befestigt hat, mit dieser Seite eine Zeitlang dem Licht, den Strahlen ausgesetzt wird. Schädigung wird dadurch angezeigt, daß an den nicht durch das Papier usw. vor Lichtzutritt geschützten Stellen gar kein oder nur schwächeres Wachstum eintritt.

B. Zum **Nachweis der Schädigung durch Austrocknen** entweder (z. B. bei Cholera) eine dünne Kulturaufschwemmung auf sterilen Granaten verstreichen, nach der Eintrocknung in bestimmten Zeitabständen eine Öse Nährflüssigkeit aufbringen und im hängenden Tropfen **91** auf Eigenbewegung untersuchen! oder den Seidenfaden, nachdem die Kultur eine bestimmte Zeit lang daran eingetrocknet war, in ein Röhrchen mit Nährbouillon usw. bringen und auf eintretende Trübung = Wachstum beobachten!

C. Zum **Nachweis der Schädigung von Bakterien durch Wärme von 50—100°** (*zur Feststellung der Wirkung des* Pasteurisierens = **60**

bis 85⁰) auf den Boden der durch heiße Luft **39** sterilisierten Röhrchen mit steriler Pipette, ohne die Innenwand zu berühren, einige ccm der Kulturflüssigkeit oder -aufschwemmung bringen, Röhrchen in dem durch Thermoregulator auf konstanter Wärme gehaltenen Wasserbad so weit eintauchen, daß ihr Inhalt unter dem Wasserspiegel bleibt; durch Einsetzen eines Thermometers in eines der Gefäße den Temperaturgang beobachten und, nachdem die gewünschte Wärme die bestimmte Zeit hindurch eingewirkt, rasch abkühlen! Nunmehr mit größeren Mengen der Kulturflüssigkeit oder -aufschwemmung Aussaaten nach **70** anlegen und mit Kontrollaussaaten feststellen, ob die Keime nur teilweise oder ganz vernichtet sind. Falls letzteres in Frage kommt, die Gefäße, bevor Aussaaten gemacht werden, erst noch längere Zeit im Brutapparat zur Anreicherung überlebender Keime belassen!

163. Zur **Prüfung von Dampfsterilisations-(desinfektions-) Apparaten 41—43** zunächst feststellen, ob sich im Desinfektionsraum auch an der Dampfaustrittsstelle eine Temperatur von 100⁰ bei ungespanntem, eine der Dampfspannung entsprechende höhere bei gespanntem Dampf zeigt, ob die Sicherheitsventile in Ordnung sind und die Manometer den vorgesehenen Druck anzeigen! Alsdann milzbrandsporenhaltige Seidenfäden in nach Art von Pulverkapseln zusammengelegtem Filtrierpapier verpacken, ⌐die Kapseln nicht nur in den Ecken und Kanten, den sog. „toten Winkeln" des Apparates, sondern auch zwischen Matratzen Decken usw. auslegen, oder in das Innere von Matratzen, oder von mehrfach zusammengelegten und schließlich zum Bündel aufgerollten wollenen Decken bringen! Gleichzeitig mitverpackte Klingel-, Maximumthermometer bzw. Phenanthrenapparate geben an, zu welchem Zeitpunkt im Innern der Objekte die Höhe von 100⁰ erreicht wurde, bis zu welcher Höhe die Hitze daselbst anstieg, bzw. ob eine Hitze von mindestens 98⁰ wenigstens 10 Minuten eingewirkt hat. Aussaaten der im Apparat gewesenen Milzbrandfäden unter Benutzung von Kontrollen nach **161.**

Bei *mit Überdruck arbeitenden Apparaten* an den Manometern den Druck ablesen, gleichzeitig aber feststellen, ob er der jeweilig angezeigten Hitze entspricht **42,** oder ob er niedriger ist, in welchem Falle mit nicht gesättigtem, überhitztem Dampf gearbeitet wird, was sich nicht empfiehlt.

Tabelle 11.

Es entspricht einer Temperatur von:	ein Druck von	
	mm	Atm.
100⁰	760,0	1
101	787,5	1,037
102	815,9	1,0755
103	845,1	1,115
104	875,1	1,155
105	906,1	1,198

Es entspricht einer Temperatur von	ein Druck von	
	mm	Atm.
106	937,9	1,243
107	970,6	1,285
108	1004,3	1,330
109	1038,8	1,375
110	1074,5	1,424
111	1111,1	1,474
112	1148,7	1,524
113	1187,4	1,576
114	1227,1	1,630
115	1267,9	1,684
116	1309,8	1,742
117	1352,8	1,800
118	1397,0	1,860
119	1442,4	1,920
120	1488,9	1,985

Zur Prüfung von *Autoklaven* Seidenfäden mit Sporen von Rauschbrand-, Kartoffel- und Heubazillen, auch Erdproben in Papierkapseln verwenden!

Wenn fehlerhaftes Arbeiten festgestellt ist, die Ursache suchen:

1. Ungenügende Dampfentwicklung, wenn der Kessel zu klein oder (durch Heizkörper usw.) anders in Anspruch genommen ist; oder wenn das Feuer ungenügend unterhalten wird.

2. Zu frühzeitige Drosselung am Abströmungsrohr (bei Apparaten mit Überdruck) oder zu enges Abströmungsrohr, so daß die Luft schlecht entweicht.

3. Überhitzung des Dampfes, insbesondere an hocherhitzten Vorwärmekörpern.

4. Überhitzung der Desinfektionsobjekte durch Adsorption und Kondensation von Wasserdampf, z. B. an Roßhaaren.

5. Zu dichte Packung der Objekte.

164. Zur Prüfung der Raumdesinfektion mit Formaldehyd Seidenfäden mit angetrockneten Staphylokokken, Typhusbakterien, Paratyphusbakterien, Diphtheriebakterien, Milzbrandsporen im Raume offen, bedeckt, in Ecken und Winkeln, in halb geöffneten Schiebladen usw., und zwar teils nahe der Decke, teils in mittlerer Höhe, teils am Boden auslegen! Untersuchung dieser sowie der Kontrollfäden zumeist durch Aussaat **161**.

165. Prüfung von Desinfektionslösungen:

A. Zu *Absonderungen und Ausscheidungen* bestimmte Mengen der Desinfektionslösungen zusetzen, das Ganze gründlich durchmischen, von Zeit zu Zeit Proben in eine größere Menge Nährbouillon **52**, geschmolzener Gelatine **53** oder Agar **54** eintragen, gründlich durchmischen; Gelatine und Agar in Schälchen ausgießen und in den nächsten Tagen auf Trübung bzw. Entwicklung von Kolonien beobachten! oder

B. *Granaten* oder *Seidenfäden* mit angetrockneten Reinkulturen in die Desinfektionslösungen auf eine bestimmte Zeit einlegen, dann in nötigenfalls mehrfach erneuerter 0,85 %iger NaCl-Lösung abspülen; wenn möglich Neutralisieren, z. B. Sublimat mit Natriumsulfdi; alsdann sie zum Tier- oder Kulturversuch verwenden **161**!

C. Wirkung des *Abwaschens mit Desinfektionslösungen* dadurch feststellen, daß von der zu behandelnden Oberfläche, auf der man zweckmäßig eine Kulturaufschwemmung hat eintrocknen lassen, die eine Hälfte vor, die andere nach dem Abwaschen mit der Desinfektionsflüssigkeit mit sterilen feuchten Schwämmchen oder Wattekügelchen abgerieben wird! Schwämmchen oder Watte in steriler Nährbouillon ausdrücken, von letzterer den Keimgehalt ermitteln!

D. Zur Orientierung über die Wirkung der *Händedesinfektion* die Hände zunächst mit Prodigiosuskultur einreiben, nach der Antrocknung reinigen und desinfizieren, dann mit der Schnittfläche der gekochten halben Kartoffel **62** die einzelnen Teile der Hand abreiben und die Kartoffel in der feuchten Kammer auf Auftreten von blutroten Kolonien beobachten, das anzeigt, daß völlige Abtötung und Beseitigung der Keime nicht erreicht ist! Oder die Hände vor und nach der Desinfektion mit sterilen messerklingenähnlichen Hölzchen, die mit sterilen Pinzetten gefaßt werden, abschaben, Hölzchen in steriler Nährlösung abspülen und deren Keimgehalt wie beim Wasser S. 20 bestimmen!

E. Prüfung auf **Entwicklungsbehinderung**: Flüssige und feste Nährböden, nachdem sie mit abgestuften Mengen der zu prüfenden Substanz versetzt sind, mit den Kulturen impfen und feststellen, ob und bei welchen Konzentrationen Trübung = Wachstum oder Kolonienbildung (nicht verwechseln mit chemischen Fällungen) ausbleibt oder doch in vermindertem und verzögertem Maße statt hat!

XI. Konservieren von mikroskopischen Präparaten, Kulturen und Organen.

166. Ungefärbte Präparate: Kleinere Arthropoden und Würmer, deren Larven und Eier, Einlegen in Azeton, nach 24 Stunden in Xylol, dann Kanadabalsam. Ist das Objekt so dick, daß das Deckglas schräg liegt, an beiden Seiten Splitter eines zerbrochenen Objektträgers unterlegen und täglich bis zum Festwerden neuen Kanadabalsam nachfüllen.

Pflanzliche Objekte (Mehl), Schimmelpilze: **Einbetten in Glyzeringelatine.** Die dafür angegebenen Mischungen von Glyzerin, Wasser, Gelatine und verdünnter Karbolsäure filtrieren schlecht; dagegen erhält man nach R. Müller eine brauchbare, ganz klare Glyzeringelatine, wenn man 2 Teile Nährgelatine **52** mit 1 Teil Glyzerin, dem

156

1 % Karbolsäure zugesetzt ist, vermischt, und das auf dem Boden von Schälchen in dünner Schicht ausgebreitete oder in Stücke zerschnittene Gemisch staubfrei eintrocknen läßt.

Die einzubettenden Teile müssen mit Glyzerin völlig durchtränkt sein. Man bringt sie daher in Glyzerinalkohol (= 1 Teil Glyzerin und 10 Teile 70 % igen Alkohol) und läßt in nur lose bedeckten Gefäßen den Alkohol allmählich verdunsten.

Zum Einbetten ein Stückchen der Gelatine auf dem Objektträger über der Sparflamme des Bunsenbrenners schmelzen, das glyzerindurchtränkte Präparat hineinbringen, ein Deckglas unter Vermeidung von Luftblasen auflegen und nach dem Erstarren mit Lack oder Kanadabalsam umranden! Störend ist die zunehmende Aufhellung des Präparats.

Konservierung ungefärbter Schimmelpilze nach Vorbehandlung mit Glyzerinammoniakalkohol in ¹/₅-Formalin **94.**

167. Gefärbte Präparate: Einfache Aufbewahrung der gefärbten Objektträger oder Deckglaspräparate nach Trocknen und Entfernen des Immersionsöles mit dem Xylolpinsel **95 H** bietet den Vorteil, daß man im Bedarfsfall ohne weiteres nach- oder umfärben kann.

Weniger gut halten sich die Präparate in Zedernholzöl oder Kanadabalsam; doch manche, besonders Fuchsinpräparate, viele Jahre. Sehr schnell gehen Volutinpräparate (Neißersche Färbung) und nach Gram gefärbte zugrunde. Schutz vor Licht ist für die Erhaltung der Präparate besonders wichtig.

168. Kulturen. A. Zur Konservierung für einige Zeit genügt in vielen Fällen luftdichter Abschluß der Gefäße, bei Röhrchen und Kölbchen am einfachsten zu erreichen durch Paraffinieren des Pfropfens **46 A.** Kulturen, vor Licht geschützt, bleiben auf diese Weise lange, einige sogar 1—3 Jahre lebensfähig. Vor dem Abimpfen übergießt man sie mit Bouillon und stellt sie 24 Stunden in den Brutschrank. Schälchen dichtet man durch Plastilin ab oder dadurch, daß man den Zwischenraum zwischen Deckel und Unterschale mit Watte ausstopft und dann noch mit Paraffin ausgießt. Die Innenseite des Deckels mit Glyzerin einreiben.

B. Viel verwendet wird zur Konservierung Formalin, welches außer der Abtötung der Mikroorganismen auch ein Wiedererstarren der von diesen verflüssigten Gelatine bewirkt, sofern die Verflüssigung nicht zu weit fortgeschritten ist. Seiner allgemeinen Verwendung steht entgegen, daß es bei Farbstoffbildnern die Farbe zerstört. Bei Röhrchen und Kölbchen bringt man 6—10 Tropfen Formalin auf das untere Ende des (nicht paraffinierten!) Pfropfens, bei Schälchen wird eine in den Deckel eingelegte Filtrierpapierscheibe mit etwa ebensoviel Tropfen übergossen. Nach mehrtägiger Einwirkung bei 20—25° Entfernung des Pfropfens, Abnahme des Deckels, Verdunstenlassen des überschüssigen Formalins, alsdann Verschluß der Gefäße wie bei **A.**

157

169. Organe. Die Konservierung nach Kaiserling hat sich am besten bewährt: Behandeln der Organe bis zur völligen Entfärbung (1—8 Tage) mit Formalin 800, Kalium aceticum 85, Kalium nitricum 45, Leitungswasser 4000! Nach Abtropfenlassen mehrere Stunden in 90%igen Alkohol, bis die natürliche Farbe wiedergekehrt ist, nunmehr in Glycerin 300, Kalium aceticum 200, Aqua destillata 900 aufbewahren, bei etwaiger Trübung die Flüssigkeit wechseln! Aufbewahrungsgefäße mit Asphaltlack dichten!

---

3. Abschnitt.

Untersuchung der wichtigeren Krankheits- und Zersetzungserreger.

I. Höhere Parasiten 16.

170. Bei Zecken, Läusen, Wanzen, Flöhen, Stechfliegen, Stechmücken und Würmern genügt zumeist zur **Feststellung der Art** *Besichtigung mit bloßem Auge* oder mit der Lupe (vgl. auch **76 A**). Dabei auf die **1—16** angegebenen Unterscheidungsmerkmale achten!

Bei Flöhen, Läusen, Wanzen, Zecken und anderen kleinen **Arthropoden** empfiehlt sich das **Aufhellen der Tiere** für die **mikroskopische Untersuchung.**

Tiere in 5—10%ige Kalilauge bis zum Durchsichtigwerden einlegen, was bei Zimmerwärme einige Tage, bei Kochhitze im Wasserbad bis zu einigen Stunden, bei Flöhen etwa 20 Minuten dauert! Alsdann KOH mit H_2O entfernen, mit Alkohol entwässern, in Xylol aufhellen und in Kanadabalsam einbetten!

171. Milben 4. A. Nachweis von **Sarcoptes scabiei** zur Feststellung der Krätze: Aufsuchen eines Ganges — Bestreichen der Haut mit Tinte läßt die Gänge oft leichter erkennen —, Anstechen seines blinden Endes mit einer Stecknadel, welche nach Erweiterung der Stichöffnung herausgenommen, die an der Spitze angeklammerte Milbe als weißes Pünktchen soeben erkennen läßt. Untersuchung mit der Lupe, besser nach Einbettung in Glyzeringelatine **166** mit dem Mikroskop.

B. Zum **Nachweis** der Milben und Eier von **Demodex folliculorum** den Balg- oder Drüseninhalt ausdrücken, auf dem Objektträger in einem Tropfen 8%iger wässeriger Formalinlösung oder Glyzerinalkohol **166** verteilen und mit schw. Vergr. durchmustern, nach Verdunstung des Alkohols in Glyzeringelatine einbetten!

172. Mikroskopische Untersuchung von Finnen 11 A und B. Finne zwischen 2 Objektträger so quetschen, daß der eingestülpte Skolex aus der Blase herausgedrückt wird und nach Aufbringen eines

158

Tropfens Wasser (oder Glyzerin und Wasser aa oder mit der vierfachen Menge Wasser versetztes Formalin) bei schw. Vergr. und enger Blende untersuchen, ob der Kopf nur 4 Saugnäpfe hat (= Rinder-) oder auch noch das Rostellum mit dem doppelten Hakenkranz (= Schweinefinne)!

173. Nachweis von Wurmeiern im Stuhl. A. Sedimentierung nach Telemann): Im Reagenzglas nach Einbringen von je 5 ccm Salzsäure und Äther mehrere mit dem Glasspatel von dem Stuhl entnommene erbsengroße Proben verreiben, Korken aufsetzen, durchschütteln, durch einen Trichter mit feinem Haarsieb in ein Zentrifugenglas filtrieren, zentrifugieren, von den sich bildenden 3 Schichten die beiden oberen abgießen oder mit der Wasserstrahlluftpumpe absaugen, die untere, in welchem sich die Eier finden, mit schw. Vergr. nach **92** durchmustern!

B. Nach Yavita: Man nimmt 6 erbsengroße Stückchen Stuhl, schüttelt sie mit 5 ccm 25 % igem Antiformin und 5 ccm Äther aus, bis sich aller Stuhl gelöst hat. Dann filtriert man durch ein feines Draht- oder Haarsieb und zentrifugiert etwa 5 Minuten. Es bilden sich meist 4 Schichten, deren unterste die Wurmeier enthält. Nach Absaugen der 3 oberen Schichten wird die unterste mikroskopiert.

Eier vom *Spulwurm* **13 A**: 50—70 μ lang, elliptisch, dickschalig, meist mit in Buckeln vorspringendem, gallig gefärbtem Eiweißbelag; vom *Madenwurm* **13 B**: oval, 50 μ lang, 20 μ breit, dickschalig, meist mit kaulquappenähnlichem Embryo; vom *Peitschenwurm* **13 C**: oval, tonnenförmig, 52 μ lang, 23 μ breit, mit dicker, brauner, an den Polen durch je einen hellen Pfropfen unterbrochener Schale (an eine Zitrone erinnernd); Eier von *Taenia solium* **11 A**: oval, Eischale dünn, Embryonalschale dick, radiär gestreift, leicht gelblich gefärbt, kugelig, 35 μ, die Oncosphaera mit 6 Haken nur 20 μ im Durchmesser; von *Taenia saginata* **11 B**: i. g. kugelig, Eischale derber, mit 1 oder 2 Filamenten, Embryonalschale dick und radiär gestreift, wie beim Einsiedlerbandwurm, aber oval, 35 μ lang, 25 μ breit; Eier von *Ancylostomum duodenale* **14 A**: elliptisch, 52 μ lang, 30 μ breit, dünnschalig, meist in mehr oder weniger weit vorgeschrittener Furchung bzw. Entwicklung des Embryos.

174. Nachweis von Ankylostomen 14 A durch Züchtung der Larven aus dem Kot der Wurmkranken und -träger bildet das zuverlässigste Verfahren: In einen mit durch Tannineisen geschwärzter Gaze belegten Glastrichter sterilisierten Sand einbringen, darauf den mit Tierkohle vermischten Kotbrei. Bebrüten 5—6 Tage bei 28—30°. Die sich entwickelnden enzystierten Larven sind leicht aufzufinden, da sie sich in weißen Zöpfchen an den äußersten Spitzen der Gaze ansammeln. Zur Konservierung einbetten in Glyzeringelatine **166**.

175. Nachweis von Trichinen 15 in den Muskeln beim Menschen, Schwein, Wildschwein, Hund, Ratte: Als befallen erweisen sich be-

sonders die bei der Atmung beteiligten Muskeln, daher von den Pfeilern und vom Rippenteil des Zwerchfells, von Kehlkopf- und Zungenmuskeln am besten aus der Nähe von Knochen und Sehnen mit der gebogenen Schere Stückchen von der Größe und Form eines Haferkornes herausschneiden, diese im sog. Kompressorium oder einfach zwischen 2 Objektträgern so quetschen, daß man durch das Präparat hindurch Druckschrift erkennen kann und mit schw. Vergr. **34 A** bei enger Blende auf innerhalb der Primitivbündel befindliche, mit der Längsachse in der Richtung derselben verlaufende, *zitronenförmige*, bis 0,5 mm lange *Kapseln mit* darin *spiralig aufgerolltem Fadenwurm* durchmustern! Kapseln bei Verkalkung schon mit bloßem Auge zu erkennen. Nach Behandlung mit Salzsäure, wodurch der Kalk gelöst wird, erscheint der Wurm deutlich. Die auch bei anderen Schlachttieren vorkommenden **Miescherschen Schläuche** (Sarcocystis Miescheriana): i. g. länger und mehr spindelförmig mit kugel-, nieren- oder sichelförmigen Sporozoiten angefüllt, liegen zwischen den Primitivbündeln.

B. im Blute: Ausstreichen einer dicken Blutschicht auf Objektträger, nach Lufttrockenwerden in dest. Wasser stellen, bis Blutfarbe verschwunden, 3 Minuten Alkohol abs., 2 Minuten Boraxmethylenblau **112 B.** Die Parasiten sind intensiv blau gefärbt.

II. Protozoen 17.

176. Amöben bewegen sich durch Scheinfüße, Pseudopodien, mit denen sie zugleich die Nahrung aufnehmen. Die vegetativen Formen zeigen einen bläschenförmigen Kern, manche auch eine Vakuole, ein dichteres körniges Endo- und ein gleichmäßiges durchscheinendes Ektoplasma. Sie vermehren sich durch Teilung (Schizogonie, $\sigma\chi i\zeta\omega$ spalte, $\gamma\acute{o}\nu o\varsigma$ Nachkommenschaft). Dadurch, daß sich die zur Ruhe gekommenen, kugeligen Amöben einkapseln, enzystieren, wobei die anfängliche Schleimhülle in eine dicke, doppeltkonturierte Schale übergeht, entstehen Dauerformen. Aus ihnen gehen durch Sporogonie unter Kernteilung und Selbstbefruchtung (Autogamie, $\gamma\acute{a}\mu o\varsigma$ Ehe) wieder die vegetativen Formen hervor.

177. Amoeba limax, Strohamöbe, in einige Tage altem Strohinfus in der Regel anzutreffen, anfangs bandartig gestreckte, halbkugelige Pseudopodien bildende vegetative, später kugelige, enzystierte Amöben. Ein Ösetröpfchen vom schillernden Häutchen der Oberfläche des Strohinfuses nach **92** untersuchen!

Bei Anwesenheit reichlicher Amöben erhält man durch Übertragung auf Heuinfusagar (Heuinfus mit ¹/₂—1% Agar) Kulturen, in denen sich neben den Amöben die ihnen als Nahrung dienenden Bakterien finden.

178. Entamoeba buccalis, Prowazek (buccae Backen). Zahnbelag,

unter dem Zahnfleisch, besser von kariösen Zähnen in Speicheltröpfchen verteilen, und nach **92** untersuchen!

Amöben 6—32 μ lang, von Leukozyten außer durch ihre Größe auch durch das helle Ektoplasma und die breiten, bruchsackartigen Pseudopodien zu unterscheiden.

179. Entamoeba coli (Lösch) Schaudinn. Im oberen Dickdarm (κῶλον) bei gesunden Menschen häufig; alsdann im Stuhl 8kernige, kugelige Zysten mit doppelt konturierter Hülle. Im durch Salina erzeugten Durchfall die vegetativen Formen, die in der Ruhe keine Sonderung in Endo- und Ektoplasma wie bei **178** und **180,** wohl aber hyaline Pseudopodien erkennbar an dem gegenüber dem Endoplasma geringeren Lichtbrechungsvermögen (auf erwärmtem Objekttisch!), zum Unterschied von den gekörnten der (übrigens kleineren) Leukozyten, zeigen. Der bläschenförmige Kern, chromatinreich, mit dicker Membran und großem Karyosom, meist schon im Leben gut zu sehen. Vegetative Formen zerfallen durch Schizogonie in 8 junge Amöben, ebenso gehen aus den Zysten durch Sporogonie 8 Amöben hervor. Nach Aufnahme der Zysten mit der Nahrung finden sich beim Menschen und der Katze Amöben im Stuhl. Vermehren sich im Strohinfus.

180. Entamoeba histolytica Schaudinn. **A.** (ἱστός Gewebe, also gewebsauflösend zum Unterschied von der harmlosen E. coli **179**), erzeugt besonders in den Tropen und Subtropen die endemische, als Amöbenruhr, zum Unterschied von der Stäbchenruhr **243,** bezeichnete Krankheit. Für Ruhr charakteristisch sind häufige, blut- und schleimhaltige, unter Kolik und Tenesmus entleerte Stühle. Die Ruhramöben erzeugen Nekrose in der Submukosa und nach Durchbruch des Eiters ins Darmlumen unterminierende Darmgeschwüre (Ruhrbakterien dagegen von der Darmoberfläche nach der Tiefe fortschreitende Nekrose), öfters Darmblutung, Peritonitis und bei 28 % Leberabszeß. Infektion von Katzen und jungen Hunden durch Verfütterung und durch Einspritzen des Stuhles ins Rektum.

Nachweis der Erreger in den schleimigen Massen der frisch entleerten oder bis zur Untersuchung bei Körperwärme gehaltenen Stühle, solange sie noch alkalisch reagieren:

a) im hängenden Tropfen **91** oder im zwischen Objektträger und Deckglas ausgebreiteten Tropfen **92.** Die stark lichtbrechenden, grünlichen Amöben mit ihren reichlichen Einschüssen (Zellen, besonders rote Blutkörperchen und Bakterien) schon bei schw. Vergr. auffallend bei st. Vergr. gewöhnlich in lebhafter Bewegung;

b) in gefärbten Ausstrichpräparaten: Sublimatalkohol **105c** in Schälchen auf 50° erwärmen, Präparat ausstreichen, sofort vor dem Trockenwerden darauf fallen lassen (nur einen Augenblick), dann in die kalte Lösung. Abspülen mit Wasser, Färben mit Delafieldschem **108 A** (stark verdünnte Lösung ¹/₂ bis mehrere Stunden) oder Heidenhain-

schem **108 B** Hämatoxylin. Nicht trocknen; durch steigende Alkoholstufen in Xylol und Kanadabalsam.

c) *Schnellfärbung nach Riegel*: 1 ccm einer Mansonlösung **112 B** wird im Reagenzglas mit 10 ccm Chloroform 1 Minute kräftig geschüttelt, dann nach der Scheidung mit einer Pipette von unten herangeholt und in ein Schälchen gegossen. Der Stuhl wird auf ein Deckglas ausgestrichen und das Präparat (die noch feuchte Schicht nach oben) in die Chloroformfarbstofflösung für 20—40 Sekunden untergetaucht, dann herausgenommen und rasch, bevor es trocken geworden ist, auf einen Objektträger mit einem Tropfen Paraffinum liquidum gelegt.

d) in mit Hämatoxylin-Eosin **119** oder **108 B** behandelten *Schnitten* durch die Darmgeschwüre und die Wandung der Leberabszesse.

Ruhrerkrankungen pflegen sich in ihren Heimatsgebieten am Ende der heißen Jahreszeit zu häufen, ebenso infolge von Menschenansammlungen bei den Pilgerfahrten. Die an chronischer Ruhr Leidenden, bei welchen sich besonders die enzystierten (Dauer-) Formen finden, spielen anscheinend bei der Verbreitung eine wichtige Rolle; Übertragung hauptsächlich durch Wasser und Nahrungsmittel. Wichtig ist frühzeitige Behandlung und damit Verhütung der chronischen Ruhr, im übrigen Bekämpfung wie beim Typhus.

B. Formen der histolytica: **a)** vegetative typische Formen (E. tetragena, Viereck): bildet 4kernige Zysten, sonst ähnlich wie E. coli, nur schon in der Ruhe das hyaline Ektoplasma hervortretend. Im bläschenförmigen, chromatinreichen Kern ein „Zentriol" im Karyosom, bei dessen Fehlen in der Kernmitte.

b) Minuta(Degenerations)formen treten besonders beim Zurückgehen der Erscheinungen auf. Größe 12—20 μ, Differenzierung des Ektoplasmas fehlt häufig; auch sind die Pseudopodien nicht mehr charakteristisch. Abschnürung hyaliner Knospen.

181. Trypanosomen 17 III. Die Erreger der Trypanosen des Menschen und der Säugetiere **182** finden sich im Blut (auch in Lumbal- und Ödemflüssigkeit), wo sie sich fischähnlich bewegen. Sie sind spindelförmig und besitzen eine Geißel am Vorderende (Schwimmrichtung), die von da als Randfaden der „undulierenden Membran", einer Art Längsflosse, zum Geißelkern (Blepharoblast; βλέφαρον Augenlid) verläuft. Bei Romanowskyfärbung **130/1** Plasma blau, Kerne violettrot, Geißel und Randfaden tiefrot. Tr. Theileri etwa 2mal so groß als die anderen, diese etwa 3—4mal so lang wie ein rotes Blutkörperchen. Das langgestreckte Tr. Lewisi an dem zugespitzten Hinterteil und dem länglichen, quergestellten Geißelkern leicht, die übrigen mikroskopisch nicht sicher zu unterscheiden, auch nicht wie Tr. Theileri und Lewisi nur auf einen Zwischenwirt (Rind und Ratte) angewiesen, ferner auch nicht von so konstanter Virulenz wie diese, sind nach Koch noch in der Mutation begriffen. Vermehrung und Teilung der 2 Kerne durch Längsteilung.

162

Züchtung: In dem entnommenen Blut blieben einige Arten bis zu 1 Monat virulent, bis zu 3 Monaten am Leben. Im Kondenswasser von Blutagar [= 2 Teile Kaninchenblut und 1 Teil Agar (Extrakt von $^1/_8$ kg Rindfleisch auf 1 Liter H_2O, 25 g Agar, 20 g Pepton, 5 g NaCl, 10 ccm Normal-Na_2CO_3-Lösung)] Vermehrung, auch Fortzüchtung durch mehrere Generationen, allerdings unter Bildung von Involutionsformen, Agglomeration usw.

Unregelmäßiges Fieber, Milz- und Drüsenschwellung, Ödeme, Hautausschläge, Anämie und Abmagerung sind Hauptsymptome bei Trypanosomiasis. Erfolgreiche Abtötung der Trypanosomen im Körper durch organische Arsenpräparate. Übertragung vorwiegend durch blutsaugende Insekten, selten direkt, meist erst nach geschlechtlicher Entwicklung in diesen.

182. A. Trypanosoma gambiense, Dutton, verursacht im tropischen Afrika von der Westküste (Gambia-Fluß) bis zum Viktoria Nyanza- und Tanganjika-See — innerhalb des Verbreitungsgebietes der Glossina palpalis — die mörderische **Schlafkrankheit,** beginnend mit Kopfschmerz, durch Chinin nicht zu beseitigenden Fieberanfällen, Lymphdrüsenschwellung besonders im Nacken — diagnostisch wichtig — später noch Milzschwellung, Abnahme auch der roten Blutkörperchen, Ödeme, Exantheme, Abmagerung, schließlich oft noch Hirnsymptome wie Tobsucht, Verrücktheit, Somnolenz, Koma.

Nachweis der Trypanosomen entweder im frischen Blut- oder Drüsen(punktions)saft-Präparat **93,** wobei sie schon mit stärkeren Trockensystemen an der Beweglichkeit leicht zu erkennen sind, oder in nach Giemsa **130/1** gefärbten Ausstrichen; halbkreis- oder S-förmig, Hauptkern in der Mitte, Geißelkern nahe dem stumpfen Hinterende.

Zum Nachweis spärlicher Trypanosomen Untersuchung im „dicken Tropfen" **103,** auch Einspritzung von 20—25 ccm Blut in die Bauchhöhle von Affen oder Hunden zur Vermehrung der Trypanosomen, die dann 1—2 Wochen später unschwer nachzuweisen sind.

Auch Meerschweinchen und Ratten erkranken nach der Impfung mit Trypanosomenblut.

Bei zerebralen Symptomen in der Lumbalflüssigkeit neben Trypanosomen oft Staphylo-, Strepto- oder Pneumokokken.

Verbreitung der Krankheit durch Glossina palpalis, vielleicht auch morsitans und fusca 67 ABC.

1910 ist in Rhodesia bei Schlafkrankheit eine besondere Form **Trypanosoma rhodesiense,** beschrieben worden, deren Hauptkern, meist nahe dem Hinterende an oder sogar neben dem Geißelkern liegt: als Überträger kommt nur Glossina morsitans in Betracht.

B. Tr. Lewisi bei Ratten verbreitet, Gesundheitsstörungen indes auch bei mit Erfolg geimpften weißen Ratten nicht vorhanden. Überträger: Rattenlaus Haematopinus, und Rattenfloh Ceratophyllus, dessen Kot von den Tieren nach dem Stiche abgeleckt wird.

163

Nachweis der **181** beschriebenen Trypanosomen in dem nach Abtragen der Schwanzspitze austretenden Blutstropfen wie bei **A.**

C. Tr. Brucei macht in Afrika besonders bei Pferden, Eseln, Rindern und Hunden die meist tödliche **Ngana-** (= Kraftlosigkeit, Zulusprache) oder Tsetse-Krankheit, kommt auch bei Antilopen und anderen wilden Horntieren, sowie Büffeln vor, auf die meisten Säugetiere übertragbar. Schutzimpfung mit durch Hundepassage abgeschwächten Erregern nicht bewährt, weil immunisierte Tiere zu Parasitenträgern werden. Wirt und Überträger: Glossina morsitans, vielleicht auch fusca Untersuchung wie bei **A.**

D. Tr. Evansi macht besonders in Indien bei Einhufern, Kamelen, Elefanten, Büffeln und Hunden die der Ngana ähnliche **Surrakrankheit.** Wirt und Überträger: vielleicht Stomoxys calcitrans. Untersuchung wie bei **A.**

E. Tr. equiperdum (Rougeti) erzeugt die in Deutschland, in den Mittelmeerländern, in Chile und Nordamerika besonders in Gestüten vorkommende, unter Lähmung langsam zu Tode führende **Beschälseuche** (Dourine): 2 bis 3 Wochen nach dem Koitus Entzündung der Genitalien mit Ausfluß. In diesem, sowie den hinzutretenden Ödemen am Bauch und den Hautausschlägen Trypanosomen reichlich, im Blut aber so spärlich, daß 15 ccm davon zur Impfung von Hunden und Kaninchen nötig sind. Auch bei Hunden Übertragung durch den Koitus. Wiederkäuer immun. Untersuchung wie bei **A.**

F. Tr. equinum, Erreger der **Kreuzlähme (Mal de caderas,** span.: cadera Hüfte), in Südamerika bei Einhufern, soll auch beim Wasserschwein vorkommen, Geißelkern besonders klein.

G. Tr. Theileri soll nach Theiler bei Rindern in Südafrika die als perniziöse Anämie verlaufende **Galziekte (Buschseuche)** erzeugen, was vielfach angezweifelt wird. Auf andere Tiere nicht zu übertragen. Im Blut die schon durch ihre Größe ausgezeichneten Trypanosomen.

256. Schizotrypanum Cruzi, Chagas, erregt in Brasilien die namentlich die Kinder befallende, als „Opilação" bezeichnete Trypanose: Anämie, Schwäche, Verspätung der Entwicklung, Ödeme, Lymphdrüsen-, Milz-, Leberschwellungen, Hirnstörungen wie Imbezillität. Stellt einen Übergang zu den Plasmodien her, insofern im Lungenblut der damit infizierten Affen und Meerschweinchen schizogonische runde Formen mit 8 jungen, in die roten Blutkörperchen eintretenden, daselbst zu Trypanosomen werdenden Parasiten gefunden wurden. Wirt und Überträger ist die Schreitwanze Conorrhinus megistus. Besonders die Larven übertragen; sie werden erst 8—10 Tage nach dem Saugen infektiös. Blutuntersuchung wie bei **182 A.**

184. Plasmodien als Erreger der **Malaria** (ital. = schlechte Luft) beim Menschen: Tropen-, Tertian- und Quartanfieber. *Schwarzwasserfieber* ist nicht etwa eine weitere, durch ein besonderes Plasmodium

hervorgerufene Fieberform der Malaria, sondern ein namentlich in gewissen Tropengegenden bei Personen, die längere Zeit an Malaria (insbesondere Tropika) gelitten haben und ungenügend behandelt worden sind, meist nach dem Einnehmen von Chinin (aber auch von Antipyrin oder Methylenblau) eintretender hämoglobinurischer Anfall, somit eine Arzneivergiftung bei durch Malaria, aber auch durch anderweitige Schädigung geschwächten Menschen, nicht eine besondere Infektion. Tropika verläuft im Tertiantypus, Anfälle dauern aber 30—42 Stunden, statt 8—12 bei Tertiana und Quartana.

A. *Schizogonie im Menschen*: **Anopheles** als Wirt und Überträger impft beim Stechen dem Menschen die spindelförmigen beweglichen *Sichelkeime* „Sporozoiten" ins Blut. Ins rote Blutkörperchen eingedrungen nehmen sie Bläschen- oder Scheibenform an, bewegen sich anfangs amöboid, wachsen, von der Leibessubstanz der Blutkörperchen zehrend und daraus Pigment aufspeichernd, bis fast zur Größe des Blutkörperchens oder selbst darüber hinaus und teilen sich, aus dem zerstörten Blutkörperchen frei geworden, als „Schizonten" schließlich in 8—24 junge Parasiten (*Schizogonie*), die alsbald andere rote Blutkörperchen befallen, in gleicher Weise darin heranwachsen und sich teilen. Der Schizogonie geht wiederholte 2teilige Kernzerschnürung voraus, die so entstandenen 8—24 jungen Kerne umgeben sich mit etwas Plasma, werden so zu „Merozoiten" ($\mu\acute{\varepsilon}\varrho o\varsigma$ Teil), das Pigment tritt vorher in den zentral entstehenden Restkörper über. Vom Befallen der Blutkörperchen durch Sporo- oder Merozoiten bis zur Teilung der „Schizonten" und abermaligem Befallen neuer Blutkörperchen vergehen bei Quartana 72, bei Tertiana und Tropika 48 Stunden. Fieberbeginn trifft zusammen mit der vollendeten Teilung und dem Befallen neuer Blutkörperchen durch die jungen Schizonten. Finden sich wie bei Tertiana duplex 2 oder wie bei Quartana triplex 3 Parasitengenerationen, von denen jede etwa 24 Stunden später zur Teilung kommt, so entsteht Quotidianfieber. Erst etwa 15 Tage nach Einimpfung der Sporozoiten durch das Anophelesweibchen haben sich die Parasiten so vermehrt, daß sie einen Anfall auslösen. *Inkubation* demnach 15 Tage.

B. *Gametenbildung im Menschen*: Waren einige Anfälle erfolgt, so entstehen, wohl unter der Einwirkung der inzwischen vom Körper gebildeten Antikörper, die gegen Chinin resistenteren *geschlechtlichen* Formen *Gameten* ($\gamma\alpha\mu\acute{\varepsilon}\tau\eta\varsigma$ Gatte, $\gamma\acute{\alpha}\mu o\varsigma$ Ehe): Ein Teil der die Blutkörperchen befallenden Merozoiten ist weniger beweglich, zeigt keine Nahrungsvakuole, wie die weniger widerstandsfähigen ungeschlechtlichen, wächst langsamer, stapelt mehr oder dickere Pigmentkörnchen auf. Junge Gameten sind im Giemsapräparat an der Lage des Chromatins mitten in der achromatischen Zone zu erkennen. Nach Größe, Ausbildung von Plasma und Chromatin werden *weibliche*: „Makrogametozyten" und *männliche*: „Mikrogametozyten" unterschieden; erstere dunkler, mit stärker färbbarem Plasma, aber wenig und zartem Chromatin;

letztere **blaß**, ihr Plasma schwach färbbar mit reichlicherem, derberem Chromatin. Erstere entwickeln sich zum Makrogameten ♀, aus letzteren treten später die Mikrogameten ♂ aus. Erwachsene Geschlechtsformen erscheinen bei Tertiana und Quartana als Scheiben, bei Tropika wurstartig, von Laveran als „Halbmonde" bezeichnet, Tropikaparasiten daher als Laverania unterschieden. Hört Fieber spontan oder nach Chinin, welches in genügender Menge spätestens vier Stunden vor dem Anfall eingenommen, die Schizogonie verhindert, auf, so verschwinden die ungeschlechtlichen Formen und die Mikrogametozyten, nicht aber die Makrogameten, die sich in der Milz zu halten scheinen. Trifft später den Menschen eine Schädigung, so kann der Makrogamet nach Reduktion seines Kernapparates sich in einen Schizonten zurückbilden und ungeschlechtliche Formen liefern, die nach hinreichender Vermehrung Anfälle (*Rezidive*) auslösen.

C. *Sporogonie im Anophelesweibchen*: Saugt das Anophelesweibchen bei einem Menschen Blut mit ♀ und ♂ Gameten, so kommt es zur geschlechtlichen Fortpflanzung „Sporogonie". Im Magen (Mitteldarm) der Mücke entwickeln sich aus den Mikrogametozyten 4—8 lebhaft bewegliche, früher als Spermatozoen oder Geißeln bezeichnete „Mikrogameten"; diese suchen einen Makrogameten, der inzwischen eine Kernreduktion erfahren hat, auf; einer dringt ein und befruchtet den Makrogameten; dies geschieht 20—120 Minuten nach dem Saugen. Der befruchtete Gamet wird würmchenähnlich, bohrt sich innerhalb 48 Stunden nach dem Saugen als „*Ookinet*" (ᾠόν Ei, κινέω bewege) in die Magenwand, wird in deren äußerer Schicht unter Ausbildung einer dünnen Hülle und unter mehrfacher Kernteilung und Plasmagruppierung zur „*Oozyste*", bei deren Zerfall — „Sporogonie" — die zu den Tochterkugeln (Sporoblasten) angeordneten, spindelförmigen *Sporozoiten* frei werden, in die Leibeshöhle und später in die *Speicheldrüse* übertreten. Jetzt, 8—12 Tage nach dem Saugen, vermag das Tier beim Stechen die Sporozoiten ins menschliche Blut abzusetzen, und die Infektion geht wie geschildert vor sich. Verlauf der *Sporogonie bei den 3 Parasiten annähernd gleich*, dagegen zeigt die *Schizogonie* diagnostisch wichtige *Unterschiede*. Sehr ähnlich verhalten sich bei *Affen, Fledermäusen* und anderen *Säugetieren gefundene Plasmodien*.

Untersucht wird das Blut des Fieberkranken frisch **93** oder im nach **129—131** gefärbten Ausstrich **99**.

185. Plasmodium immaculatum, Grassi und Feletti, Erreger des Tropenfiebers **184**: 12—16 Merozoiten, jüngste Formen im roten Blutkörperchen besonders klein, Gameten wurstförmig. Im Giemsapräparat **131** jüngste Parasiten, sog. „kleine" Tropikaringe, höchstens $^1/_5$ Durchmesser des roten Blutkörperchens, Plasma als haarfeiner blauer Ring mit 1 oder 2 roten Chromatinkörnern um die Nahrungsvakuole gelagert, Ring zuweilen länglich ausgezogen, Blutkörperchen oft von 2 und mehr, anfangs der Oberfläche anhaftenden Parasiten

befallen. 30 Stunden alte „große" Tropikaringe von $\frac{1}{3}$ Blutkörperchen-Durchmesser, Plasma dem Chromatinkorn gegenüber mondsichelartig mit ganz feinem Pigment. Bei starker Färbung Blutkörperchen mit gröberen violetten „Tropikaflecken". Ältere Schizonten und Teilungsformen finden sich in der Milz und im Knochenmark, selten im Blutkreislauf. Wurstförmige Gameten („Halbmonde") mit Pigmentkranz in der Mitte und oft Konturlinie des zerstörten roten Blutkörperchens an der Konkavität.

Untersucht wird wie bei **184** das durch Einstich mit der Lanzettnadel in den Nagelfalz (oder Ohrläppchen) gewonnene Blut auf die Ringe, die oft zu mehreren im roten Blutkörperchen vorkommen, auf die im peripheren Blut allerdings seltenen völlig erwachsenen oder in Teilung befindlichen Schizonten und auf die für Tropika charakteristischen wurstförmigen Gameten. Anfänger sollten nicht unterlassen, zum Vergleich das eigene Blut in der gleichen Weise zu untersuchen.

186. Plasmodium vivax, Marchiafava und **Celli,** Erreger des **Tertianfiebers 184: 16—24** Merozoiten, ungeschlechtliche Formen in lebhafter Amöboidbewegung (vivax!), rote Blutkörperchen durch den heranwachsenden Parasiten auf das $1\frac{1}{2}$fache vergrößert, blaß; Teilungsformen und Gameten erlangen die gleiche Größe. Gameten im frischen Blut an dem reichlichen, gleichmäßig verteilten, in Bewegung befindlichen Pigment zu erkennen. Im Giemsapräparat jüngste Parasiten etwa von der Größe und Form der großen Tropikaringe. Pigment derber als beim Tropenfieberparasiten, in Körnchen- oder Stäbchenform, selten mehr als 1 Parasit im roten Blutkörperchen, dort nicht selten 2 und mehr. Beim Wachsen vermehren sich Plasma und Pigment und ersteres nimmt ganz unregelmäßige Formen an; Nahrungsvakuole verkleinert sich, befallene Blutkörperchen gequollen und *mit feinen roten Tüpfeln.*

Bei Untersuchung der in gleicher Weise wie bei **185** angefertigten Blutpräparate auf die vorstehenden, die Unterscheidung von **185** und **187** gestattenden Merkmale achten!

187. Plasmodium malariae, Grassi und Feletti, Erreger des Quartanfiebers **184,** der seltensten und nur herdweise vorkommenden Malariaform: 8—12 Merozoiten. Junge Parasiten wie bei Tertiana, nur die Bewegung träger, das Wachstum langsamer. Befallene rote Blutkörperchen leicht geschrumpft, nie getüpfelt. Halberwachsener Parasit im Färbepräparat oft bandartig, nie so unregelmäßige Formen wie bei **186.** Teilungsformen erreichen etwa die Größe der roten Blutkörperchen, Gameten zum Teil dieselbe, zum Teil etwa die doppelte Größe. Pigment dunkler und gröber als bei **186.**

Bei der wie bei **185** auszuführenden Blutuntersuchung auf die vorstehenden Merkmale achten!

188. Plasmodium praecox Grassi und Feletti (praecox frühzeitig),

früher **Proteosoma** (Πρωτεύς Meergott, der seine Gestalt oft wechselte) genannt, im Blut von Raubvögeln, Tauben und Sperlingen nicht selten. Durch Culexarten 10 übertragen. Erinnert an die Parasiten der menschlichen Malaria, nur werden die oft zu 2 im roten Blutkörperchen vorhandenen ungeschlechtlichen Formen in der Regel auf ganz verschiedenen Entwicklungsstufen angetroffen. Die Dauer der ungeschlechtlichen Entwicklung ist daher noch unbekannt. 8—16 Merozoiten. Kern des roten Blutkörperchens durch die Parasiten meist nach dem Pol hin verdrängt. Geschlechtsformen rundlich. Befruchtung durch die Mikrogameten ebenso wie bei den Malariaparasiten, aber schon unter dem Mikroskop zu verfolgen, wenn man einen Blutstropfen in mit physiologischer NaCl-Lösung verdünntes Taubenblutserum überträgt. Entwicklung im Culex ähnlich derjenigen der Malariaerreger im Anopheles, *vor dieser bekannt.* Kanarienvögel erkranken nach dem Stich infizierter Mücken; einige sterben, überlebende sind immun.

In den wie bei **185** hergestellten Blutpräparaten auf die verschiedenen Entwicklungsstufen bei den ungeschlechtlichen Formen, auf die Gameten und die Kernverlagerung achten!

189. Haemoproteus noctuae Celli und Sanfelice, im Blut von Raub- und Singvögeln. Wirt: Culex pipiens **10 B.** An dem früher als **Halteridium** bezeichneten Parasiten (1894 von Labbe zuerst beschrieben) Befruchtung des Makrogameten durch den Mikrogameten mit anschließender Würmchen-(Ookineten-)bildung im entnommenen Blutströpfchen, hier zuerst beobachtet (Zusatz von verdünntem Serum unnötig). Schaudinn fand 1901 beim Steinkauz (Athene noctua) 6 tägige Entwicklung der ungeschlechtlichen Parasiten, die als „kleine" Flagellaten ins rote Blutkörperchen eingedrungen, Plasmodiumform annehmen, etwas herangewachsen die Blutkörperchen als „größere" Flagellaten verlassen, später in ein 2. Blutkörperchen eintreten, den Geißelapparat abermals verlieren und unter amöboiden Bewegungen so groß werden, daß sie schließlich den Kern hantelförmig (ἀλτῆρες beim Springen benutzte Bleihanteln, ἄλλομαι springe) umlagern. Enthalten reichlich dunkles Pigment. Fortgesetzte 2-Teilung unter Kleinerwerden, nachdem sie als „große" Flagellaten das 2. Blutkörperchen verlassen. Ein Teil der kleinen Flagellaten macht von neuem in roten Blutkörperchen die 6 tägige Entwicklung durch, andere werden zu *Gameten,* abwechselnd im Blutkörperchen amöboid, im Blutplasma als Trypanosomen beweglich. *Befruchtung* der Gameten im Mückenmagen wie bei den Plasmodien **184 C.** Aus den *Ookineten* entstehen ohne Oozystenbildung ungeschlechtliche und geschlechtliche Formen; erstere in die Speicheldrüse gelangt und durch den Stich auf einen neuen Vogel übertragen, machen die beschriebene Entwicklung durch.

In den nach **185** hergestellten Blutpräparaten die länglichen bis hantelförmigen Schizonten sowie etwa freigewordene Gameten aufsuchen! Trypanosomenformen selten im peripheren, meist nur im

nachts aus Milz, Leber, Knochenmark entnommenen Blut. Bei Verimpfen von Blut auf Blutagar Vermehrung hauptsächlich in Flagellatenform beobachtet.

190. Leucocytozoon Ziemanni Laveran im Blut des Steinkauzes; Wirt und Überträger: Culex pipiens **10.** *Ungeschlechtliche Formen*, besonders klein, spirochätenähnlich, aber mit 2 Kernen und Geißelapparat, entwickeln sich wie Haemoproteus **189** abwechselnd in (oder auf) den roten Blutkörperchen amöboid und trypanosomenähnlich frei im Blutplasma. *Geschlechtsformen* so groß, daß sie im roten Blutkörperchen nicht Platz finden, daß sie vielmehr diese in sich aufnehmen. Erst Trypanosomenform, dann enzystiert mit Rest des roten Blutkörperchens im eigenen Plasma (Periblast, $\beta\lambda\alpha\sigma\tau o\varsigma$ Sproß, Gewächs). Nicht in Leukozyten! *Befruchtung* wie bei den Plasmodien **184 C** im Mückenmagen, aber *Ookinet* wächst zu knäuelartig aufgerolltem Gebilde aus, das in viele teils ungeschlechtliche, teils geschlechtlich differenzierte fadenförmige *Sporozoiten* zerfällt, die nach einer Entwicklung in der Darmwand trypanosomenförmig in den Pharynx gelangen.

Blutpräparate von Steinkauz, nach **183** angefertigt, untersuchen auf *Geschlechtsformen*: spindelförmige Gebilde, größer als die roten Blutkörperchen, innerhalb der blassen Hüllsubstanz der ovale Gamet umlagert vom hantelförmig deformierten Kern des roten Blutkörperchens.

191. A. Leishmania Donovani Ross **17 II**, Erreger der unter Fieber, Milzschwellung, Anämie mit starker Verminderung der Leukozyten und Abmagerung langsam zu Tode führenden, als **Kála-ázar** (= schwarze Krankheit) oder tropische Splenomegalie bezeichneten, zuerst in Assam beobachteten Seuche. Endemisch auch in anderen Teilen von Indien, China, Arabien, Ostafrika und in den Mittelmeerländern. In Milz, Leber und Knochenmark, selten im Blut, in den Leukozyten einzelne, in den Endothelzellen zahlreiche 3 µ lange ovale Körperchen; bei Giemsafärbung blau mit größerem rundem, violettrotem und kleinerem, stäbchenförmigem, radiär oder tangential dazu gestelltem dunkelroten Kern. In aus Milz oder — wegen geringerer Gefahr besser — aus Leber durch Punktion gewonnenem Saft die kokkenähnlichen Gebilde in großer Zahl in einer plasmatischen Masse eingebettet. In Südeuropa auch bei Hunden gefunden.

Im mit Natriumzitrat und etwas Zitronensäure versetzten Blut entstehen trypanosomenartige, durch Längsteilung sich vermehrende Formen mit Geißel, ohne undulierende Membran. Tiere damit bisher ohne Erfolg geimpft. Nach intraperitonealer Einspritzung von Blut beim *Hund* gelang es aus der Milz Geißelformen zu züchten. Wanzen (Cimex rotundatus **7 A**) von Kála-ázar-Kranken enthielten Geißelformen wie die Blutkultur. Auch der Hundefloh **8 E** gilt als Überträger.

Zum Nachweis der Parasiten Ausstriche von Milz, Leber, Knochenmark oder Punktionsflüssigkeit nach **104** angefertigt und mit Giemsa

169

130 oder **131** gefärbt auf die beschriebenen Formen untersuchen, das mit Natriumzitrat und Zitronensäure versetzte Blut auch im ungefärbten Zustand **93** besonders auf Geißelformen!

B. Leishmania tropica Wright. Mikroskopisch von A nicht zu unterscheiden. Erreger der im Orient, aber auch in Nordafrika und Brasilien beobachteten lästigen, narbenbildenden, indes ungefährlichen Orient- oder Aleppobeule. Nach Abheilung Immunität. Untersuchung wie A.

192. Die zur Gattung **Babesia (Piroplasma)** vereinigten Parasiten machen beim Rind, Pferd, Schaf, Hund und Hirsch die wegen Zerstörung der roten Blutkörperchen (Hämoglobinurie, Ikterus, Anämie und Hydrämie) gefährlichen **Piroplasmosen:** Birnförmige (pirum Birne) Körper, meist paarweise *in*, kleinere, rundliche, amöboid bewegliche, oft zu mehreren *auf* dem roten Blutkörperchen. Bei Giemsafärbung die blauen Birnformen stets mit größerem hellroten Haupt- und nahe der Spitze kleinerem violetten (Geißel-?) Kern; die kleineren Formen als blaue tropikaähnliche Ringe oder als Halbringe und Stäbchen mit 1—2 roten Chromatinkörnern. Bilden zum Unterschied von den Plasmodien kein Pigment. Übertragung der Krankheit durch Zecken **5,** und zwar nicht solche, die mit dem Blut die Erreger aufgenommen haben, sondern deren Nachkommen. Im Magen infizierter Zecken sah K o c h an den freigewordenen Formen bei A und C stachelige Plasmaausläufer sternförmig an einem Ende angeordnet, unter den in Haufen zusammenliegenden auch mit den ausläuferfreien Enden vereinigte Paare (Kopulation?), ferner kugelige Formen mit einer Spitze und in den Eiern birnförmige Gebilde 3—4mal so groß wie die endoglobulären.

A. Babesia bigemina, Smith u. Kilborn **17 III,** macht das nicht auf die nordamerikanischen Südstaaten beschränkte, in wärmeren Ländern vielfach vorkommende **Texasfieber** beim Rind. Birnformen bis 3 μ. Wirte: Boophilus annulatus in Nordamerika, B. australis in Südamerika, Australien, Ostasien, B. decoloratus in Südafrika **5.**

Nachweis der Erreger: **a)** in frischen Blutpräparaten **93, b)** in nach G i e m s a **130/1,** gefärbten Blut- oder Milzausstrichen nach **99,**

c) in mit Hämalauneosin **119** oder nach G i e m s a **187** gefärbten Organschnitten.

B. Babesia bovis B a b e s macht **Hämoglobinurie** beim Rind und Hirsch in Europa. Etwas plumper als A. Wirt: der gemeine Holzbock Ixodes ricinus **5.** Nachweis wie bei A.

C. Babesia parva Theiler soll das ostafrikanische **Küstenfieber** erzeugen (keine Hämoglobinurie, dagegen Niereninfarkte). Besonders klein, oft zu 4 in Kreuzform gelagert. Wirte: Rhipicephalus appendiculatus und simus **5.** Nachweis wie bei A.

170

D. Babesia ovis Babes macht **Carceag** bei Schafen in Rumänien. Wirt: Rhipicephalus bursa 5. Nachweis wie bei A.

E. Babesia equi Laveran macht **Fièvre bilieuse** bei Equiden. Wirt: Rhipicephalus Evertsi 5. Nachweis wie bei A.

F. Babesia canis Laveran bis 6 μ lang, macht beim Hund in Afrika und Europa **infektiösen Ikterus.** Wirt: Haemophysalis Leachi und Dermacentor reticulatus (?) 5. Nachweis wie bei A.

193. Coccidium oviforme 17 E. Oozyste der **Eimeria Stiedae** Lindemann, beim Menschen hier und da, beim Kaninchen häufig in gelblichen Knoten der Leber (= zystisch erweiterte und verdickte Gallengänge mit eitrigem Inhalt) und des Darmes, regelmäßig in den diarrhöischen Entleerungen der von der **Kokzidiose** epizootisch befallenen jungen Kaninchen, der viele erliegen. Bleiben nach außen gelangte Kokzidien vor Austrocknung und Kälte geschützt, so entwickeln sich in den grünlichen, 25—50 μ langen, ovalen, dickbeschalten Kokzidien in 3 Tagen zunächst 4 anfangs kugelige, dann ovale beschalte, je 2 sichelförmige Sporozoiten einschließende *Sporoblasten.* Gesunde junge Kaninchen infizieren sich durch Aufnahme solcher Kokzidien mit dem Futter. Die im Darm freigewordenen beweglichen Sporozoiten wandern in die Epithelzellen des Darmes und der Gallengänge, wachsen darin zu 25—50 μ großen kugeligen, unbeschalten Schizonten, die in ähnlich wie die Segmente einer Apfelsine angeordnete, sichelförmige Merozoiten (bis zu 300) zerfallen. Diese treten in neue Zellen ein, wachsen und teilen sich; so greift die Krankheit im Körper um sich. Nach einiger Zeit gehen aus der Teilung Makro- und Mikrogametozyten hervor; bei ersteren färbt sich das Plasma dunkler, sie haben aber wenig und zartes Chromatin. Befruchtung im Darm, der befruchtete Makrogamet wird zur Oozyste: Coccidium oviforme.

Letzteres gilt auch als Erreger der **roten Ruhr der Rinder.** G. Bugge in Kiel sah aber im blutigen Darmschleim und den schlauchförmigen Drüsen des stark katarrhalisch entzündeten Darmes viele ovale beschalte Kokzidien von nur 15—20 μ Länge und in den Darmzotten bis 200 μ lange, mit bloßem Auge eben erkennbare, im Wasser in zahlreiche Sichelkeime zerfallende Schizonten.

A. Zum Nachweis von Coccidium oviforme Leberkokzidieninhalt oder Bodensatz aus der Gallenblase von mit Kokzidiose behafteten Kaninchen in einem Tropfen 7fach verdünnten Formalins verteilen, Deckglas auflegen **92** und auf Oozysten untersuchen!

B. Zum Nachweis der Erreger der roten Ruhr Stückchen der Darmschleimhaut der an Ruhr verendeten Rinder in einem Tropfen 7fach verdünnten Formalins zerzupfen und wie bei A untersuchen!

194. Spirochäten. Ein gutes Untersuchungsobjekt bildet der vom Zahnfleischrand an den unteren Schneidezähnen mit steriler Öse entnommene Zahnschleim. Man trägt ihn in ein auf den Objektträger

gebrachtes Speicheltröpfchen ein, bedeckt mit dem Deckglas **92,** und untersucht nach **104** bei Dunkelfeldbeleuchtung; oder man verfertigt nach Verteilung des Zahnschleimes in einem Tuschetröpfchen einen Tuscheausstrich **103;** oder man untersucht den Zahnschleim im mit verdünnter Ziehllösung **112 B** gefärbten Ausstrichpräparat **95.** 2 bis 3 Spirochätenarten (Treposoma buccalis, dentium) von verschiedener Dicke werden hier in der Regel angetroffen.

195. Spirosoma recurrentis (Obermeieri), Erreger des Rück-fallfiebers, Febris recurrens, 2—5 mehrtägige Fieberanfälle mit 3—7tägigen Fieberpausen, Anfälle werden immer kürzer, Fieberpausen länger: Im Blutplasma, nur während des Anfalles, 10—30 μ lang, 0,25 μ dick, wie bei allen Spirochäten Enden verjüngt, 3—9 gleichmäßige, gegen die Enden hin flachere Windungen; im frischen Blutpräparat **93** die den Spirochäten eigene Bewegung: Drehung um die Längsachse, Vor- und Zurückschnellen und Verkürzung und Verlängerung, Krüm-mung und Schlängelung der Schrauben. Viele peritriche Geißeln. Bisher keine Züchtung, nur Konservierung und Vermehrung in dem entnommenen Blut, besonders (mehrere Generationen!) in Kollodium-säckchen, die Kaninchen in die Bauchhöhle gebracht werden. Über-tragbar auf Affen, Mäuse und Ratten. Immunität nach Heilung auch bei diesen, ihr Serum wirkt agglutinierend und bakterizid.

Die bei Rekurrens in Ostafrika, Zentralamerika und Westafrika nachgewiesenen Spirochäten sind trotz des fast gleichen Aussehens als unter sich und von der Obermeierschen europäischen (ob auch in-dischen und ägyptischen?) verschieden anzusehen, weil sich Immu-nität, Agglutination und Bakteriolyse nur gegen den als Antigen be-nutzten Typus zeigt. Das Krankheitsbild des afrikanischen Rekurrens weicht von dem des europäischen ab. Übertragung in Europa durch Läuse. Entwicklung in diesen unbekannt. Das Ende derselben bilden sehr kleine Formen, die durch den Stich auf den Menschen über-tragen werden. Das afrikanische, auch Tick-, d. h. Zeckenfieber ge-nannt, wird von der augenlosen Zecke Ornithodorus moubata **5 G** und Verwandten übertragen. Öfters Laboratoriumsinfekionen.

Der *Nachweis der Erreger* in dem während des Anfalles entnommenen Blut erfolgt a) frisch **93,** b) im Tuscheausstrich nach **103,** c) im mit verdünnter Ziehllösung **112 B** längere Zeit gefärbten Ausstrichpräparat **99** — Windungen infolge des Antrocknens weniger gleichmäßig —, bei spärlichen Spirochäten zweckmäßig d) im „dicken Tropfen" **100** oder e) durch Einspritzen des Blutes in die Bauchhöhle mehrerer Mäuse oder Ratten, worauf dann deren Blut nach einigen Tagen wie bei a—c zu untersuchen ist.

196. Spirosoma icterogenes (vielleicht identisch mit Sp. ictero-haemor-rhagiae), Erreger der Weilschen Krankheit, Übertragung von Blut in den ersten Tagen der Krankheit auf Meerschweinchen und junge

Kaninchen, ruft nach 6—12 Tagen Ikterus und hohes Fieber hervor. In der Leber reichlich Spirochäten, 4—20 μ lang mit 2—3 großen unregelmäßigen oder 4—5 feinen primären und zahlreichen sekundären Windungen. Kultur gelingt u. a. in Kaninchenserum, das bis 30fach mit sterilem Leitungswasser verdünnt werden kann.

197. Spirosoma gallinarum: Erreger einer in Brasilien bei Hühnern unter Durchfall und Somnolenz rasch tödlichen Septikämie: meist mehr Windungen, sonst ähnlich wie **195.** Überträger: **Argas miniatus 5 F.** Ähnliche Spirochäten bewirken bei Gänsen, Rindern, Schafen, Pferden, Fledermäusen Erkrankungen. Spirochätennachweis wie beim Rekurrensfieber **195.**

198. Treponema pallidum Schaudinn, Erreger der Syphilis, regelmäßig und ausschließlich in syphilitischen Krankheitsprodukten, bei tertiären sehr spärlich: 4—14 μ lang, höchstens 0,25 μ dick mit 6—24 gleichen, engen, steilen, endwärts niedrigeren Windungen, durch schwere Färbbarkeit von der in Geschwüren nicht seltenen, leicht färbbaren **Treponema refringens** mit flacheren, weiteren, spärlicheren Windungen zu unterscheiden. Züchtung in der Tiefe halberstarrten Pferdeserums gelungen. Übertragung auf Affen, Halbaffen und Kaninchen durch kutane Einimpfung von pallidahaltigen Körpersäften und Gewebsteilen in die Augenbrauen (Lidränder) oder Hornhaut und in den Hoden.

Nachweis der Erreger:

a) Sekrettropfen aus der Sklerose, Papel usw. ausgedrückt nach kräftigem Abreiben mit trockener Watte, zwischen Objektträger und Deckglas ausbreiten **92** und bei *Dunkelfeldbeleuchtung* **104** untersuchen: Schnurgerader Verlauf, zahlreiche, gleiche, enge Windungen, geringe Ortsveränderung.

b) Sekrettropfen a auf dem *Objektträger ausstreichen* **99,** sofort ¹/₂ Minute in den Dämpfen einer 1 % igen Osmiumsäure, OsO₄, fixieren, gut trocknen, 3mal durch die Flamme ziehen, mit zum Sieden erhitzter Mischung von 10 Tropfen Giemsalösung **130** und 10 ccm einer ¹/₂ % igen wässerigen Glyzerinlösung übergießen, 2 Minuten einwirken lassen, mit der kochend heißen Farblösung noch 2mal behandeln, unter der Leitung spülen! Treponemata pallidum färbt sich bläulichrot.

c) *Tuscheausstriche* **103** des Saftes, Sekrets zur Auffindung der Spirochäten, wesentlich einfacher als b.

d) Im Schnitt nach Levaditi **128,** am besten von kongenital luetischer Leber: schwarzbraune Spirochäten auf gelblichem Grund.

e) *Feststellung der Syphilis* nach Wassermann **147—159.**

III. Schimmelpilze 19 (besonders B).

199. Krankheitserregende Schimmelpilze: Unter den Pilzen finden sich bei den Aspergillen **202** und Mukorazeen **203** *einige für Menschen und Tiere pathogene.* Zu den pathogenen Pilzen gehört auch der Favus- und der Trichophytiepilz **204.** Sie rufen durch Wucherung an der Oberfläche sowie in den oberen Schichten der Haut, der Kornea und der Schleimhäute (besonders der Luftwege) Entzündung, Geschwürsbildung usw. hervor. In die Gefäße vorgedrungene Pilzzellen oder ins Blut eingespritzte Sporen wachsen in bestimmten Organen, wie Nieren, Darm und Herz zu Myzelien aus, ohne indes Sporen zu bilden. Nur wenn zahlreiche Pilzzellen in die Organe gelangen, kann infolge der Zerstörung lebenswichtiger Organe durch die entstehenden Myzelien der Tod erfolgen. Eine Schädigung durch von den Pilzen im Körper gebildete Gifte ist bisher nicht nachgewiesen. Die Pilzerkrankungen unterscheiden sich somit wesentlich von Bakterieninfektionen.

200. Oidium lactis, *Milch-Eischimmel.* Nicht pathogen, bildet in der Milch bei mehrtägigem Stehen eine *Pilzhaut* an der Oberfläche, wobei *trockene, wie mit Mehl bestäubte Flecken* erscheinen. Myzelhyphen zerfallen in kurze zylindrische oder elliptische Zellen = Oidien; Fruchthyphen in ovale bis kugelige, *in Ketten angeordnete Sporen* (Konidien).

A. *Mikroskopische Untersuchung der Oidiumflecke* auf der Milch:

a) im *ungefärbten Präparat* **92.** Mit der Öse einen Fleck abkratzen, ohne die Haut zu zerstören; Öse in einem kleinen mit dem Ösenstiel auf den Objektträger gebrachten Wassertropfen abspülen! *Schw. Vergr.* **135 A:** Oidien, Konidien, vereinzelte gegliederte, hier und da auch verästelte Hyphen, von Bakterien außer durch die Größe schon dadurch zu unterscheiden, daß sich die Zellwand scharf abhebt. *Bei Erweiterung der Blende* **27** *verschwinden Oidien* usw. Einstellen bei *st. Vergr.* **35 B:** Oidien usw. viel größer als die größten Bakterien, dabei Zellwand deutlich zu erkennen.

b) Im *gefärbten Objektträgerausstrich* **95.** Das wie bei a entnommene Material auf dem Objektträger ohne Wasser dünn ausstreichen, 1 Minute mit Gentianaviolett **111 d** färben **120.** Schw. und st. Vergr. **34 A** und B: Neben den Oidien, Konidien und Hyphen auch die weit kleineren Milchsäurebakterien gefärbt.

B. Zur Erlangung von *Reinkulturen* auf saure Nährgelatine **53** in Petrischälchen aussäen! Das wie bei A mit der Öse vom Fleck abgekratzte Material dient zur Aussaat **70.** Nach 2—3 Tagen die Aussaaten untersuchen **74!** Auf der Verdünnung β und γ genügend weit voneinander abstehende weiße, rundliche, in der Mitte wie mit Mehl bestäubte, die Gelatine nicht verflüssigende Oidiumkolonien zeigen stern- und strahlenförmige Zeichnung; bei schw. Vergr. **34 A** gegliedertes und verästeltes Myzel namentlich am Rande, in der Mitte *Züge parallel verlaufender Konidienketten.*

C. Zur Einübung des Abimpfens **76** und des Anlegens von Reinkulturen **77** *Strichkulturen auf einer Gelatineplatte* anlegen! Keimfreie Glasplatte mit nichtgeimpfter *saurer* Gelatine **53** beschicken wie bei **70 C**, Öse in eine isolierte Oidiumkolonie von B eintauchen und sie in 4 Querstrichen über die erstarrte Gelatine führen! Platte in die feuchte Kammer legen **70 D**! Bei Untersuchung nach 2—4 Tagen auf die seitlichen Ausläufer und die wie mit Mehl bestäubte Mitte achten; alsdann mit schw. Vergr. **35 A** Myzel und Konidienketten einstellen, Abklatsch **75** und **97** anfertigen, mit Gentianaviolett **111 d** 1 Minute im Farbklötzchen färben **111**, nach **34 A** und **B** einstellen: in parallelen Reihen angeordnete Konidien, ferner Oidien und Hyphen!

201. A. Penicillium glaucum, *blaugrüner Pinselschimmel*: Das rasenartige Myzel mit Entwicklung der Fruchthyphen blaugrün ($\gamma\lambda\alpha\upsilon\varkappa\acute{o}\varsigma$), später grüngrau, wie mit Pulver bestreut. Fruchthyphen verästelt, auf jedem Ast 2—5 kegelförmige, je eine Kette kugeliger Sporen (Konidien) tragende Basidien; ähneln einem Pinsel.

a) *Strichkultur* auf *saurer* Gelatine, wie bei **200 C**, unter Abimpfen von einer isolierten Penizilliumkolonie anlegen! Nach 4 Tagen: Myzel am Rande weiß, in der Mitte blaugrün, beginnende Verflüssigung der Gelatine. Mit schw. Vergr. nach **35** Myzel und Pinsel einstellen!

b) *Pilzpräparat* **94** anfertigen und mit schw. und starker Vergr. Myzel und Fruchthyphen untersuchen!

c) Von den blaugrünen Massen einer Penizilliumkolonie mit dem Platindraht ein wenig in den auf sterilem Deckglas mit saurer Gelatine **53** angelegten hängenden Tropfen **91** eintragen, die *Kultur im hängenden Tropfen* nach 2 Tagen bei schw. und st. Vergr. **35** auf ausgekeimte Sporen untersuchen: Aus der Spore herausgewachsene (1—3) Keimschläuche; an den größeren Gliederung und Verästelung.

B. P. brevicaule ($\varkappa\alpha\upsilon\lambda\acute{o}\varsigma$ Stengel), zum Arsennachweis verwendet.

a) *Kultur im Kartoffelröhrchen* **63** zeigt zottiges, nach der Fruktifikation gelbbraunes Myzel.

b) Im *Pilzpräparat* **94** nach **35** eingestellt: Die meist vereinzelt den Ästen aufsitzenden Basidien mit der kugeligen oder zugespitzten Spore.

202. Aspergillus, *Kolbenschimmel*: Rasenartiges Myzel. Unverzweigte Fruchthyphen am Ende kolbig verdickt, darauf morgensternartig angeordnet die Sterigmen ($\sigma\tau\acute{\eta}\varrho\iota\gamma\mu\alpha$ das Gestützte) mit *einer*, bei der Gattung Sterigmatocystis mehreren Konidienketten.

A. Asp. glaucus, namentlich auf eingemachten Früchten. In der wie bei **200 C** angelegten *Strichkultur* auf *Bierwürzgelatine* **67**: Myzel ähnlich wie bei **201 A**, aber mit höckeriger Oberfläche im Bereiche der Bereiche der Kolben. Mit schw. Vergr. Myzel und Kolben mit den kegelförmigen Konidien einstellen!

175

B. Asp. fumigatus (rauchfarben), macht Kerato-, Oto-, Pneumono-Mykosen, letztere namentlich bei Vögeln. Wächst noch bei 37°; soll an der Selbstentzündung von Heu beteiligt sein.

a) *Kultur* auf Kartoffelkeilen **63**: Myzel im Bereich der Kolben grünblau, später rauchgrau, höckerig.

b) Im *Pilzpräparat* **94** kurze Fruchthyphen mit schmalen dichtgedrängten Sterigmen.

C. Asp. flavus (rotgelb), ähnlich pathogen wie B, wächst noch bei 37°.

a) *Kultur* auf Kartoffelkeilen **63** gelb bis olivengrün.

b) *Pilzpräparat* **94**: Sterigmen kräftig, kegelförmig.

D. Asp. niger (*Sterigmatocystis nigra*), wächst noch bei 37°, Pathogenität wird bestritten.

a) *Kultur* auf Kartoffelkeilen **63**: schwarze, warzige Oberfläche.

b) Pilzpräparat **94**: kugelige Endanschwellung der Fruchthyphe mit verästelten Sterigmen.

203. Mucor *Kopfschimmel* (lat.: mucor Schimmel; keltisch: mucr feucht): Myzel pelz- oder bartähnlich. Verzweigte Hyphen zumeist ungegliedert, äm Ende der Fruchthyphen die köpfchenartig aufsitzende Zelle mit den endogenen Sporen = *Sporangium* **19**.

A. M. stolonifer, nicht pathogen, wächst noch bei 37°.

a) Strichkultur auf *saurer* Gelatine wie bei **201 C**: Braune bis schwarze Sporangien in dem weißen bartartigen Myzel schon mit bloßem Auge zu erkennen. Einstellen mit schw. Vergr.!

b) *Pilzpräparat* **94** bei schw. Vergr.: Vom wurzelähnlichen Myzel gehen 2—4 Sporangienträger und der bogenförmige Ausläufer (**stolo**) aus, der, an seinem Ende wieder wurzelartig ausgebildet, ebenfalls Sporangien trägt.

B. M. rhizopodiformis, pathogen, wächst bei 37°, ähnlich wie bei A.

a) *Kultur* auf Kartoffelkeilen **63** weiß, später mausgrau.

b) *Pilzpräparat* **94**: Wurzel aus 3—4 starren Seitenästen bestehend, Scheidewand als Kolumella (= kleine Säule, columna) kronenartig in das Sporangium vorgewölbt.

C. M. corymbifer (*κόρυμβος* Dolde), pathogen, wächst bei 37°.

a) *Kultur* auf Kartoffelkeilen **63**: Weiß, später hellgrau.

b) Pilzpräparat **94**: doldentraubenförmig verzweigte Fruchthyphen mit birnförmigen, gelbbraunen Sporangien.

D. M. mucedo (muceo bin schimmlig), nicht pathogen.

a) *Kultur* auf Kartoffelkeilen **63**: pelzähnlich grau mit mehrere cm langen Fruchthyphen und schon mit bloßem Auge erkennbaren braunen Sporangien.

176

204. Achorion Schoenleinii, Favuspilz und **Trichophyton tonsurans** (ἀχώρ Schorf, favus eig. Honigwabe, wegen der gelben Borken, φυτόν Pflanze, tondeo schere) Trichophytiepilz, wegen Zerfalls der Hyphen in Konidien dem Oidium **200** früher an die Seite gestellt haben in der Kultur damit wenig Ähnlichkeit, etwas mehr mit den Aktinomyzeten **22.** Verflüssigen Gelatine, bilden auf Agar meist runzlig-faltige wie mit Mehl bestäubte Erhebungen, wachsen aber auch in den Nährboden hinein und zeigen an der Unterseite gelbe Färbung. Bilden neben Konidien „Ekto-" und „Spindelsporen".

a) Im mit Gentianaviolett **111 d** gefärbten *Favusborkenausstrich* **95** neben den runden und eckigen Konidien manchmal am Ende gabelig geteilte Hyphen.

b) Im *Pilzpräparat* **94** von *jungem Favusmyzel* bei st. Vergr. **35** die krückenähnliche Endverzweigung der Hyphen mit mittlerer Blende einstellen!

205. Merulius lacrimans, *Hausschwamm*, verursacht Schaden durch Zerstörung des Holzes und Mauerwerks, bewirkt muffigen Geruch, aber keine Erkrankung des Menschen. Wuchert an feuchten, dunklen Stellen bei fehlender Lüftung: Myzel wurzel-, strang-, papier- oder hautartig, weiß bis grau, bei Lichtzutritt werden braune, warzige Fruchtträger gebildet.

a) Im *Pilzpräparat* **94** vom Myzel die charakteristischen „*Schnallen*",

b) in einem *zweiten* von den Fruchtträgern die großen *keulenförmigen Fruchtträger* aufsuchen mit je 4 dünnen Sterigmen, von denen jede eine große, ovale, gelbbraune, mit einer Vakuole versehene Spore trägt!

IV. Sproßpilze, Hefen 20.

206. Saccharomyces cerevisiae (cerevisia Bier; vis Kraft, der Ceres), *typischer Erreger der alkoholischen Gärung bei der Bier- und Branntweinbereitung.* **a)** *Mikroskopische Untersuchung*: Aus der in Gärung befindlichen Bierwürze oder einer 24 Stunden alten Reinkultur einer „*untergärigen*" Bierhefe im *Gärröhrchen* mit Glockeneinsatz **83** einen Objektträgerausstrich **95** anfertigen und mit Gentianaviolett **111 d** färben: *große, zumeist kugelige oder ovale Sproßzellen*, die für „*obergärige*" Hefe charakteristischen größeren Sproßverbände fehlen. (Obergärige Rassen bei 15—25° wachsend werden zur Weißbierbereitung benutzt, untergärige bei 5—10° zur Bereitung von Bayrischbier.)
Im Gärröhrchen die Gas(CO_2)bildung beachten!

b) *Reinzüchtung der Bierhefe* aus in Gärung befindlicher Hefe nach E. Hansen, Verdünnungsprinzip: Würze soweit verdünnen, daß in einem Tropfen nur 1 bis höchstens 5 Keime enthalten sind, hiervon zu einem großen, mit steriler Bierwürze beschickten Erlenmeyerkolben

177

1 Tropfen zusetzen, umschütteln und dann ruhig stehen lassen. Es bilden sich auf dem Boden nur so viel „Keimflecke", als Hefezellen in dem zugesetzten Tropfen vorhanden waren. Jeder Keimfleck besteht aus Hefezellen, die von einer einzigen Zelle ausgegangen sind, bildet also eine Reinkultur. Auf diese Weise läßt sich die Hefe von sog. wilden Hefen, welche Bierfehler bedingen, befreien. Einfacher gestaltet sich die Reinzüchtung mit der „Einzellkultur" nach Burri 72.

c) *Reinzüchtung mit Bierwürzgelatine* nach 70, genügt für die meisten Fälle. Untersuchen der Aussaaten 74: = grauweiße saftige Tropfen; bei schw. Vergr. an den dünneren Stellen der Kolonien schon die Zellen zu erkennen; im mit Gentianaviolett 111 d, im Farbklötzchen gefärbten Abklatsch 75 und 97 Sproßzellen wie bei a.

d) *Fortzüchten einer Strichkultur* 77 B nach 78. Impfstrich grauweiß, saftig, erst spät Verflüssigung der *Bierwürz-* 67, nicht der *gewöhnlichen* Gelatine 53.

207. Mycoderma cerevisiae. a) Untersuchung einer jungen *Kahmhaut* auf Bier im hängenden Tropfen 91: vielfach nicht benetzte, daher stark lichtbrechende, zumeist *walzenförmige*, pallisadenartig angeordnete *Sproßzellen*.

b) Reinkulturen auf Bierwürze in Petrischälchen nach 74 u. 75 untersucht: Oberflächenkolonie rundlich flach, grauweiß wachsartig keine Verflüssigung der Gelatine; bei schw. Vergr. Zellen sehr deutlich; im Abklatsch die walzenförmigen Sproßzellen.

c) *Strichkultur* 77 B auf Bierwürzgelatine: Impfstrich grauweiß wachsartig, keine Verflüssigung.

208. Torula rosea. In Schälchenkulturen auf Bierwürze: Oberflächenkolonien = rosafarbige Schleimtröpfchen, *Sproßzellen* (im Abklatsch) *etwas kleiner, sonst wie* bei der Bierhefe **206**. *Strichkultur* **77 B** auf Bierwürzgelatine: Impfstrich rosafarben, saftig, Verflüssigung wie bei Bierhefe **206**.

209. Saccharomyces albicans, früher Oidium albicans, Soorpilz (albico bin weißlich; sohren = verdorren, welken).

a) *Soorbelag* mit dem Wattetupfer **137** abtupfen, mit dem Tupfer einen Objektträger bestreichen, den Ausstrich nach **95** behandeln mit Gentianaviolett **111 d** färben **120**: *Neben von Saccharomyces cerevisiae nicht zu unterscheidenden Sproßzellen meist kurze z. T. gegliederte, auch wohl gelegentlich mit Sproßzellen besetzte Fadenstücke.*

b) Zum *Züchten des Soorpilzes* den Wattetupfer nach Abtupfen des „Schwämmchen"belages nach **71 C** über die Oberfläche von **2** mit Nähragar beschickten Petrischälchen hinwegführen! Die bei 37° am nächsten Tag gewachsenen weißen, saftigen Kolonien darauf untersuchen **74,** ob sie aus der Bierhefe ähnlichen Sproßpilzen mit Fadenstücken bestehen!

c) Reinkulturen nach **70** auf Bierwürzgelatine **67** in Petrischälchen angelegt und nach **74** und **75** untersucht: Kolonien von **206** nicht zu unterscheiden, im Abklatsch die für Soor charakteristischen Fadenstücke **a**.

d) Strichkulturen **77 B** auf Bierwürzgelatine: makroskopisch genau wie **206 d**. Eine Abart des Soorpilzes mit kleineren Sproßzellen verflüssigt Bierwürzgelatine **67** nicht.

e) Eine Öse von c in die geritzte **133 A c** rechte Hornhaut eines Kaninchens einreiben, linke in gleicher Weise mit Bierhefe **206 d** impfen! Rechts tritt Trübung ein, links nicht.

V. Spaltpilze, Bakterien 21.

1. Unterabteilung: Kugelbakterien

sind besonders als Entzündungs- und Eiterungserreger wichtig:

210. 1. Gruppe: Mikrokokken. Teilung nach 2 aufeinander senkrechten Richtungen, doch oft nach der Teilung schnelles Verschieben, so daßtraubenförmige Haufen entstehen.
    1. Untergruppe: grampositive.
    2. Untergruppe: gramnegative.

2. Gruppe: Streptokokken.*) Teilung ausschließlich nach einer Richtung, so daß bei Aneinanderhaften Ketten entstehen.

3. Gruppe: Sarcinen. Teilung nach 3 Richtungen.

211. Staphylococcus pyogenes Rosenbach ($\pi\delta\sigma\nu$ Eiter, $\gamma\acute{\epsilon}\nu\omega$ erzeuge) verursacht besonders Furunkel, Panaritium, Phlegmone, Abszeß, Pyämie, akute Osteomyelitis, Entzündung der serösen Häute, Septikämie usw.: unbewegliche, grampositive, kleine, oft in Teilung befindliche Kugeln, meist unregelmäßig gelagert wie bei einer Weintraube (= $\sigma\tau\alpha\varphi\upsilon\lambda\acute{\eta}$) die Beeren. Wachsen auf Agar als stecknadelkopfgroße saftige, meist goldgelbe (aureus) oder weiße (albus), selten zitronengelbe (citreus), saftige Kolonien. Bewirken durch Lösung und Zerstörung des Blutfarbstoffes auf Blutagarplatten helle Höfe um die Kolonien, in Gelatineplatten auf die Oberfläche beschränkte, in Stichkulturen strumpfförmige Verflüssigung der Gelatine. Erzeugen in Milch Säuerung und Gerinnung, lassen auf Kartoffeln die Farbe und den kleisterartigen Geruch gut erkennen; bilden Hämolysin. Sie lassen sich

---

*) Der Ausdruck „Diplokokken" hat keine Berechtigung als Gruppen- oder Artmerkmal. Er bedeutet nur, daß zwei Kokken nahe aneinander liegen. Dies kann sowohl bei Staphylokokken als auch bei Streptokokken aller Arten (einschl. Pneumokokken) der Fall sein, wenn sich ein einzelner Coccus eben geteilt hat.

von anderen Staphylokokken, wenn auch nicht ganz sicher, unterscheiden mit Staphylokokkenserum durch Agglutination, sowie dadurch, daß sie bei Kaninchen Pyämie, nach Verletzung von Knochen eingespritzt, Osteomyelitis erzeugen usw.

Nachweis der Erreger:

A. Mikroskopisch im nach **95** hergestellten, nach Gram **122** gefärbten Eiter- oder Sekretausstrich.

B. Durch Aussaaten des Eiters, Sekrets

a) nach **71** auf Agar **54**, **b)** nach **71** auf Blutagar **61**, **c)** auf Gelatine- **53** Schälchen nach **70**.

C. Durch Verimpfung auf Kaninchen, nur selten angewandt!

D. Weitere Prüfung der bei B erlangten Kulturen:

a) Stichkulturen **77 A** in Gelatine **53** strumpfförmige Verflüssigung;

b) Kulturen auf Kartoffelkeilen (Farbe, Kleistergeruch);

c) Kulturen in Milch **64** (Säuerung, Gerinnung);

d) Kulturen in Bouillon **52**, etwas vom Filtrat einer 10—13 Tage alten Kultur zur Blutkörperchenaufschwemmung **146 a** hinzugefügt = Hämolyse;

e) Verreibungskultur **77 C** im Agarröhrchen **54**, davon Aufschwemmung nach **141 b**, mit Serum von mit echtem Staphylococcus pyogenes vorbehandeltem Kaninchen versetzt, muß Agglutination geben;

f) Agarverreibung wie bei e; $^1/_5$ Öse der 1 tägigen Kultur einem Kaninchen ins Blut **133 C f** eingespritzt, führt unter Bildung von Eiterherden in den Nieren, im Herz usw. meist zum Tode.

E. *Fortzüchtung* in Strichkulturen **77 B** auf Agar **54** oder in Stichkulturen **77 A** auf Gelatine **53**.

212. Micrococcus tetragenus, von Koch und Gaffky als Begleitbakterium der Phthise und Septikämieerreger für Mäuse und Meerschweinchen erkannt: Unbewegliche *grampositive kugelige, von großer kugeliger Kapsel umgebene Tetrakokken* (früher Merismopedien genannt; μερισμός Teilung, πεδίον Ebene, Fläche). Bilden in Gelatinekulturen **70** *Oberflächenkolonien* in Form von *großen, weißen, rahmartigen Tropfen.*

Nachweis der Erreger im Auswurf usw.:

A. Mikroskopisch in Ausstrichpräparaten **95,** die **a)** mit Gentianaviolett **111 d, b)** nach Gram **122 B** gefärbt sind. Bei a Kapseln mehr oder weniger gefärbt, bei b nicht.

B. Durch Züchtung: **a)** Verstreichen nach **71** auf Nähragar **54,**

b) Aussäen nach **70** auf Gelatine **53**.

213. Gonococcus Neißer, *Erreger der Gonorrhöe* und Ophthalmo-*Blennorrhöe*: unbewegliche, gramnegative, intrazelluläre (bis zu 50 und

mehr im Eiterkörperchen neben dem Kern gelegene) Diplokokken von Semmelform, die beiden Halbkugeln mit der platten oft leicht ausgehöhlten Seite einander zugekehrt. Wachsen nicht auf Gelatine **53** und Agar **54,** bilden *auf* erstarrtem *Menschenserum* **56,** *Blutagar* **61,** *Serum- oder Aszitesagar* **60** zarte, *tautröpfchenartige Kolonien.*

Nachweis der Erreger im Sekret:

A. Mikroskopisch in dem **a)** mit Löfflerblau **112 A** 5 Minuten, **b)** nach Gram **122 B** gefärbten Ausstrich **99.** Niemals mache man ein Methylenblaupräparat allein, da andere semmelförmige Kokken, die nicht selten sind, auf diese Weise unmöglich von Gonokokken unterschieden werden können! Erst das Grampräparat ermöglicht die Diagnose!

B. Durch Züchtung: Verstreichen des Untersuchungsmaterials auf erstarrtem Serum **56,** Serumagar **60,** oder Blutagar.

C. Prüfen der erlangten Kulturen auch durch Übertragen auf Nährgelatine und -agar **53, 54,** wo sie nicht wachsen dürfen.

D. Fortzüchtung gelingt nur, wenn alle 2—3 Tage übertragen wird.

214. Meningococcus, Diplococcus intracellularis Weichselbaum, Erreger der epidemischen Genickstarre: den Gonokokken ähnliche, unbewegliche, gramnegative, intrazellulär gelagerte Doppelkokken. Auf den gewöhnlichen Nährböden nur schlecht fortkommend; auf Löfflerserum **59,** Aszitesagar **60,** Blutagar,. Lumbalagar (Lumbalflüssigkeit 1 + Agar 3) *kleine, grauweiße, zuweilen leicht gelbliche, saftige, aus gramnegativen Einzel- und Diplokokken bestehende Kolonien.*

Nachweis der Erreger im Zentrifugat der Lumbalflüssigkeit, im Eiter, Nasenrachenabstrich usw.:

A. Mikroskopisch im a) mit Löfflerblau **112 A** 5 Minuten, **b)** nach Gram **122 B** gefärbten Ausstrich **99.**

B. Durch Züchtung auf den genannten Serumnährböden, Lumbalagar nötigenfalls herstellen unter Verwendung der zu untersuchenden, vorher zentrifugierten Lumbalflüssigkeit. Meningokokken scheinen in der Punktionsflüssigkeit rasch absterben, daher möglichst sofortige Aussaat nach der Punktion **137.**

C. Prüfen der Kulturen, namentlich der aus den Nasenrachenabstrichen Ansteckungsverdächtiger oder Bazillenträger erlangten.

a) ob gram —

b) auf Agglutination durch Meningokokkenserum (unsicher, manchmal keine Agglutination; öfters stört Spontanagglutination der zu untersuchenden Kokken) **141,** ferner

c) darauf, ob sie auf Gelatine **53** oder Agar **54** wachsen: niemals Wachstum bei 22°; auf Agar in den ersten 2 Generationen nur, wenn Eiter mit ausgestrichen wurde.

d) beim Verreiben im Tröpfchen zerfließen Meningokokken stets leicht; manche andere Kokken bleiben krümelig.

e) Auflösung in Galle wie **220 C.**

f) keine stärkere Farbstoffbildung.

D. Prüfen des Serums Meningitiskranker (oder von **Meningitis Ge**-nesener darauf, ob es Meningokokkenkulturaufschwemmung **aggluti**-niert **142,** zur Feststellung der Meningitis.

215. Micrococcus catarrhalis Pfeiffer, wiederholt im Auswurf bei fieberhafter Bronchitis als Erreger gefunden; besonders häufig angetroffen bei der Untersuchung von auf Meningokokken verdächtigem Nasenrachensekret: Unbewegliche, gramnegative Semmelkokken, intrazellulär liegend, aber von Gono- und Meningokokken **213/4** dadurch zu unterscheiden, daß sie schon bei Zimmerwärme auf Gelatine wachsen, ohne zu verflüssigen. Kulturen sterben rasch ab.

216. Streptococcus pyogenes Rosenbach: Erreger von Erysipel, Lymphangitis, Pyämie, Septikämie, Puerperalerkrankung, Angina usw.; Begleitbakterium bei Diphtherie, Scharlach, Pocken usw.: unbewegliche grampositive Doppelkokken oder kürzere, meist gewundene Ketten aus Einzel- oder Doppelkugeln. Auf Glyzerinagar kleine, zarte, grauweiße runde Kolonien, bei schw. Vergr. feingranuliert, am Rande zuweilen feinlinige Ösen, Schlingen oder Ausläufer. Auf Blutagar Hofbildung (Hämolyse), meist stärker als beim Staphylokokkus. In Bouillon längere gewundene Ketten, oft mit Involutionsformen. Verflüssigt Gelatine nicht, ruft nur langsame Gerinnung in der Milch hervor. Wächst viel schwächer als **211;** Kulturen sterben zuweilen schon nach 1 bis 2 Wochen ab.

Nachweis der Erreger:

A. *Mikroskopisch* im nach **95** hergestellten, nach Gram **122** gefärbten Eiter- und Sekretausstrich.

B. Durch *Aussaaten* des Eiters, Sekrets usw.

a) nach **71** auf Agar, besser Glyzerinagar **54;**

b) nach **71** auf Blutagar **61.**

C. Durch *Verimpfung* des Eiters usw. auf Kaninchen und Mäuse; meist nicht erforderlich.

D. Weitere *Prüfung* der erlangten Kulturen:

a) Stichkulturen **77 A** in Gelatine **53** (keine Verflüssigung);

b) Milch-Röhrchenkulturen **64** (wenn überhaupt, so erst spät Säuerung und Gerinnung);

c) Bouillon-Röhrchenkulturen **52:** im zentrifugierten Bodensatz längere gewundene Ketten, z. B. im Tuscheausstrich **103.**

d) Kaninchen oder Mäuse mit Bouillonkulturen subkutan, intra-

peritoneal, die ersteren auch wohl intravenös impfen; meist Erkrankung und Tod der Tiere.

E. Zur *Fortzüchtung* empfohlen Bouillonkulturen; Streptokokken lange lebensfähig im Herzblut der der Impfung erlegenen Tiere, sofern dies aseptisch entnommen und in sterilen zugeschmolzenen Röhrchen aufbewahrt wird.

217. Streptococcus putridus Schottmüller 1910 (pútridus faul), bei Puerperalfieber in mehr als 30%, besonders bei stinkendem Ausfluß und bei Thrombophlebitis der großen Beckenvenen gefunden; unterscheidet sich von **216** dadurch, daß er nur anaerob wächst und auf Blutagar keine Hämolyse (Hofbildung) macht.

218. Bei dem zumeist *bei leichteren. Affektionen*, bei schleichender Endokarditis, auch im Kote Gesunder gefundenen *weniger tierpathogenen* **Streptococcus viridans** Schottmüller gestattet das *Ausbleiben der Hämolyse* und die *schwarzgrüne Verfärbung des Blutagars* **61** die Unterscheidung von Strept. pyogenes.

219. Streptococcus mucosus Schottmüller, bei Pneumonie und Meningitis zuweilen als Erreger, sonst noch in katarrhalischen Sekreten gefunden: unbewegliche *grampositive kugelige Einzel- und Doppelkokken, größer als* Strept. pyogenes **216,** *auch kurze gerade Ketten aus Einzel- oder Doppelkokken*, alle *mit gemeinsamer*, entsprechend den Berührungsstellen der Kokken etwas *eingeschnürter*, un- oder. rotgefärbter **122 B** *Kapsel*, bilden auf *Agar* oder *Serum an aufgespritzte Wassertröpfchen erinnernde, schwach getrübte, schleimige* (mucus Schleim), *nach einigen Tagen zu einem zarten durchsichtigen Häutchen eintrocknende*, rasch absterbende *Kolonien*, von denen ohne Wasserzusatz auf dem Objektträger gemachte **90** und mit Gentianaviolett **111 d** gefärbte Ausstriche eine deutliche, meist schwach violett gefärbte Kapsel erkennen lassen, während beim Pneumokokkus **220** in der Kultur Kapseln regelmäßig fehlen. Sie bewirken auf Blutagar **61** kein Hofbildung (Hämolyse), verfärben den Nährboden graugrün; erweisen sich als stark tierpathogen.

Nachweis der Erreger:

A. Mikroskopisch im Ausstrich **95—101** der zentrifugierten Spinalflüssigkeit, des Lungensaftes, katarrhalischen Sekrets usw. nach Gramfärbung **122.**

B. Durch Züchtung des auf **a)** Agar **54, b)** Blutagar **61** nach **72** verstrichenen verdächtigen Materials.

C. Verimpfung auf Mäuse oder Meerschweinchen.

D. Fortzüchtung auf Blutagar **61** noch am meisten zu empfehlen.

220. Diplococcus lanceolatus (Pneumococcus) A. Fränkel, häufigster Erreger der Pneumonie, aber auch andere Entzündungen, ferner Eiterungen, sowie Konjunktivitis, Ulcus serpens corneae usw. verursachend: die dicken Enden gewöhnlich einander zugekehrt, in meist

ovaler, bei starker Färbung sich mitfärbender Kapsel. Auf *Agar* oder *Glyzerinagar* **54** *zarte, kleine, graue, runde, an* Streptococcus pyogenes **216** *erinnernde Kolonie*, an denen bei schw. Vergr. Schleifen und Ausläufer fehlen. Erzeugen auf *Blutagar grünliche Verfärbung des Nährbodens, Hämolyse* meist gar nicht oder doch schwächer und später als bei Streptococcus pyogenes. In der Bouillonkultur finden sich neben Doppelkokken auch *Ketten*, sie sind aber kürzer als beim Streptococcus pyogenes und i. a. gerade.

Nachweis der Erreger im Sputum, in der Lunge, im Blut, Eiter, Wundsekret usw.:

A. Mikroskopisch **a)** in Ausstrichpräparaten **95—101,** die bei Färbung mit Gentianaviolett **111 d** die mehr oder weniger gefärbte Kapsel, bei Gramfärbung **122** nur die grampositiven Lanzettkokken erkennen lassen; **b)** in Schnitten der Lunge usw. **105/6** mit Gramfärbung **122 B** oder **C.**

B. Durch Züchtung: Verstreichen des Untersuchungsmaterials **71** **a)** auf Agar, Glyzerinagar **54,** besser Serumagar **60, b)** auf Blutagar **61, c)** in Bouillon **52.**

C. Auflösen in Gallebestandteilen: Natrium taurocholicum (Merck) zu 10% in phys. Kochsalzlösung gelöst; 1 ccm zu 10 ccm Bouillonkultur oder Agarkulturaufschwemmung klärt diese.

D. Durch Verimpfung des Materials auf Kaninchen, Mäuse, auch Meerschweinchen.

E. Fortzüchtung auf Serum- oder Blutagar erfordert Übertragung alle 2—3 Tage.

221. Streptococcus acidi lactici. Morphologisch dem Pneumococcus ähnlich. Länglich, manchmal stäbchenförmig. Aus Milchzucker starke Säurebildung. Ohne vorherige Tierpassage wenig oder nicht pathogen. Sehr häufig in Milch, oft in Stuhl.

222. Micrococcus melitensis Bruce, Erreger des nicht auf die Inseln und Küsten des Mittelmeeres beschränkten Maltafiebers (lat. Melita = Malta): Sehr protrahiertes, rezidivierendes Fieber, Morgenschweiße, Schmerzen — auch in den Gelenken — Husten, Verstopfung, seltener Durchfall. Aus Blut und Urin des Kranken, auch aus Blut und Milch bei Ziegen, sehr kleine, kokkenartige, unbewegliche, gramnegative Kokken gezüchtet, die bei 37° auf Agar **25** langsam tautropfenartige, später getrübte Kolonien mit häufigen Involutionsformen bilden, oft besonders bei 22° gezüchtet, als Stäbchen erscheinen. Wiederholt Laboratoriumsinfektionen durch Kulturen. Erheblicher Rückgang der Krankheit in Malta, seitdem die Ziegenmilch sterilisiert verwendet wird. Übertragung durch Stechmücken unwahrscheinlich. Zur Erkennung der Krankheit: Prüfung des Krankenserums wie beim Widal **142** auf Agglutination des Mic. melitiensis. Züchtung der Erreger aus dem Blut, dazu 5 ccm aus der Mediana in 45 ccm Bouillon **52** ein-

tragen, von der Bouillonkultur nach mehrtägigem Bebrüten auf Agarschälchen ausstreichen!

223. Sarcina lutea, der großen Gruppe der *nicht pathogenen,* zumeist *Farbstoff bildenden,* die *Gelatine verflüssigenden Sarzinen* zugehörig, findet sich häufig als Verunreinigung aus der Luft auf den
Kulturen: Unbewegliche *grampositive,* regelmäßig *zu 8 angeo dnete,*
an den einander zugekehrten Seiten *abgeplattete,* an *verschnürte
Warenballen* (sarcina Bündel) *erinnernde Kokken.* Die schwefel-
gelben runden Kolonien auf Gelatineschälchen **70** schon bei schw.
Vergr. an der groben Körnung des Randes als Sarzinen zu erkennen.

2. Unterabteilung: Stäbchenbakterien.

224. A. Ohne die Fähigkeit, Sporen zu bilden: Bacterium.

a) Gramnegativ:

α. Keine Farbstoffbildung.

αα. Gelatine nicht verflüssigend.

1. Gruppe der Influenzabazillen. Kleine, unbewegliche Stäbchen,
zarte, tautröpfchenförmige Kolonien **226—228.**

2. Gruppe der feinen Streptobazillen. Feine, kettenförmig liegende
Stäbchen, nur sehr zart wachsend **229.**

3. Gruppe der hämorrhagischen Septikämie. Kleine Stäbchen ohne
Kapsel, Septikämieerreger, meist bipolar färbbar, auf allen Nährböden
wachsend **230/1.**

4. Gruppe der Kapselbazillen. Plumpe Stäbchen, Kapsel meist
nachweisbar; mindestens Stäbchen in einiger Entfernung voneinander
liegend **232.**

5. Coli-Typhusgruppe. Mittelgroße Stäbchen ohne Kapsel, auf allen
Nährböden wachsend **234—246.**

6. Proteusstämme. Gelatinekolonien mit Ausläufern **247/8.**

ββ. Gelatine, verflüssigend:

1. Gruppe der verflüssigenden Wasserbazillen. Kolonien ohne Ausläufer.

2. Proteusstämme. Kolonien mit Ausläufern **247/8.**

β. Farbstoffbildende Bakterien **250/4.**

b) Grampositiv.

α. Gruppe der Schweinerotlaufbazillen. Ohne Eigenbewegung;
kleine Kolonien **255.**

β. Proteusstämme. Kolonien mit Ausläufern **247/8.**

γ. Gruppe der Diphtheroiden s. bei Actinomycetes **275—282.** —
Ebenfalls nicht hierher gehören die bei Streptococcus acidi lactici **221**
auftretenden Stäbchenformen.

Gruppe der Influenzabazillen.

226. Bacterium influenzae Pfeiffer (influere hineinfließen, be-
einflussen), im eitrigen Kern des zähen hellgelblichgrünen *Bronchial-,*

185

Nasen- und Rachensekrets, auch in *Lunge, Gehirn* und (selten) *Blut bei Influenza* nachgewiesen: *sehr kleine* unbewegliche, gramnegative, anfangs frei, später intrazellulär gelegene *Kurzstäbchen nur auf mit Blut* (Hämoglobin) *versetzten Nährböden* bei 27—42° *in Form feiner durchsichtiger Tautröpfchen wachsend*, dabei auch Fäden und Involutionsformen bildend. Kultur rasch absterbend, gegen Austrocknen besonders empfindlich, durch Verimpfung auf Affen wohl Intoxikation, aber keine Infektion erzielt.

A. *Mikroskopischer Nachweis: Sekretausstriche* teils mit verdünnter (1:10) Ziehllösung **114 B** 5—10 Minuten, teils nach Gram **122** färben und auf meist zahlreiche, sehr kleine, oft intrazelluläre, gramnegative Stäbchen untersuchen!

B. *Züchtung*: In sterilen Schälchen aufgefangenen *Auswurf* nach Spülen in steriler NaCl-Lösung *auf* Blutagar **61** *verstreichen*, nach 20stündigem Bebrüten gewachsene Tautröpfchenkolonien prüfen, ob sie aus sehr kleinen, gramnegativen Kurzstäbchen bestehen und auf Agar **54** nicht wachsen!

227. Mikroskopisch dem Influenzaerreger ähnlich ist das **Koch-Weeks'sche Bakterium**, bei Konjunktivitis in wärmeren Ländern häufig, auch bei uns im Sommer gelegentlich gefunden.

228. Bacterium pertussis Bordet und Gengou: Aus dem Auswurf Keuchhustenkranker im Beginn der Krankheit gezüchtetes, *dem vorigen ähnliches, aber größeres*, auf *Menschen*blutagar **61 b** zarte, gelblichbraune Kolonien bildendes *Stäbchen*; wohl Erreger des Keuchhustens, da es gelang, bei Affen mit der Reinkultur Keuchhusten zu erzeugen und mit 1 Öse intraperitoneal Meerschweinchen zu töten. Mikroskopischer Nachweis und Züchtung wie beim Influenzabakterium **226.** Wachstum oft erst nach 2 Tagen; dafür länger haltbar.

Gruppe der feinen Streptobakterien.

229. Bact. ulceris cancrosae (Schankerbakterien) von Ducrey: Kleine, unbewegliche, gramnegative Stäbchen mit abgerundeten Enden; im Schankersekret plumper, z. T. intrazellulär, im Schnitt schlanker; zu längeren Ketten vereinigt in den Lymphspalten. Auf Menschenblutagar **61** nach 1—2 tägigem Bebrüten graue, glänzende, erhabene, später flache, mit der Nadel abhebbare Kolonien, im Kondenswasser Stäbchenketten. Kulturen rasch absterbend. Erzeugung typischer Schankergeschwüre (Ulcus molle) mit Reinkulturen.

Gruppe der hämorrhagischen Septikämiebakterien.

230. Bacterium avicidum Kitt, Erreger der große Verheerungen anrichtenden *Geflügel-(Hühner-)Cholera* (hämorrhagische Enteritis, Pneumonie, Ekchymosen), Bakterien der *Kaninchen*-Septikämie, *Schweine-, Wild-, Rinder-* und *Büffelseuche*. Im Tierkörper, Se- und Exkreten (nicht in der Kultur!) durch *Polfärbung* ausgezeichnete, *klein elliptische,*

unbewegliche, gramnegative, die Gelatine nicht verflüssigende *Stäbchen*, wie Bacterium coli wachsend, nur zarter, bewirken von Wunden (vielleicht durch Ungeziefer verbreitet) aus oder mit dem Futter aufgenommen, tödliche Septikämie, namentlich bei Vögeln, Mäusen und Kaninchen.

Nachweis der Erreger.

A. Mikroskopisch: **a)** in den mit Löfflerblau **112 A** gefärbten Organausstrichen **104,** oder

b) in den nach **121 B** gefärbten Organschnitten.

B. Durch Züchtung auf Agar **54** oder Gelatine **53.**

C. Durch Verimpfung **133 B** auf Tauben, Mäuse, Kaninchen.

231. Bacterium pestis Kitasato und Yersin, Erreger der Menschen- und Rattenpest, beim Menschen von der Haut, seltener von der Lunge in den Körper vordringend; in der *Primärpustel*, im durch Spaltung oder Punktion erlangten *Bubonensaft*, im *Sputum* bei primärer und sekundärer Pneumonie, manchmal auch noch nach der Genesung, im *Rachenabstrich* zuweilen, bei Septikämie im *Blut* (im Urin selten) gefunden; bei der Leiche außerdem aus *Milz, Lunge, Gehirn, Blutungen, Galle* usw. gezüchtet: *mittelgroßes*, in der Größe wechselndes, *plumpes*, durch *Polfärbung* (weniger in der Kultur) ausgezeichnetes, unbewegliches, gramnegatives Stäbchen. Wachstum bei 5—37°, in Bouillon **52** in *kettenförmiger Anordnung*, auf Agar mit 3% NaCl in *Involutionsformen*, auf Gelatine **53** bei Aussaaten nach **71** als grauweiße, *trockne warzenförmige Kolonie* mit breitem zarten *gezackten Saum*. Züchtung gewöhnlich bei 32° auf Agar **54** oder Löfflerserum **59.** Stark verunreinigtes Pestmaterial auf Gelatine **53** aussäen, und bei 5° (im Eisschrank) züchten, außerdem Meerschweinchen mit Gummiwischer in die rasierte Bauchhaut einreiben, sonst Material in Hautwunden bei Meerschweinchen oder Ratten einbringen **133B!** Bei letzteren genügt schon Einstreichen in die Bindehant.

Übertragung der Krankheit *von Ratte auf Ratte und von Ratte auf Menschen* durch *Flöhe*, besonders durch den Pestfloh **8 B,** der hauptsächlich auf der schwarzen Ratte Mus rattus, seltener auf Mus decumanus oder alexandrinus gefunden wird.

Untersuchung bei Pestverdacht durch vom Staat ernannte Sachverständige; Arbeiten mit Pesterregern nur in bestimmten, vorschriftsmäßig eingerichteten Pestlaboratorien gestattet.

A. *Mikroskopischer Nachweis der Erreger:* Im nach **95 C** mit Alkohol oder Alkoholäther fixierten Ausstrich von Bubonensaft usw. nach Färbung mit Löfflerblau **112 A** oder unverdünntem Boraxmethylenblau **112 B** meist zahlreiche, *polgefärbte* Stäbchen.

B. *Züchtung der Erreger:* Das Untersuchungsmaterial nach **70** oder **71** auf Gelatine oder Agar aussäen und auch mit schw. Vergr. auf für Pest charakteristische Kolonien durchmustern!

187

C. *Prüfung der gezüchteten Kulturen:*

a) Im Ausstrich **95** von *Bouillonkultur* die *kettenförmige Anordnung,*

b) im Ausstrich der *Kochsalzagarkultur* die *Involutionsformen* beachten, vor allen Dingen aber

c) Aufschwemmungen der Kulturen mit Pestserum auf Agglutination prüfen **141!**

D. *Agglutinationsprüfung des Serums* Kranker oder Genesener an Pestbakterien **142;** dazu von der 2tägigen Agarkultur je 1 Öse in je 1 ccm der Serumverdünnungen 1: 1, 1 : 2, 1 : 5, 1 : 10 verreiben und ¹/₂ Stunde bebrüten. *Agglutination bei* 1 : 5 *spricht für Pest.*

E. *Thermopräcipitation* analog **256 D.**

F. *Untersuchung der Rattenflöhe* nach **8 A—F.**

Gruppe der Kapselbakterien.

232. Friedländers Kapselbakterien, bei einigen Prozenten der Pneumonien als Erreger im Auswurf und in der Lunge: unbewegliche, kürzere oder längere, ziemlich dicke, gramnegative Einzel- oder Doppelstäbchen von dicker gemeinsamer Kapsel umgeben, wachsen zum Unterschied von **220** schon bei 20°, bilden ähnlich wie Micrococcus tetragenus **212** oder Bacterium paratyphi B. **237** auf Gelatine **53** Kolonien in Form dicker, gelblichweißer, rahmiger Tropfen, auf Gelatineschrägröhrchen in der Strichkultur rahmähnliche, allmählich herabrutschende Auflagerungen, ohne die Gelatine zu verflüssigen. Ganz ähnliche Kapselbakterien hat man bei **Ozäna** und **atrophierender Rhinitis** sowie beim **Rhinosklerom** gefunden, ihre Beziehung zu diesen Krankheiten steht noch nicht fest.

Nachweis der Kapselbakterien im Auswurf usw. durch

A. *Züchtung* auf Gelatine **53** oder auf Agar **54** in Petrischalen nach **70** oder **71** oder

B. *Verimpfung,* besonders auf Mäuse **133 B.**

233. Bac. enteritidis mucosus (Gaffky) aus Stuhl von an Durchfall erkrankten Personen gezüchtet, bei Fütterung, besonders für Mäuse, pathogen. Die von Czaplewski gezüchteten Kapselbazillen bilden im Gegensatz zu ihm aus Milchzucker Säure.

Coli-Typhusgruppe.

234. Mittelgroße Stäbchen mit abgerundeten Enden, zuweilen kurz, an Kugelbakterien erinnernd, neben Einzel- und Doppelstäbchen auch kurze Fäden, nur bei Ruhr stets unbeweglich, bei den anderen durch 4 bis 14 peritriche Geißeln meist lebhaft beweglich, alle gramnegativ und die Gelatine nicht verflüssigend, manche regelmäßig, andere nur gelegentlich Erreger von Darminfektionen, mikroskopisch nicht zu unterscheiden, wohl aber kulturell:

Einteilung der Coli-Typhusgruppe:

235. I. Milchzucker säuernd:
A. Kräftiges Wachstum. Gasbildung aus Traubenzucker
   1. a) mit Geißeln: *Bact. coli*,
     b) ohne Geißeln: *Bact. aërogenes* (B. acidi lactici).
B. Zartes Wachstum. Kein Gas aus Traubenzucker. Agglutination durch spezifisches Serum: *B. pseudodysenteriae E.* (K r u s e).
II. Milchzucker nicht säuernd:
A. Gasbildung aus Traubenzucker. Neutralrot reduziert.
   1. Wachstum auf Agar und Gelatine üppig; nach eintägiger Bebrütung bei 37° und eintägigem Aufenthalt bei Zimmertemperatur Randwälle bildend. Kein Indol.
     a) Fast stets agglutinierbar durch Paratyphus B. Serum; kein coctostabiles Ektotoxin; erst nach mehreren Übertragungen fütterungspathogen: *B. paratyphi B.*
     b) Agglutinierbar durch Enteritidisserum; coctostabiles Ektotoxin, sofort fütterungspathogen: *B. enteritidis.*
   2. Wachstum kräftig, keine Wälle; kein coctostabiles Gift, sofort fütterungspathogen; agglutinierbar durch Tierstamm- und Breslauserum. Kein Indol: *B. Breslavense* und „*Tierstämme*" *der Fleischvergifter.*
   3. Wachstum mäßig; keine Wälle. Kein Indol; in Molke kaum Säure; agglutinierbar durch Paratyphus-A-Serum: *B. Paratyphi A.*
   4. Keine Wälle, kein Gift, nicht pathogen; durch obige Sera nicht agglutinierbar: *Einzelne Coliverwandte (Paracoli).*
   5. Desgl. Mitagglutination durch Ruhrserum: *Paradysenteriebakterien* und *Coliverwandte* mit Paragglutination.
B. Kein Gas aus Traubenzucker. Neutralrot nicht reduziert.
   1. Mannit gesäuert.
     a) Molke allmählich alkalisch. Kein Indol. Agglutination durch Paratyphus-B-Serum: *Einzelne Paratyphus-B-Stämme.*
     b) Molke fast unverändert.
       α. Mit Geißeln; kein Indol; auf Rhamnoseagar Knopfbildung. Agglutination durch Typhusserum: *B. typhi.*
       β. Ohne Geißeln; manchmal Indol, auf Rhamnoseagar oft Knopfbildung. Agglutination durch eines der Pseudodysenteriesera: *B. pseudodysenteriae.*
   2. Mannit nicht gesäuert.
     a) Keine Geißeln, Molke unverändert; kein Indol; Agglutination durch Dysenterieserum: *B. dysenteriae* (S h i g a - K r u s e).
     b) Keine Geißeln. Molke unverändert. Indolbildung. Agglutination durch spezifisches Serum. *B. dysenteriae* (S c h m i t z).
     c) Keine Geißeln. Indolbildung. Wenig giftig. Keine Agglutination durch die vorigen Sera: *Einige Stämme von Pseudodysenterie I* (K r u s e).
     d) Geißeln. Molke sofort alkalisch. Keine Agglutination durch die obigen Sera. *B. faecalis alcaligenes.*

	Koli	Typhus	Para-typhus A	Para-typhus B und B. enteritidis	Faecalis alcaligenes	Dysenterie	Pseudo-dysenterie
Gram . . . . Geißeln	− ±	− +	− +	− +	− +	− −	− −
Wachstum auf Agar und Gelatine .	kräftig	zart	zart	üppig	mäßig	zart	zart
Mannit, Säurebildung	+	+	+	+	−	−	+
Traubenzucker, Gasbildung . . . . . Neutralrotagar, Farbe	+ fl.	− −	+ fl.	+ (selten −) fl. (selten −)	− −	− −	− −
Milchzucker, Säurebildung . . . . . . also Lackmus (Drigalski) . . . . . . Fuchsinsulfit (Endo) . . . . Chinablau (Bitter)	+ rot rot blau	− blau 0 0	− blau 0 0	− blau 0 0	− blau 0 0	− blau 0 0	− blau 0 0

Säurebildung in Molke mit
   Traubenzucker . . . .
   Milchzucker . . . .
	
	+
	+
		
		(+)
		−
			
			(+)
			−
				+ } später stark alkalisch
				−
					} sofort alkalisch	
						(+)
						−
							
							(+)
							−

Milch	koag.	−	−	− später aufgehellt	− später aufgehellt	−	−
Wachstum auf Malachitgrün	−	+	+	+	±	±	±
Indol	+	−	−	−	−	−	±

190

236. Bacterium typhi Koch und Gaffky: Erreger des Abdominaltyphus, dringt vom Darm, zuweilen von den Tonsillen, vielleicht auch vom Respirationstraktus aus in den Körper, findet sich *in den ersten Krankheitstagen regelmäßig* im *Blut*. Außer letzterem bilden *Untersuchungsobjekte: Stuhl, Urin, Sputum*, auch Mandelabstrich, *Eiter* der posttyphösen Abszesse usw. (früher auch Roseolenblut) vom Kranken bzw. vom als Dauerausscheider oder Bazillenträger verdächtigen Gesunden, von der *Leiche* außerdem noch *Milz, Lunge, Gekrösdrüsen, Galle* (auch vom Operierten), geschwollene und ulzerierte, *solitäre Follikel und Peyersche Plaques*, ferner *Darminhalt*. Entnahme und Einsendung des Untersuchungsmaterials **137**.

Nachweis der Typhuserreger: Der Nachweis der Typhusbakterien in dem vorbezeichneten Untersuchungsmaterial erfolgt in der Regel durch die Züchtung auf besonderen Typhusnährböden. Er gelingt hier am schnellsten und sichersten, während der Tierversuch nicht zum Ziele führt, die mikroskopische Untersuchung aber nur in den seltenen Fällen, in denen sich Typhuserreger in größerer Zahl und besonderer Anordnung finden, wie z. B. in der Milz der an Typhus Verstorbenen. Der mikroskopische Nachweis beansprucht zudem meistens mehr Zeit.

Die *Typhusnährböden* kann man einteilen 1. in solche, auf denen Typhus- und Kolibakterien etwa gleich gut wachsen, sich aber durch die Farbe der Kolonien leicht unterscheiden, 2. in solche, auf denen Typhusbakterien gut, Kolibakterien dagegen schlecht oder gar nicht wachsen. Gelatine, auf der die Bazillen in zarten, weinblattförmigen Kolonien mit radiären Sprüngen wachsen, wird wenig angewendet.

Die ersten, zu denen Milchzuckeragar mit Lackmus, Fuchsinsulfit oder Chinablau **84** gehören, werden mit Vorteil benutzt, wo Kolibakterien, wenn überhaupt, so doch in geringer Zahl vorkommen, wie im Blut, im posttyphösen Eiter, in der Galle, im Urin, im Auswurf, im Milzgewebe der Kranken, Genesenen, Verstorbenen. Wo dagegen, wie im Stuhl oder Darminhalt derselben mit der Anwesenheit reichlicher Kolibakterien zu rechnen ist, verwendet man vielfach auch den zur 2. Gruppe gehörigen Malachitgrünagar **87**, und zwar als Vorkultur, indem man die hier gewachsenen verdächtigen Kolonien auf Milchzuckerlackmusagar überimpft, um zu erfahren, welche von ihnen auf diesem wie Typhusbakterien wachsen. Durch diese zweite Züchtung geht Zeit verloren, was allerdings kaum ins Gewicht fällt bei den Stuhl- und Urinuntersuchungen der von Typhus Genesenen, bei welchen durch diese Nachuntersuchungen festgestellt werden soll, ob sie keine Erreger mehr ausscheiden.

A. Mikroskopische Untersuchung: Organschnitte **105/6** besonders der Milz, die zweckmäßig zur Vermehrung der Erreger in sublimatgetränkten Tüchern eingeschlagen 24 Stunden bei 37° gehalten war, mit Löfflerblau färben **121 B,** bei schw. Vergr. die unregelmäßig ge-

stalteten blauen Herde (außerhalb der Gefäße, von schmaler nekrotischer Zone umgeben) einstellen!

B. Züchtung aus dem Untersuchungsmaterial:

a) Blut, frisch aus der Armvene, nach Schottmüller (in nicht zu kleinen Mengen) mit 3—5 Teilen verflüssigten Nähragars **54** von 45° mischen, in Petrischalen gießen und bebrüten, oder nach Rolly mit 20 Teilen Nährbouillon **52**, nach Conradi mit 2 Teilen Rindergalle mischen, zur Anreicherung bebrüten und dann auf gefärbten Milchzuckeragar **84 C—E** aussäen! Prüfung verdächtiger Kolonien nach C.

b) Vom Blut (möglichst mehr als 1 ccm und im Röhrchen, nicht in Kapillaren aufgefangen) nach Gerinnung! Serum für die Agglutination verwenden, den Blutkuchen in Galle bringen, bei 37° bebrüten und nach 1 (2) und 5 Tagen auf gefärbtem Milchzuckeragar ausstreichen; nach 24 Stunden verdächtige Kolonien nach C weiter prüfen.

c) Von dünnflüssigem Stuhl (Darminhalt) ohne weiteres, von festerem erst nach Verreiben mit etwa der 10fachen Menge 0,85%iger NaCl-Lösung 1—2 Ösen auf Malachitgrünagar **87** und gefärbten Milchzuckeragar in gewöhnlichen Petrischälchen mit Glasspatel verstreichen.

d) Von verdächtigem Wasser den durch Behandeln mit Liquor ferri oxychlorati S. 18 aa 2 c erlangten Bodensatz zu Aussaaten auf gefärbten Milchzuckeragar **84 C—E** wie bei b verstreichen und verdächtige Kolonien nach C weiter prüfen!

C. Die Prüfung der bei B als typhusverdächtig erkannten Kolonien erfolgt zweckmäßig zunächst

a) durch die vorläufige Agglutination **141** im hängenden Tropfen **91.** In dem Tropfen aus der Typhusserumverdünnung 1:100 wird ein wenig von der verdächtigen Kolonie gleichmäßig verteilt, hierauf erst mit schw., dann mit st. Vergr. auf innerhalb weniger Minuten eintretende Agglutination untersucht. Bleibt diese aus, kann man noch mehrmals überimpfen, da nach einigen Generationen noch Agglutination eintreten kann; andernfalls gilt die Kolonie als nicht mehr typhusverdächtig. Zeigt sich aber Agglutination, so ist zunächst noch festzustellen, ob nicht etwa Pseudoagglutination vorliegt. Dazu wird

b) in einem zweiten hängenden Tropfen aus physiologischer NaCl-Lösung etwas von der verdächtigen Kolonie verteilt. Tritt abermals Agglutination, mithin Pseudoagglutination ein, so ist von der Agglutination zur Feststellung der Art noch kein Erfolg zu erwarten, daher noch mehrmals umzuzüchten und dann nochmals auf Agglutination zu prüfen.

Bleibt aber die Agglutination der Bakterien in dem Kochsalztropfen aus, so ist, vorausgesetzt, daß die Bakterien nach Gestalt und Bewegung Typhusbakterien entsprechen, die definitive Agglutination vorzubereiten. Dazu wird

c) von der Kolonie eine Verreibungskultur **79 C** auf Nähragar **54** angelegt und bebrütet. Zweckmäßig ist außerdem eine Verteilungskultur **77 B** in Neutralrot-Traubenzuckeragar **85**.

d) Die definitive Agglutination erfolgt unter Verwendung der 14 bis 24stündigen Agarkultur c nach **141**.

e) Angelegt und geprüft werden, falls das Ergebnis der Agglutination irgendwie Verdacht erregt oder Typhusserum nicht zur Verfügung steht, von der verdächtigen Kolonie Kulturen auf Gelatine, Kartoffeln, Milch, den beiden Barsiekow- und der Peptonkochsalzlösung sowie in Neutralrot-Traubenzuckeragar **84 B, 85, 86**.

f) Es empfiehlt sich in diesen Fällen noch, die verdächtigen Kolonien und zum Vergleich einige sichere Typhusstämme auf eine mit 1 % igem *Rhamnoseagar* (R. Müller) beschickte, getrocknete Petrischale auf einer Fläche von je etwa 1 qcm zu verstreichen, 5 Tage bei 37° zu halten, dabei Vertrocknen zu verhindern. Für Typhusbakterien ist (nach 24 Stunden) die zarte Auflagerung charakteristisch, in welcher nach etwa 4 Tagen knopfartige Tochterkolonien, ähnlich denen bei **244 B** auftreten. Nur die flexnerschen Ruhrbakterien **243** zeigen das gleiche Verhalten.

g) Der in Zweifelsfällen nur ganz ausnahmsweise noch nötige *Pfeiffersche Versuch* erfolgt nach **143**.

D. Zur Erkennung des Typhus wird außer der Züchtung der Erreger die **Widalsche Reaktion 142** angestellt, d. h. geprüft, ob das Serum des Kranken oder Genesenen Typhusbakterien noch in einer Verdünnung von 1 : 50 agglutiniert (bei Schutzgeimpften Resultat nicht zu verwerten).

237. Bacterium paratyphi B Schottmüller. Erreger des meist unter dem Bilde eines leichten Typhus verlaufenden *Paratyphus*; mikroskopisch vom Typhusbakterium nicht zu unterscheiden, nimmt kulturell **235** eine Mittelstellung zwischen Bacterium coli und typhi ein, insofern er Traubenzucker unter Gasbildung zerlegt und Neutralrot reduziert. Sonst unterscheidet er sich von beiden noch durch die dicken, rahmartigen Kolonien auf Gelatine, und auf allen Agarnährböden, wenn diese auch von vornherein bei Zimmerwärme gehalten werden; wird Agar erst bei 37°, dann bei Zimmerwärme gehalten, so tritt dementsprechend bei genügend getrennt stehenden Kolonien nachträglich eine wallartige schleimige Randzone um den bei 37° dünn und durchsichtig gewachsenen mittleren Teil auf. Dieses, also nur bei etwa 20°, nicht bei 37° auftretende, schleimige Wachstum kann in älteren Kulturen verloren gehen, bleibt aber trotzdem bei der Isolierung ein wichtiges Merkmal.

Die Krankheit wird nicht nur durch die menschlichen Ausscheidungen und die damit besudelten Teile übertragen, sondern auch, wenn auch selten, durch Milch und Fleisch kranker Tiere S. 64. Solches Fleisch wird

nach S. 44 untersucht. Nachweis der Erreger sonst ganz ähnlich wie beim Typhus. Auf Malachitgrünagar **87**, der sich bei der Isolierung von Paratyphusbakterien am besten bewährt hat, ist die nachträgliche (ein Tag bei 37⁰, dann ein Tag bei Zimmertemperatur) Schleimwallbildung der einzeln stehenden Kolonien bei Zimmerwärme ein wichtiges Kennzeichen. Prüfung des Serums der Kranken oder Genesenen wie **236**.

238. Bacterium paratyphi A Schottmüller, als Erreger einer typhusähnlichen Erkrankung selten, erst seit dem Kriege häufiger angetroffen, verhält sich kulturell wie Bact. paratyphi B, nur wächst es auf Gelatine wie Bact. typhi, verändert Molke kaum **235** Tab., bildet auf den Typhusnährböden keine Schleimwälle und ist nur durch spezifisches Serum agglutinierbar.

239. Bacterium enteritidis Gärtner bildet, frisch isoliert, genau wie Bact. paratyphi B, *auf Gelatine rahmige Tropfen, im Schrägröhrchen* rahmige, allmählich auf den Boden des Gläschens *herabrutschende Kulturmassen*, auf Agarnährböden *Schleimwälle*, ist ferner bei Fütterung sofort pathogen und bildet koktostabile Ektotoxine.

240. Als **Tierstämme des Paratyphus B** werden die Erreger des *Mäusetyphus*, der *Psittakosis* (ψίττακος Papagei), die *Schweinepestbakterien* (nur Begleitbakterien des filtrierbaren Virus, nicht Erreger, auch Salmonellagruppe genannt mit der Unterabteilung Voldagsengruppe) u. a. zusammengefaßt. Mit ihnen sehr nahe verwandt ist die Gruppe des **Bact. Breslavense** (Känsche). Sie wachsen auf *Gelatine wie Bact. coli*, auf den Typhusnährböden *wie Bacterium typhi* nur üppiger, *ohne Schleimwälle*, so daß sie schon dadurch vom Bacterium paratyphi B zu unterscheiden sind. Um sie voneinander durch Agglutination zu unterscheiden, bedarf man *hochwertigen Immunserums*, da beispielsweise solches vom Bacterium paratyphi B mit Titer 1 : 20000 den Fleischvergifter Känsche bis 1 : 5000 agglutinieren kann. Der *Pfeiffersche Versuch* **143** ist zur Unterscheidung der Enteritisbakterien *nicht zu verwenden*, da mit diesen bakteriolytisches Serum nicht erlangt wird.

241. „Fleischvergiftungen" ebenso wie die „Botulismen", meist als **Massenerkrankungen** auftretend, kommen zustande entweder dadurch, daß das Fleisch eines kranken Tieres genossen wird (auch große Stücke sind im Innern infiziert), oder dadurch, daß die Mikroorganismen, nachträglich auf das Fleisch gebracht, Hackfleisch und Wurst durchwuchern.

Untersuchungen bei Fleischvergiftungen:

A. Epidemiologisch S. 64, **B.** Fleisch nach S. 44, **C.** Stuhl und Blut nach **236 D, D.** Serumprüfung der Fleischvergifteten auch noch einige Zeit nach der Genesung wie beim Widal **142**.

Ruhrbazillen.

242. Echte Dysenteriebazillen, von Shiga entdeckt, von Kruse genau beschrieben, als Erreger der *epidemischen Stäbchenruhr* in der

katarrhalisch oder diphtheritisch *entzündeten Darmschleimhaut*, im *Blut*
und *Schleim der Stühle* gefunden, zeigt weitgehende Übereinstimmung
mit Bacterium typhi, nur sind sie nicht beweglich, auch fehlt den Oberflächenkolonien auf Gelatine die Aderung, ferner machen sie in Trauben-
zucker-Barsiekowlösung später Geıinnung. Lackmus- (oder Chinablau-)
Mannitagar (Agar mit 10% Lackmus- [oder Chinablau-, 5 Tropfen auf
100 ccm] Lösung und 2% Mannit) nicht gerötet bzw. gebläut. Agglutination durch Dysenterieserum; grobkörnige Agglutination charakteristisch.

243. Pseudodysenteriebazillen. Einteilung: 1. Nach **Kruse** durch
Agglutination mit spezifischem Kaninchenserum in die Rassen A
(= **Lentz**: Y; häufig), B (selten), C (selten), D (= **Lentz**: Y; häufig),
E (häufig; säuert Milchzucker), F (= **Strong**; selten), G (= **Strong**;
selten), H (= **Strong**; häufig); I (zersetzen teilweise Mannit nicht;
Agglutination nicht erzielbar), J (= B. dysenteriae **Schmitz 235**). —
Sog. Flexnerbazillen fallen unter verschiedene Rassen.

2. Nach **Lentz** durch Zuckernährböden:

a) Maltose und Saccharose unverändert: Bac. Y (Hiß).

b) Maltose gesäuert, Saccharose nicht: Bac. Flexner.

c) Saccharose gesäuert, Maltose nicht: Bac. Strong.

Untersuchung auf Ruhrbazillen ähnlich wie bei Typhus.

A. durch Züchtung aus Schleimflocken des verdächtigen Stuhles auf
farbigen Milchzuckernährböden ohne Kristallviolett. Große Kolonien erhält man, wenn man Plazenta statt Fleisch für die Nährböden verwendet.

B. Prüfung der bei A erhaltenen Kolonien:

a) Beweglichkeit fehlt.

b) Agglutination. Spezifisches Pferdeserum gut zur schnellen In-
formation, da es meist alle Arten agglutiniert; zur feineren Diagnose
spezifisches Kaninchenserum notwendig.

c) Zuckernährböden s. 2.

d) Geringe Giftigkeit.

C. Untersuchung des Patientenserums wie beim Widal. Bei Typhus-
schutzgeimpften oft auch Ruhrwidal 1:200 und manchmal höher
positiv, sonst Widal bei echter Dysenterie 1:50, bei Pseudodysenterie
1:200 bei grobkörniger Aggluiination beweisend.

244. Bakterien der **Alkaligenes-Gruppe.**
A. In dem Kote Kranker und Gesunder findet man recht oft Bakterien,
deren Kolonien auf Milchzucker-Lackmusagar 84C blau und durchsichtig wachsen, obwohl sie nicht zu den vorher besprochenen Krankheitserregern gehören. Im Gegensatz zu den Varietäten des Kolon-
bakteriums **245** bilden sie unter sich kulturell und serologisch meist
gut zu unterscheidende Arten (H. Gräf), unter denen das eigentliche
Bacterium alcaligenes Petruschky nur selten gefunden wird.

B. Einige dieser Bakterien, meist als *Bact. coli mutabile* bezeichnet, zeigen auf Milchzuckeragar eine sogenannte **Mutation**, indem ihre auf Endoagarschälchen **84 D** anfangs ganz farblosen Kolonien vom 2. Tage an knopfartige, fuchsinrote Erhebungen = Tochterkolonien bilden, von denen festgestellt ist, daß sie aus Bakterien bestehen, die auf neuen Endoagarplatten verstrichen, von Anfang an dunkelrote Kolonien bilden, an denen weiterhin keine Knöpfe mehr hervortreten; während beim Weiterimpfen vom Rande der Mutterkolonie farblose, später wieder rote Knöpfe bildende Kolonien wachsen: Bei Züchtung auf Milchzuckernährböden erhält man hiernach aus Bakterien, welche Milchzucker zunächst nicht vergären, solche, welche die Fähigkeit, Laktase zu bilden, annehmen und dauernd — auch auf fast allen anderen Nährböden — beibehalten, neben solchen, welchen diese Fähigkeit zunächst abgeht, aus denen aber bei Fortzüchtung auf Milchzuckernährböden wieder Laktase liefernde hervorgehen. Ähnliche Vorgänge sind u. a. bei Typhuskolonien auf Rhamnoseagar **236 C f** regelmäßig zu beobachten.

245. Bact. coli Escherich, in großen Mengen im Kote, erregt bisweilen *Entzündung* und *Eiterung*, z. B. Zystitis, wohl auch *Darmkatarrh*: *Offenbar viele*, bisher aber noch nicht genügend unterschiedene Spielarten. Trennung durch Agglutination bisher vergeblich versucht. Auf Blutagar **61** bei mehreren Spielarten regelmäßig Bildung klarer farbloser Höfe (Hämolyse). Auf Stuhlaussaaten regelmäßig neben saftigen üppigen, zarte trocknere, alle für Bacterium coli charakteristischen Merkmale **235** darbietende Kolonien. Bei Fortzüchtung, sowie Übertragung auf andere Nährböden erhält sich dieser Wachstumsunterschied, daher Unterscheidung von mindestens 2 Typen berechtigt. Untersuchung wie beim Typhus:

A. *Züchtung* auf gefärbtem Milchzuckeragar **84 C—E,** nicht auf Malachitgrünnährböden.

B. Prüfung der bei A erlangten verdächtigen Kolonien

a) auf den Nährböden **235** und

b) auf Blutagar **61.**

246. Bacterium acidi lactici, welches häufig die Gerinnung der Milch durch Bildung von Milchsäure aus dem Milchzucker erzeugt, wird der **Aerogenesuntergruppe** zugerechnet, die sich von den Kolonbakterien hauptsächlich durch das Fehlen der Bewegung unterscheidet. Dem Milchsäurebakterium fehlen pathogene Eigenschaften.

Proteusgruppe.

247. Bacterium Zopfii Kurth: *Ziemlich dicke Stäbchen von ganz verschiedener Länge, lebhaft beweglich,* durch *zahlreiche peritriche Geißeln grampositiv, Gelatine nicht verflüssigend,* bewirken *Eiweißfäulnis, nicht pathogen.* An *Gelatinekulturen,* die vom Stich, Strich, auch von der Kolonie ausgehenden *feinen, rundliche Anhänge tragenden Ausläufer*

charakteristisch, die bei schw. Vergr. eine arabeskenartige Zeichnung darbieten, die sich auch im Abklatsch **77** und **97** wiederfindet.

248. Proteus vulgaris Hauser: Wichtiger Eiweißfäulniserreger, auch als Begleitbakterium in erkrankten Organen beobachtet, soll gelegentlich Fleischvergiftung veranlassen (?). Stäbchen *mittlerer Dicke*, in der *Länge außerordentlich schwankend*, mit *zahlreichen peritrichen Geißeln*, *gram* ±, *Gelatine rasch und stark unter Ausschwärmen verschiedenartig gestalteter Bakterienverbände verflüssigend*, Agarschälchen schon in kurzer Zeit mit einem Schleier völlig überziehend, was die Diagnose von Typhus erschweren kann.

Proteus X 19 s. Fleckfieber **301.**

Leuchtbakterien.

249. Bacterium phosphorescens Fischer, den aus dem Meere oder von Meerestieren isolierten *Leuchtbakterien* zugehörig, welche das nicht von einzelnen Punkten, sondern scheinbar von der ganzen Wassermasse gleichmäßig ausgehende *Meerleuchten* auch die *Phosphoreszenz toter* (in manchen Fällen wohl auch erkrankter) *Meerestiere*, sowie des *Fleisches* unserer Schlachttiere bedingen: *Mittelgroße, kurze, unbewegliche Stäbchen, gramnegativ*, am besten auf mit *Seewasser* hergestellten *Nährböden* **90** gedeihend, *Gelatine nicht verflüssigend*, bei Luftzutritt in *smaragdgrünem Phosphoreszenzlicht* leuchtend.

Farbstoffbildner.

250. Bacterium prodigiosum Ehrenberg (prodigium Wunder). Durch *blutroten Farbstoff* auf stärkehaltigen Nahrungsmitteln, sowie *Trimethylamingeruch*, $N(CH_3)_3$, ausgezeichnet: *Mittelgroße, von Kokken oft kaum zu unterscheidende Kurzstäbchen*, daneben längere Stäbchen und kurze Fadenstücke. In jungen Kulturen *beweglich*, 6—8 *peritriche Geißeln, gram* —, *Gelatine verflüssigend. Tötet*, in größeren Dosen eingespritzt, *Meerschweinchen. Zu Versuchen* über die Tröpfcheninfektion, über die Wirkung von Desinfektionsmitteln **165 B**—**D** usw., *viel benutzt.*

Ausstrich von junger *Kartoffelkultur* mit verdünnter Ziehllösung **114 B** 3 Minuten färben!

251. Bacterium pyocyaneum Lücke *färbt Eiter grün bis blau* (πῦον Eiter, κυάνεος blau). *Erregt* gelegentlich, besonders bei Kindern, *Otitis, Pneumonie* usw., *pathogen* für Versuchstiere. *Ziemlich dünne Stäbchen*, auch kurze Fäden, zuweilen kurze, plumpe Formen, *beweglich (monotrich), gram* —, *Gelatine verflüssigend*, grüngelbe Fluoreszenz durch wasserlöslichen Farbstoff und gleichzeitig blaue Färbung durch in Chloroform lösliches kristallisierbares *Pyozyanin* bewirkend. Bilden hitzebeständiges *Hämolysin*, sowie von Emmerich aus alten Bouillonkulturen erlangtes, zur Immunisierung und Heilung namentlich bei Diphtherie empfohlenes *bakteriolytisches Enzym: Pyozyanase. Kulturen* auf Kartoffeln **63** haben einen eigenartigen Geruch, zeigen eine glänzende, gelbe bis braune Auflagerung, auf Agar

197

54 und in Bouillon **52** macht sich die Fluoreszenz **89** und die blau-
grüne Farbe, in Gelatine auch die Verflüssigung bemerkbar.

Den in Wasser, Boden usw. häufigen, gelbgrünen fluoreszierenden
Bakterien, von denen eine die Gelatine verflüssigende Art als

252. Bacterium fluorescens liquefaciens von der nicht verflüssigenden als

253. Bacterium fluorescens non liquefaciens (aus der Gruppe der
verflüssigenden Wasserbazillen) unterschieden wird, *fehlen* bei sonst weit-
gehender Übereinstimmung mit **251** *pathogene Eigenschaften, Pyozyanin
und* der *eigenartige Geruch.*

254. Bacterium syncyaneum Fuchs macht Milch durch Bildung
himmelblauer Flecken an der Oberfläche unappetitlich; Milchwirt-
schaften nur durch peinliche Sauberkeit und gründliche Desinfektion
von dieser „Krankheit der blauen Milch" zu befreien: *kleine Stäbchen
von mittlerer Dicke mit abgerundeten Enden, beweglich* mit endständigem
Geißelbüschel, grampositiv, Gelatine nicht verflüssigend, bilden außer
gelbgrünem *Fluoreszein* noch blaues *Synzyanin, nicht pathogen. Strichkulturen* auf Gelatine **53,** Agar **54** und Kartoffeln **62** sind an der
saftigen grauweißen Auflagerung, sowie an der *braunen, schwarzbraunen,
-grünen, -blauen,* Kulturen in sterilisierter Milch an der bläulich-grauen
Verfärbung des Nährbodens zu erkennen.

Gruppe des Schweinerotlaufbazillus.

255. Bacterium erysipelatos suum Löffler (ἐρυθρός rot, πέλλα
Haut, sus Schwein). Erreger des mit Vorliebe *edle* Schweinerassen
im 1. Lebensjahr (nach dem 3. Monat) befallenden **Schweinerotlaufs**
= Fieber, hämorrhagische Gastroenteritis, Hauterysipel, bei der
milderen Form der *„Backsteinblattern"* nur Urtikariaexanthem; gilt
als Varietät des von Koch aus Faulflüssigkeiten isolierten Erregers
der **Mäuseseptikämie.** Mit *beiden* Erregern, *ziemlich langen, sehr
dünnen,* zuweilen *gebogenen, unbeweglichen, grampositiven, die Gelatine
ganz allmählich erweichenden Stäbchen lassen sich Haus-, nicht aber
Feldmäuse* tödlich *infizieren. Rotlaufstäbchen* mehrmals bei Tierärzten
aus nach Verletzungen entstandenen *Hautausschlägen isoliert.*

Nachweis dsr Erreger:

A. *Mikroskopisch* in den **a)** nach Gram **122 B** gefärbten Organausstrichen: Stäbchen z. T. in den Leukozyten.

b) Nach Gram **122 B** oder **C** gefärbten Organschnitten **105/6:** Kapillaren
zuweilen von den Stäbchen fast ganz verstopft.

B. Durch *Züchtung:* Organstückchen oder Gewebssaft auf mit Nähragar **54** beschickten Petrischälchen verstreichen **71,** oder in geschmolzener Gelatine **53** verteilen und Schälchen gießen **70.** Kolonien
in Form einer zarten Trübung mit bloßem Auge kaum erkennbar, bei
schw. Vergr. wie ein „Knochenkörperchen".

198

C. Durch *Verimpfung* auf Hausmäuse **133 B,** die zusammengekauert mit struppigem Fell und durch Sekret verklebten Augen in dieser Haltung nach 2—5 Tagen ruhig eingehen.

D. *Fortzüchtung* der Reinkulturen als Stichkulturen in **77 A** Gelatine: Bei *Mäuseseptikämie* im Bereiche des Impfstiches erst bei genauerem Zusehen eine *rauchartige* Trübung zu erkennen, die beim *Schweine-rotlauf* dichter und büschelartig „wie eine Gläserbürste" erscheint.

B. Mit der Fähigkeit, Sporen zu bilden: Bacillus im engeren Sinne a) *aërob*, **b)** *anaërob*.

256. Milzbrandbazillus: Erreger der durch schwarzrote Farbe der stark *geschwollenen Milz*, *Blutungen* aus den Schleimhäuten und ins Gewebe (Muskeln), *Lymphdrüsenschwellung* usw. *charakterisierten*, namentlich Schafe und Rinder befallenden *Zoonose*; beim Menschen von Wunden aus den Milzbrand*karbunkel*, nach Einatmung von Sporen beim Transport, beim Bearbeiten von Fellen, Haaren, Wolle usw. tödlichen *Lungen-* oder *Kehlkopf-*, nach Aufnahme mit der Nahrung (sehr selten!) *Darm*milzbrand bewirkend.

Unbewegliche, große, zylindrische, grampositive Stäbchen, im Körper einzeln oder zu kurzen Scheinfäden mit abgerundeten Enden vereinigt. Im gefärbten Blut- oder Organausstrich sanduhrförmig mit eingezogenen Enden (= Kunstprodukt), auch von einer sich meist schwach färbenden Kapsel umgeben; die aus 2—10 Stäbchen bestehenden Fadenstücke an ein Bambusrohr erinnernd. Außerhalb des Körpers wachsen die Stäbchen in den blutigen Ausscheidungen oder auf den gewöhnlichen Nährböden zu langen, in Bündeln parallel angeordneten Scheinfäden aus, die sich bei der Färbung aus lauter zylindrischen Stäbchen mit gerade abgeschnittenen Enden zusammengesetzt erweisen.

In diesen Fällen entstehen bei 20—40° C in regelmäßigen Abständen wie die „Bohnen in der Schote" ovale, stark lichtbrechende Sporen, fast so breit wie die Fäden, und zwar, wie die Färbung ergibt, je eine in der Mitte jedes Stäbchens. Sporen nehmen zum Unterschied von den Bazillen erst bei starker Behandlung mit besonderen Farblösungen die Farbe an, nicht bei der gewöhnlichen Behandlung mit wässerigen Farblösungen; geben die aufgenommene Farbe nur schwer wieder her. Sporen, durch besondere Widerstandsfähigkeit ausgezeichnet, werden erst durch Kochhitze in 2—10 Minuten abgetötet 120, vertragen 5%ige Karbollösungen mehrere Wochen ohne abzusterben.

Untersuchungsmaterial bilden Organe, Blut und Ausscheidungen der Milzbrandtiere, auch damit besudelte Teile, besonders Felle, Haare usw.; ferner Blut und Sekret von Milzbrandkarbunkeln, Auswurf, Blut und Stuhl von erkrankten Menschen; von Verstorbenen Organe und Körpersäfte **137.** Einsendung letzterer angetrocknet an Gipsstäbchen, damit Fäulnisbakterien nicht überwuchern. Nachweis der Erreger im Untersuchungsmaterial durch mikroskopische Unter-

suchung A, Züchtung B und Tierimpfung C. Der Milzbrandbazillus eignet sich als der am (längsten und) genauesten bekannte Infektionserreger und, weil er leicht zu beschaffen und zu züchten ist, am meisten zur Einübung der wichtigeren bakteriologischen Untersuchungsmethoden.

A. Mikroskopische Untersuchung: Untersuchungsmaterial nach **96, 99** bzw. **101** auf Objektträgerausstrichen, färben:

a) mit Gentianaviolett **111 d**: *große, sanduhrförmig eingezogene Stäbchen, die zu 2—10 zu einem Faden verbunden an ein Bambusrohr erinnern und* meist eine un- oder schwachviolett gefärbte *Kapsel tragen.*

b) nach Gram **122 A**: Stäbchen und kurze Ketten zylindrisch mit flachgewölbten Enden, keine Sanduhrform, keine Kapsel. Die nach **105** vorbehandelten und geschnittenen Organe färben **106**;

c) nach der einfachen Schnittfärbung **121 A** oder **B** Stäbchen und Ketten ohne Kapsel und Sanduhrform, liegen besonders in den Kapillaren und kleineren Gefäßen.

d) nach der einfachen Gramfärbung **122 A**: Stäbchen und Ketten dunkelviolett, Kerne ungefärbt;

e) nach Gram mit Nachfärbung **122 B**: wie d, aber Kerne rot;

f) nach Gram-Weigert **122 C**: wie d, Kontrastfärbung schöner.

B. Züchtung: a) Das möglichst frische Untersuchungsmaterial verstreichen nach **71** auf mit Nähragar **54** beschickten Petrischälchen: Bei 37° schon nach 10 Stunden *weiße am Rande aufgelöste Kolonien,* die bei schw. Vergr. wegen des welligen Verlaufs der parallel angeordneten Fäden *an aufgelöste Haarflechten erinnern,* und im mit verdünnter Ziehllösung **114 B** gefärbten Abklatsch **75** und **97** *lange, parallel angeordnete, aus zylindrischen, kapsellosen Stäbchen mit geraden Enden zusammengesetzte Fäden aufweisen.*

b) Aussäen des Materials nach **70** auf Gelatine **53** läßt erst nach 2—3 Tagen die bei schw. Vergr. **24 A** *an ein Medusenhaupt erinnernden,* vielfach *peitschenschnurartige Ausläufer zeigenden Oberflächen* sowie die *geschlossenen rundlichen* bis *wetzsteinförmigen, schwärzlichen, grobgekörnten Tiefenkolonien* erkennen.

c) Zum Nachweis von Sporen auf Haaren diese in Bouillon **52** abwaschen, behufs Abtötung der sporenfreien Bakterien die Bouillon ¹/₂ Stunde auf 80° erhitzen, zentrifugieren und den Bodensatz wie bei a auf Agar ausstreichen!

C. Tierimpfung: a) Von dem Untersuchungmaterial bzw. von dem durch Abspülen usw. der Haare B c gewonnenen Bodensatz Mäusen unter Umständen auch Meerschweinchen etwas in eine Hauttasche **133 B** einbringen!

b) Bei der Sektion **135** der gewöhnlich nach 2—5 Tagen eingegangenen

200

Maus findet man meist *Ödem* an der Impfstelle, *Schwellung* der benachbarten *Lymphdrüsen, Milzvergrößerung* und *Blutungen.*

c) In nach A a und A b behandelten Blut- oder Organ- (Milz-) Ausstrichen der Maus werden „Sanduhr"-Stäbchen mit „Höfen" in Reinkultur angetroffen.

d) In einem hängenden Tropfen **91** von mit steriler NaCl-Lösung auf das 5fache verdünnter Bouillon **52** auf keimfreiem Deckglas finden sich, nachdem nur wenig Milzblut von der Maus darin verteilt ist: *unbewegliche große, zylindrische Stäbchen oder kurze Fäden mit abgerundeten Enden.* An dieser weiterhin bei 37° gehaltenen **Kultur im hängenden Tropfen** ist das *Auswachsen der Bazillen zu langen Fäden,* sowie die *Bildung* von *ovalen, stark lichtbrechenden, von einer Membran umgebenen, in regelmäßigen Abständen innerhalb der Fäden erscheinenden Sporen zu beobachten.* Sporenbildung schon bei schw. Vergr. daran zu erkennen, daß die vorher gleichmäßigen Fäden nunmehr aus einzelnen dunklen Körnern zusammengesetzt erscheinen.

e) In den auf Agar wie bei B a angefertigten Blut- oder Organaussaaten von der Maus finden sich die dort beschriebenen Kolonien in Reinkultur.

f) Eine mit Reinkultur angelegte Stichkultur **77 A** in Gelatine zeigt nach 2—3 Tagen *wurzelartig vom Impfstich ausgehende Ausläufer* sowie *Verflüssigung der Gelatine.*

D. Serologisch: Thermopräzipitation (Ascoli) 1 g Organ (auch gefaultes) mit 4—5 ccm Kochsalzlösung zerkleinern, mehrere Stunden lang schütteln, 5 Minuten im Wasserbad kochen, klar durch Papier filtrieren, 0,25 ccm in kleinem Glasröhrchen mit spezifischem Serum aus einer Kapillarpipette unterschichten: an der Berührungsstelle Bildung eines weißlichen Ringes.

E. Weitere Untersuchungen mit Milzbrand: Kölbchen mit dünner Schicht verdünnter Bouillon (1 : 5) mit der Kultur geimpft bei 37° halten, die Kultur **a)** im hängenden Tropfen **91** auf die Bildung der stark lichtbrechenden Sporen untersuchen! oder

b) im mit Gentianaviolett **111 d** gefärbten Ausstrich **98** feststellen, daß die Bazillen in ihrer Mitte ovale, ungefärbte Stellen = Sporen aufweisen,

c) einen Ausstrich von der Bouillonkultur nach **125** der Sporenfärbung unterwerfen! Bei erfolgter Sporenbildung erweisen sich diese rot, der die Sporen einschließende Bazillenleib aber und Bazillen ohne Sporen blau gefärbt.

F. *Herstellung von* **milzbrandsporenhaltigen Seidenfäden** zur Prüfung von Desinfektionsapparaten und -mitteln **161—165,** sowie zur Konservierung der erlangten Reinkulturen: von der auf *Schrägagar* **54** angelegten, bis zu reichlicher Sporenbildung (mindestens 48 Stunden) bei 37° gehaltenen *Reinkultur,* Verreibungskultur **77 B,** 1 Öse in 1 ccm

steriler 0,85 % iger NaCl-Lösung aufschwemmen; die damit getränkten (sterilen) Seidenfäden im Exsikkator trocknen und im trockenen, mit Chlorkalzium und darüber mit sterilem Wattebausch beschickten, durch paraffinierten Korken verschlossenen Röhrchen vor Licht geschützt aufbewahren!

257. Kartoffelbazillen, mehrere Arten; auf ungenügend sterilisierten Kartoffelhälften **62** oder -keilen **63** weiße oder farbige, schleimige oder fadenziehende Beläge oder runzlich faltige Häute bildend. *Ähnlich lang aber schlanker als der Milzbrandbazillus,* durch *peritriche Geißeln beweglich,* die *Gelatine verflüssigend.* Durch *besonders widerstandsfähige* **41** *ovale, mittelständige Sporen* ausgezeichnet — einige vertragen Koch- und Backhitze. Bilden in der Milch unter *Peptonisierung* des Kaseins *Toxine.* Machen Brot *fadenziehend.*

Nach dem Aufstreuen getrockneter Bodenproben auf Gelatineplatten werden in der Regel 24—48 Stunden später die durch besonders charakteristisches Wachstum ausgezeichneten Kolonien der nachstehenden Erdbazillen angetroffen:

258. Bac. mycoides Wurzelbazillus: makroskopisch an ein Wurzelgeflecht erinnernd, oft für Watteflöckchen oder Pilzkolonie gehalten; Verflüssigung der Gelatine erst nach 2 Tagen; bei schw. Vergr. **24 A** erkennt man, daß nur Scheinverzweigung vorliegt; im mit Gentianaviolett **111 d** nach **120** im Farbklötzchen gefärbten Abklatsch nach **77** und **97** bei st. Vergr. **24 B** parallel verlaufende Fäden aus großen, langen Stäbchen mit geraden Enden; im hängenden Tropfen **91** unbeweglich; bildet ovale mittelständige Sporen.

259. Bac. subtilis Heubazillus: makroskopisch kreisrund, scharfrandig, napf-förmig verflüssigt, mit feiner weißer Randlinie und rundlicher weißer Mitte; bei schw. Vergr. brauner, kreisrunder Randstreifen mit radiär gestellten Ausläufern („Strahlenkranz"); bei st. Vergr. im wie **258** gefäbten Objektträgerausstrich nur kurze Fäden aus großen mittellangen Stäbchen mit abgerundeten Enden; im hängenden Tropfen lebhaft beweglich; bildet ovale mittelständige Sporen.

260. Bac. gyroides Hirnwindungsbazillus, zu den Kartoffelbazillen **257** gehörig: makroskopisch grauweiß, trocken, rundlich, mit leicht gekerbtem Rand, spät verflüssigend; bei schw. Vergr. an die Oberfläche eines Gehirns erinnernd; im wie bei **258** hergestellten Abklastch die großen langen Stäbchen mit abgerundeten Enden in parallelen Zügen und Windungen angeordnet; im hängenden Tropfen **91** schwach beweglich; bildet ovale mittelständige Sporen.

261. Bac. migrans Wanderbazillus: makroskopisch graue flache Tröpfchen von zahlreichen kleineren umgeben; bei schw. Vergr. Ausgangskolonie mit kringelartigen oder spiraligen Ausläufern sowie von zahlreichen kleineren, verschieden großen und verschieden gestalteten, meist kringelartigen Tochterkolonien umgeben, die offenbar durch

202

Fortwandern der Bazillen über den Nährboden hin entstanden sind; im wie bei **258** angefertigten Abklatsch Stäbchen schmäler als bei **258—260** mit abgerundeten Enden in parallelen Zügen und Windungen; im hängenden Tropfen **91** lebhaft beweglich: „Köpfchensporen"

---

262. Die anaëroben Bazillen 263—270, etwa ebensolang wie der Milzbrandbazillus **256,** zylindrisch, mit z. T. zahlreichen peritrichen Geißeln, zu züchten nach den anaëroben Verfahren **79,** verflüssigen meist Gelatine.

263. Bacillus tetani Nicolaier, Erreger des Wundstarrkrampfes. Sporen im Pflanzenfresserdung, Boden, Schutt, Staub, Schmutz weit verbreitet. Wachsen, wenn sie bei komplizierten Frakturen mit diesen Teilen, bei Riß-, Stich- oder Schußwunden mit Splittern, Kleider- oder Papierfetzen (Patronen) und anderen Fremdkörpern, z. B. mit injizierter Gelatine, unter die Haut kommen, nur an der Eintrittspforte. Erzeugen durch Ektotoxin Tiismus und Tetanus (τέτανος von τείνω spanne, τρισμός von τρίζω knirsche).

Zylindrische Stäbchen, etwa halb so dick wie der Milzbrandbazillus **256,** meist Gram mit großer kugeliger „Köpfchenspore" am Ende (Stecknadelform), bei zu kurzen Fadenstücken ausgewachsenen wohl auch an beiden Enden (Hantelform). Bilden auf mit Serum-, Aszites- oder Blutagar **60/61** beschickten Petrischalen, nach **71** aufgeimpft und in Wasserstoff- oder Stickstoffatmosphäre **79 D** oder **E** bei 37° gezüchtet, weißliche Kolonien mit zarten Ausläufern oder schleierartigem Saum.

A. *Mikroskopischer Nachweis* der Erreger im Wundsekret und in den obengenannten aus der Wunde entfernten Fremdkörpern in den damit hergestellten und mit verdünnter Ziehllösung **112 A** gefärbten Ausstrichen.

B. Anaerobe *Züchtung* **79** auf Serum, Aszites-, Blutagar **60/61.** Es empfiehlt sich zunächst, einen Teil des Sekrets oder Fremdkörpers in mit Zuckerbouillon **52** zu $^2/_3$ gefüllte Röhrchen („hohe Schicht") einzutragen, durch 24stündiges Bebrüten eine Anreicherung der Tetanuskeime anzustreben, alsdann zur Abtötung der sporenfreien Saprophyten $^1/_4$ Stunde auf 65° zu erhitzen, zu zentrifugieren und mit dem Bodensatz die anaeroben Kulturen anzulegen.

C. *Tierimpfung*: Mäuse mit dem Wundsekrete, Fremdkörper oder Bodensatz aus der Vorkultur B an der Schwanzwurzel unter die weit unterminierte Haut *impfen* **133 B** und *beobachten*, ob *mit „Robbenstellung" einhergehende tetanische Krämpfe* auftreten, in welchem Fall auch Wundsekret aus der Hauttasche nach A auf Tetanusbazillen und -sporen zu mikroskopieren ist.

D. *Prüfung* der erlangten Kulturen durch Nachweis der Köpfchensporen und Erzeugung von Tetanus bei damit geimpften Mäusen.

203

E. *Fortzüchten* der Reinkulturen in Stichkulturen **77 A** in bis zu ²/₃ mit Serum oder Blutagar **60/61** gefüllten Röhrchen. Zur Prüfung der Kulturen Röhrchen kurz in der Bunsenflamme, zuletzt am Grunde erhitzen, wodurch es gelingt, den Agarzylinder aus demselben herauszutreiben. Durch Halbierung des Zylinders (dabei den für die Anaeroben charakteristischen Geruch beachten) den Impfstich freilegen, davon Ausstriche anlegen, die nach Gram gefärbt, die teils dunkelvioletten teils roten Stäbchen mit den ungefärbten Köpfchensporen, nach der Sporenfärbung **125** behandelt, rote Sporen an den blauen Stäbchen aufweisen.

264. Bacillus botulinus van Ermengem. *Erreger der Wurstvergiftung* (botulus Darm, Wurst). In *mangelhaft konservierten* Würsten, Schinken, Fischen und anderen gewöhnlich *ranzigen Geschmack und Geruch* aufweisenden Fleischwaren, sowie auch pflanzlichen Nahrungsmitteln. Scheidet ein *stark wirkendes Ektotoxin* ab, welches nach Aufnahme mit der Nahrung Lähmungen der Augen-, Schlund-, Kehlkopfmuskeln, auch Sekretionsstörungen hervorruft und unter Lähmung der Atemmuskeln bei etwa 20 % der Vergifteten zum Tode führt. Kochen zerstört das Gift.

Etwas dünner und kürzer als die Milzbrandbazillen, beweglich mit 4—8 peritrichen Geißeln, meist ovale Köpfchensporen bildend. 2 Rassen: eine wächst nur bei 18—25°, die andere auch bei 37°. Auch zur Toxinbindung verschiedenes Antitoxin erforderlich; daher Mischung zweier Heilsera einspritzen.

Das den Botulismus veranlassende Fleisch stammt in der Regel von gesunden Tieren, der Bazillus hat sich erst nachträglich darin angesiedelt; das die gastro-intestinale und typhöse Erkrankung veranlassende Fleisch meist von erkrankten, oft notgeschlachteten Tieren. Letzteres bewirkt Brechdurchfall oder typhusartige Erkrankungen, ersteres dagegen vor allen Dingen Lähmungen und Sekretionsstörungen!

A. *Nachweis der Erreger* in den oft ranzig riechenden Nahrungsmitteln durch anaerobe Züchtung **79,** sowie

B. Verfütterung an Mäuse, Meerschweinchen, Affen oder subkutane Einimpfung bei Kaninchen und Katzen.

C. Prüfung der Kulturen nicht nur mikroskopisch, sondern auch durch den Tierversuch.

D. Fortzüchtung der Kulturen wie bei **263 E.**

265. Den **Buttersäurebazillus** Botkin erhält man, wenn man *Milch* in damit bis zum Hals gefüllter Soxhletflasche mit einer Öse Ackererde versetzt, im Dampfkochtopf 10 Minuten bei 100° und nach dem Abkühlen bei 37° beläßt: Nach 24 Stunden *lebhafte Gärung*; ein Teil der in Gerinnsel und Molke geschiedenen Milch herausgetrieben; starker *Buttersäuregeruch.*

Reinzüchtung der Buttersäurebazillen aus der Molke in zu ²/₃ mit

204

Zuckeragar **54** gefüllten Röhrchen **79 B**: Stäbchen mit Sporen in dem klostridiumartig aufgetriebenen Ende.

266. Bazillus des malignen Ödems, Koch: Die mit Boden, Staub, Schmutz (beim Überfahren, durch unreine Injektionsspritzen usw.) in die zerrissene Muskulatur gelangten Keime erzeugen die höchst bösartige Infektion, wobei sie sich namentlich im Unterhautzell- sowie im Bindehautgewebe, nicht im Blutgefäßsystem verbreiten. Stäbchen mit abgerundeten Enden, dünner als die Milzbrandstäbchen, schwach beweglich mit zahlreichen peritrichen Geißeln z. T. zu kurzen, manchmal gegliederten Fadenstücken auswachsend, bilden ovale, den Bacillus nicht auftreibende Sporen, reichlich nur bei Zusatz von Muskel zu Nährboden oder auf Blutagar. Wachstum in Agar als aufgefaserte Kolonien mit Gasbildung, in erstarrtem Rinderserum mit Gasbildung und Verflüssigung. Kein Fäulnisgestank.

Man verschafft sich die Ödembazillen dadurch, daß man einem Meerschweinchen eine Öse gedüngter Erde in eine Hauttasche **143 B** bringt. In nach Gram **122** gefärbten Ausstrichen von dem blutigen sulzigen Unterhautödem (ohne Gasbildung) des innerhalb 48 Stunden eingegangenen Tieres finden sich die nur bei vorsichtiger Entfärbung grampositiven Stäbchen und Fadenstücke, die sich daraus anaërob züchten lassen.

267. Bacillus phlegmones emphysematosae. Gasbrandbacillus A. Fränkel. Sehr verbreitet, im Kriege oft in Wunden gefunden, zeigt seine pathogenen Eigenschaften erst in zerrissener, in Nekrobiose befindlicher Muskulatur. Kurze, plumpe, unbewegliche, stark Gram + Stäbchen ohne Geißeln; Sporen nur höchst selten und spärlich, besser in dem stärker alkalischen Choleraagar **52, 54**. Geschlossene Kolonien mit Gasbildung. In erstarrtem Rinderserum meist keine Veränderung, nie Gestank. Auf Traubenzuckerblutagar (20 % Menschenblut) gelbgrüner Farbstoff. Für Meerschweinchen stark pathogen unter Gasbildung; nach dem Tode liegen gelassen Vermehrung der Gasbildung darin (Schaumorgane).

268. Uhrzeigerbazillen. Feine Stäbchen, durch die zahlreichen endständigen Sporen stark aufgetrieben. Gram +; lebhaft beweglich. In erstarrtem Rinderserum und in Bouillon mit Muskelstück starker Fäulnisgestank. Für Meerschweinchen wenig pathogen.

260. Paraödembazillen. Ähnlich dem Ödembacillus, doch stinkende Fäulnis erregend und wenig pathogen für Meerschweinchen.

261. Rauschbrandbazillus Bollinger. In gewissen Gegenden im Boden, erzeugt, mit diesem in Wunden gelangt, bei jungen Rindern und Schafen die unter Unterhautödem mit Gas(Emphysem)bildung tödlich verlaufende Krankheit. Stäbchen dünner als der Milzbrandbazillus **256**, mit abgerundeten Enden, beweglich mit zahlreichen peritrichen *Geißeln*, die losgetrennt sich zu dicken *Zöpfen* und korkzieherartigen Gebilden vereinigen können. Läßt sich aus dem Ödem

in Röhrchen mit hoher Schicht Agar **79**, wenn demselben kleine Stückchen von rohem, keimfreiem Fleisch zugesetzt werden, züchten. Besitzt schon im Ödem und Fleisch die *besonders widerstandsfähigen* **41**, großen, ovalen, mittel- oder endständigen *Sporen* in den meist klostridiumartig ($\varkappa\lambda\omega\sigma\tau\acute\eta\varrho$ Spindel) verdickten Stäbchen.

3. Unterabteilung: Schraubenbakterien.

271. Spirillen, Zellen lang, spiralig gekrümmt, korkzieherartig, starr, an einem oder beiden Enden Geißelbüschel. *Krankheitserreger sind nicht bekannt.*

In einem mehrere Tage alten *Heuinfus* oder in *Jauche* wird regelmäßig das $^1/_2$—3 Windungen aufweisende, etwas über 1 μ dicke

A. Spirillum undula gefunden, dessen träge und drehende Bewegungen im hängenden Tropfen **91** gut zu verfolgen sind. Gar nicht selten findet sich daneben das dünnere $1^1/_2$—5 Windungen aufweisende, sich blitzschnell bewegende

B. Spirillum tenue. Heuinfus eignet sich gut zur Einübung der Untersuchung im hängenden Tropfen, es finden sich in ihm meist auch Kugel- und Stäbchenbakterien, ferner Flagellaten und Infusorien, so daß sich seine Untersuchung auch in mit verdünnter Ziehllösung **114 B** gefärbten Ausstrichpräparaten **95** für den Anfänger empfiehlt.

272. Vibrionen. Zellen kurz, starr, nur eine Krümmung, selten mehrere Exemplare zusammenhängend und dann korkzieherartig.

273. Vibrio cholerae Koch, Erreger der asiatischen Cholera. In leichten Fällen *Diarrhöe* ($\chi o\lambda\acute\varepsilon\varrho\alpha$ Dachrinne, oder hebr. choli-ra böse Krankheit), in schweren rasch zur Wasserverarmung (Verlust des Turgors der Haut, Heiserkeit) führender *Brechdurchfall*. Erreger im Darminhalt *und in den obersten Schichten der* besonders in den zwei unteren Dritteln des Ileums befallenen *Darmschleimhaut*, nur ausnahmsweise in den inneren Organen. Endo- (wohl auch Ekto-) Toxine verursachen Magendarmreizung, Abstoßung des Darmepithels und nach Aufnahme in die Körpersäfte Temperaturabfall und Zyanose (Stadium algidum), Wadenkrämpfe, Schädigung des Nierenepithels (Anurie). Entleerungen bei ausgesprochener Cholera rasch fäkulente Farbe und Geruch verlierend, fleischwasser-, mehlsuppen-, zuweilen milchkaffeeartig mit Schleimflocken (abgestoßenem Darmepithel), darin die Erreger oft in Reinkultur.

A. *Mikroskopisches Verhalten*: Mittelgroße „Kommabazillen" **21 C**, meist typische mit etwa $^1/_3$, seltener $^1/_2$ Schraubenwindung, zuweilen ganz kurze ohne erkennbare Krümmung. Daneben besonders in Bouillonkultur aus einer und mehreren Windungen bestehende Schrauben. In älteren Kulturen Involutionsformen; bei längerer Fortzüchtung Schraubenform weniger deutlich. Färbung am besten mit verdünnter

Ziehllösung **114 B,** gramnegativ, monotrich, im hängenden Tropfen **91** die Kommabazillen mückenschwarmähnlich beweglich.

B. *Züchtung* am besten bei 37° auf stärker alkalischen Nährböden **52.** Verflüssigung der Gelatine mehr nach der Tiefe, weniger nach den Seiten hin, gleichzeitig starke Verdunstung der verflüssigten Gelatine, *Choleravibrionen fressen sozusagen ein Loch in die Gelatine:* Trichterförmiger Substanzverlust mit Kolonie am Grund macht im Schälchen den Eindruck eines in der Gelatine eingeschlossenen Luftbläschens. Bei zahlreichen solchen Kolonien Gelatine wie mattgeschliffenes Glas. Junge Kolonien bei schw. Vergr. unregelmäßig, nicht rund, wie bei den meisten Bakterien, größere rundlich, höckerig, grob granuliert „wie mit Glassplittern bestreut", mit durch Verflüssigung und Verdunstung bedingten Reflexen am Rande. In Peptonkochsalzlösung **65 B** — für viele Vibrionen elektiver Nährboden — vermehrt sich der Choleravibrio an der Oberfläche, bildet zartes Häutchen, außerdem Indol und Nitrit **88.** Seine Kolonien auf Agar **54** durch Transparenz nnd bläuliches Irisieren, auf Milchzuckerlackmusagar **84 C** ohne Kristallviolett durch blaue Farbe von Kolikolonien unterschieden. 'Auf Dieudonnés Blutagar (defibriniertes Rinderblut und Normalkalilauge a̅a̅ ¹/₂ Stunde im Dampf sterilisiert und mit Paraffinum liquidum überschichtet vorrätig halten! Davon 30 ccm mit 70 ccm Agar **54** versetzen, damit beschickte Schälchen ¹/₂ Stunde bei 60° trocknen und weitere 24 Stunden bei 20° zum Entweichen des Ammoniaks stehen lassen! Nur zwischen 2 und 8 Tagen nach dem Gießen verwenden! Dabei prüfen, ob Cholera gut, Koli nicht wächst.) wachsen Vibrionen üppig in runden, in durchfallendem Licht glashellen Kolonien, Darmbakterien höchstens kümmerlich. Auf Kartoffeln rotbraune Auflagerung wie bei Rotz.

C. *Übertragung.* Wiederholte, auch tödliche Laboratoriumsinfektionen lassen über die ursächliche Bedeutung des Kochschen Vibrio keinen Zweifel, mahnen zu großer Vorsicht.

D. *Unterscheidung von ähnlichen Vibrionen:* Selten durch das Mikroskop (manche mehr Geißeln), zuweilen durch Kultur und Tierversuch, am sichersten durch den Agglutinations- **141** und den Pfeifferschen **143** Versuch. Manche verflüssigen gar nicht, andere stärker als der Vibrio cholerae, z. B. nach Art des Heubazillus **259. Vibrio proteus** von Finkler aus älterem, und **Vibrio helcogenes** von Fischer aus frischem Stuhl bei einheimischem Brechdurchfall gezüchtet. Letzterer Mäusen unter die Haut gespritzt, macht Hautgeschwüre (ἕλκος Geschwür). Von Deneke aus Käse (τυρός Käse) gezüchteter **Vibrio tyrogenes** verflüssigt stärker als Vibrio cholerae, schwächer als Vibrio proteus, bildet Indol, letzterer nicht. Kulturen des von Dunbar aus *Elbwasser* (Albis Elbe), auch aus Stuhl Durchfallkranker gezüchteten **Vibrio albensis** sowie die von Fischer aus Meerwasser isolierten **Vibrio indicus** (Westindien) und **balticus** (Ostsee, Kieler

207

Hafen) leuchten im Dunkeln. Von Gamaleia aus Stuhl und Blut bei einer unter Durchfall verlaufenden Geflügelepidemie gezüchteter **Vibrio Metschnikovi** erzeugt bei Tauben tödliche Septikämie, Vibrio cholerae tut das nicht.

274. Feststellung der Cholera nach der Anweisung des Bundesrats zur Bekämpfung der Cholera von 1904 (Deckblätter von 1907 und 1915) in vom Staate bestimmten Instituten:

A. Untersuchungsmaterial. a) *Ausleerungen* (im Erbrochenen nur selten Choleravibrionen), etwa 10—20 ccm (ohne Zusatz von Desinfektionsmitteln oder auch Wasser) von choleraverdächtigen Kranken, Genesenen oder von Ansteckungsverdächtigen (Gesunden aus der Umgebung Cholerakranker), wenn nötig Stuhl durch Glyzerin herbeiführen; von Kranken außerdem 6 Deckglasausstriche, womöglich von Schleimflöckchen der Entleerung (nach dem Antrocknen in Fließpapier gewickelt in der Deckglasschachtel zu verpacken!) sowie 3 nacheinander mit der gleichen Öse von der Ausleerung (tunlichst Schleimflöckchen) bestrichene Agarschrägröhrchen (von der nächsten Untersuchungsstelle zu beziehen!). Bei Massenuntersuchungen nur 1—2 ccm Stuhl.

b) Frisch mit Ausleerungen beschmutzte *Wäsche* nebst 6 Deckglasausstrichen und 3 Agarschrägröhrchen wie bei a beschickt.

c) Von der *Leiche* (Obduktion bald nach dem Tod, zu beschränken auf die Bauchhöhle) dicht oberhalb der Ileozökalklappe entnommenes, 10 cm langes, nach an beiden Enden doppelter Unterbindung entnommenes *Darmstück*.

d) Etwa 3 ccm durch Venenpunktion oder mit keimfreiem Schröpfkopf entnommenes *Blut von* unter choleraverdächtigen Erscheinungen *erkrankt Gewesenen*; ev. Zusatz von Karbol 1:200.

Zur *Aufnahme* von a—d starkwandige *Pulvergläser* (nicht mit Desinfektionsflüssigkeit ausgespült, sondern ausgekocht) mit gut schließendem Glas- oder frisch ausgekochtem Korkstöpsel verwenden, fest verschließen und mit Pergamentpapier überbinden, alles genau bezeichnen und in *fester Kiste* (nicht Zigarrenkiste oder Pappschachtel!) — immer nur Objekte von dem gleichen Fall in einer Kiste mit Angabe der Person, auch der Zeit der Entnahme — mit Holzwolle, Heu, Stroh oder Watte gut verpacken, verschnüren, versiegeln, mit deutlicher Adresse und dem Vermerk „Vorsicht, menschliche Untersuchungsstoffe" versehen und tunlichst bald der nächsten Untersuchungsstelle übergeben. Sendung durch die Post als „dringendes Paket" bestellen, Untersuchungsstelle hiervon telegraphisch benachrichtigen! Anschrift: kein Name, nur Untersuchungsamt.

e) Auch *lebende Cholerakulturen* — am besten auf *Agar* frisch angelegte in zugeschmolzenen Röhrchen — unter den gleichen Vorsichtsmaßregeln versenden. Röhrchen mit Filtrierpapier, Watte oder Holzwolle gehörig

umwickelt, in Blechgefäß mit übergreifendem, gut schließendem Deckel stecken, Blechgefäß in fester Kiste wie oben verpacken!

B. Mikroskopische Untersuchung: Von Ausleerungen, Darminhalt, besudelter Wäsche, Aa—c, und zwar womöglich von Schleimflöckchen:

a) mit verdünnter Ziehllösung **114 B** *gefärbte Objektträgerausstriche* auf fischschwarmartig angeordnete sowie

b) mit Peptonlösung **65 B** angefertigte *hängende Tropfen* **91** sogleich und nach ¹/₂ stündigem Bebrüten auf bewegliche, nötigenfalls Ausstriche vom hängenden Tropfen, wie a behandelt, auf gefärbte Kommabazillen durchsuchen!

C. Züchtung: a) *Plattenkulturen*: 4—6 Ösen oder einige Tropfen auf eine Dieudonnéplatte bringen, mit Glas- oder Platinspatel verreiben; mit demselben Spatel noch eine weitere Dieudonné- und zwei Agarplatten nacheinander bestreichen. Bei ersten Fällen zwei Plattenreihen. Sind keine Dieudonnéplatten vorhanden, gewöhnliche Agarplatten nehmen; doch auf die erste Platte nur eine Öse.

b) *Peptonlösung*: 1 ccm des Materials in ein Kölbchen mit 50 ccm bringen; in besonders wichtigen Fällen dies dreimal machen. Oder große Mengen Material (Darmschlinge) in 500 ccm.

c) Choleraverdächtiges *Wasser*: zu 1 Liter 100 ccm Peptonstammlösung (10 g Pepton, 10 g Kochsalz, 1 g Kaliumnitrat und 20 g Soda in 100 ccm dest. Wasser) zusetzen, in Kölbchen zu 100 ccm verteilen. Brutschrank.

D. Weitere Verarbeitung: Aus den *Peptonkölbchen* nach 5—8 Stunden 4 Ösen auf eine Dieudonnéplatte bringen und mit Spatel auf diese und 2 Agarplatten verteilen. Dasselbe nach 18—24 Stunden.

Von den Plattenkulturen nach 8—16 Stunden die verdächtigsten Kolonien auf Agglutination prüfen.

Zu beschaffen ist rechtzeitig vom Kaiserlichen Gesundheitsamt Choleraserum (Kaninchenserum, für Agglutination mit dem Titer 1 : 2000 oder Pferdeserum 1 : 5000) und Normalserum vom Kaninchen.

a) *Vorläufige* Agglutination in hängendem Tropfen. Verwendet werden, falls das Serum Cholerabakterien in der Verdünnung 1 : 100 sofort agglutiniert, was durch Versuch mit einer sicheren Cholerakultur festzustellen ist, auch die 4fache und die 10fache Konzentration, mithin die Verdünnung 1 : 250 und 1 : 1000 vom Normalserum 1 : 25, außerdem physiologische NaCl-Lösung. Eintragen einer kleinen Menge der verdächtigen Kolonie in die hängenden Tropfen der Choleraserumverdünnung 1 : 250, 1 : 1000, der Normalserumverdünnung 1 : 25 und der physiologischen NaCl-Lösung. Prüfung gilt als positiv, wenn in den beiden letzten Röhrchen Agglutination ausbleibt, in den beiden ersten aber spätestens nach 20 Minuten Bebrüten deutlich eintritt. Wenn auch ohne spezifisches Serum Flockenbildung (bei sehr jungen Kulturen), Probe an der 12 bis 15 Stunden alten Kultur wiederholen.

b) *Quantitative, endgültige* Agglutination **141.**

209

E. **Zur Feststellung abgelaufener Cholerafälle** prüfen, ob das Serum des Genesenen nach 142 Choleravibrionen agglutiniert, und der Pfeiffersche Versuch 144 positiv ausfällt.

F. **Begutachtung:** Positives Ergebnis nach Ausfall der Agglutinationsprobe. Negatives wenn auch die zweite, nach 18—24 Stunden vorgenommene Aussaat aus dem Peptonkölbchen keine Choleravibrionen ergeben hat.

Bei *Ansteckungsverdächtigen* ist *Cholera als nicht vorhanden* anzusehen (*Genesene gelten als nicht mehr ansteckungsfähig*), wenn bei 2 (3) durch einen Tag getrennten Untersuchungen des Stuhls Cc, d Choleravibrionen nicht gefunden wurden.

4. Unterabteilung: Actinomycetes.

275. Diese Mikroorganismen sind wegen ihrer häufigen Verzweigungen zwischen die Bakterien und Schimmelpilze zu setzen.

1. Gruppe: Corynebacterium (Diphtheroide), ungleichmäßig gestaltet, zugespitzt oder keulenförmig. Keine Sporen, geringe Verzweigung.

2. Gruppe: Mycobacterium (Tuberkelbazillenähnliche). Infolge einer wachsartigen Substanz in charakteristischer Weise färbbar, geringe Verzweigung.

3. Gruppe: Actinomyces (Streptothrix, Oospora). Vielfache Verzweigung, lange Fäden.

1. Gruppe. 276. Bakterien der Diphtheriegruppe: *Mittelgroße*, wegen Mannigfaltigkeit der Form und Größe *an Involutionsformen erinnernde*, meist *keil-* oder *keulenförmige*, vielfach leicht *gebogene*, auch *spindel-* oder *walzenförmige*, beiderseits zugespitzte, *unbewegliche grampositive* Stäbchen; *palisadenartig, winklig* oder *gekreuzt* gelagert; mit Methylenblau, auch Fuchsin, meist ungleichmäßig, in einzelnen Segmenten gefärbt, sog. Zebrafärbung; in der Kultur nicht selten mit echter Verzweigung.

277. Bacterium diphtheriae Löffler: Regelmäßig in den *diphtherischen Belägen* (διφϑέρα Haut, häutiger Belag, hier Pseudomembran) der Schleimhaut (Wunde) oder auf der *Oberfläche der* erkrankten — erkrankt gewesenen — *Schleimhaut* (Rachen, Kehlkopf, Luftröhre, Nase, Auge, Ohr, Vulva usw.), nur ausnahmsweise in dem Blut und den inneren Organen. Häufig *winklig* in *V-Form*, auch *gekreuzt* oder *in unregelmäßigen Haufen* gelagert, Stäbchen meist *schlank*, einzeln gelagerte in der Regel mindestens *7mal*, von winklig angeordneten jedes mindestens *5mal so lang als breit*.

Auf Löfflerserum 59 bei 35° schon nach 6 Stunden soeben erkennbare, nach 16—20 Stunden kleinstecknadelkopfgroße *grauweiße, schleimige Kolonien mit Stich ins Gelbliche*.

Einreibung der Reinkultur in gewisse Schleimhäute erzeugt bei Versuchstieren eine der menschlichen Diphtherie ähnliche Erkrankung. Die zur Feststellung der Pathogenität übliche subkutane Einspritzung

210

133 Ca von 0,5 ccm 1 tägiger *Bouillonkultur* auf je 100 g Körpergewicht *tötet Meerschweinchen in 2—5 Tagen* (Ödem an der Injektionsstelle, *Pleuraerguß, Hyperämie der Nebennieren*).

Nach intrakutaner Injektion Rötung und Infiltration, ev. Nekrosen; noch $^1/_{200}$ der tödlichen Dosis auf diese Weise nachweisbar.

Im übrigen von **278—281** noch durch **Neißers Körnchenfärbung 126** unterschieden: Im so gefärbten Rachenabstrich sowie Abklatsch oder Ausstrich der am besten 9—20 Stunden auf Löfflerserum **59** oder Blutagar **61** bei 35° gehaltenen Aussaaten findet sich regelmäßig in jedem Ende oft auch noch in der Mitte des bräunlichgelb gefärbten Stäbchens ein großes schwarzblaues Körnchen (Volutin). Zum Vergleich andere Bakterien mit beginnender Sporenbildung untersuchen.

278. Pseudodiphtheriebakterien: Auf gesunder und erkrankter Haut und Schleimhaut, insbesondere der Nase, vorkommend. Meist *kürzer und dicker als* **277**, vorwiegend *palissadenartig* gelagert, schon *bei 18° auch auf den gewöhnlichen Nährböden*, und zwar *üppiger als* **277,** wachsend; *nicht pathogen.* In Präparaten von 9—20 Stunden bei 35° gehaltenem Löfflerserum *bei der Neißerfärbung* **126** meist *keine*, nur ganz *ausnahmsweise spärliche Körnchen;* Gram meist auch bei langer Entfärbung +.

279. Xerosebakterien: Namentlich auf Konjunktiva und Nasenschleimhaut vorkommend, nicht Erreger der Xerosis conjunctivae epithelialis (ξηρός trocken), meist ebenfalls *plumper als* das Diphtheriebakterium, durchweg *zarter und langsamer wachsend, nicht pathogen, bei Neißerfärbung* **126** nur ganz ausnahmsweise spärliche Körnchen.

Aknebazillen: den vorigen sehr ähnlich.

280. Von Reiner Müller bei **Geflügeldiphtherie** gefundene **diphtheriebazillenähnliche Stäbchen,** *kleiner als* **277—279,** machen auf Blutagar **61** wie **279** *Hämolyse*, wachsen auf nicht mit Blut, Milch usw. versetztem Agar nur anaerob, erzeugen bei Versuchstieren *Abszesse*, geben *nicht* Neißers Körnchenfärbung **126.**

281. Saprophytische Corynebakterien finden sich manchmal in der freien Natur; meist farbstoffbildend, oft Gelatine verflüssigend.

282. Bakteriologische Diagnose bei Diphtherie „Di.":

A. *Entnahme und Einsendung* des verdächtigen Materials **137.**

B. Anlegen der Kulturen **71** und Anfertigen der Objektträgerausstriche **95:** *Wattetupfer* tunlichst bald nach dem Abstreichen der Schleimhaut oder Wunde **277** unter Andrücken und gleichzeitigem Drehen in 6 bis 8 Strichen *über Löfflerserum* **59** in Schälchen, und weiterhin *über mindestens 3 Objektträger hinwegführen*; Schälchen bei 35° halten!

Bei *Nachuntersuchungen* zur Feststellung, ob der Betreffende noch **Di.**-Bakterien ausscheidet, kann von Objektträgerausstrichen abgesehen werden, und es genügt, wenn die Kulturen erst nach 10—20 Stunden untersucht werden.

211

C. *Untersuchung der Objektträgerausstriche*: Einen *nach Gram* **122,** sofern für **Di.** charakteristische Stäbchen gefunden werden, den zweiten *nach Neißer* **126,** den dritten *mit Löfflerblau* **112 A** *färben*! Wenn sich die für **Di.** charakteristischen Stäbchen in typischer Lagerung **277** finden und die Neißerschen Körnchen aufweisen, darf sofort die Diagnose **Di.** gestellt werden.

D. *Untersuchung des Serumschälchens B nach 6—8 Stunden*: Mit sterilen **38 B** Deckgläsern (halben Objektträgern) angefertigte *Abklatsche* **75** *nach Gram* **122** und, sobald für **Di.** charakteristische Stäbchen in typischer Lagerung vorhanden, auch *nach Neißer* **126** *färben*! Diagnose **Di.** stellen und Untersuchung abschließen, wenn auch typische Neißerkörnchen gefunden werden, dagegen Untersuchung nach E und nötigenfalls nach F, falls grampositive Stäbchen nicht nachzuweisen sind, oder Gestalt und Lagerung von der für **Di.** typischen abweichen, oder falls Körnchen fehlen! Nötigenfalls Beschaffung eines neuen Abstriches vom selben Fall!

E. *Untersuchung des Serumschälchens B nach 16—20 Stunden*: Durchmustern auf für **Di.** *verdächtige Kolonien* **277,** *Ausstriche* **95** von solchen *nach Gram* **122** *und nach Neißer* **126** *färben*! Bei Massenuntersuchungen kann man auf einem Objektträger mehrere, bis zu 10 verschiedene Ausstriche in bestimmter Reihenfolge anlegen. Diagnose auf **Di.** stellen und Untersuchung abschließen, sofern für **Di.** charakteristische Stäbchen in typischer Lagerung mit Neißerkörnchen gefunden sind! Bei abweichendem Verhalten der Kolonien und der Stäbchen Tierversuch nach F.

F. Zur *Prüfung der Pathogenität* von 24 Stunden bei 35⁰ gehaltener Reinkultur des fraglichen Stäbchens in Bouillon zwei 200—300 g schweren Meerschweinchen je 0,5 ccm auf 100 g Körpergewicht subkutan **133 C ª,** dem einen außerdem zugleich 0,1 ccm Diphtherieheilserum einspritzen! Bleibt das mit Serum gespritzte am Leben, während das nur mit Kultur gespritzte nach 2—5 Tagen mit für **Di.** charakteristischem Befund **277** eingeht, so bestand die fragliche Kultur trotz abweichenden mikroskopischen und kulturellen Verhaltens aus **Di.**-Bakterien.

283. Anderweitige Befunde bei Diphtherieuntersuchungen: In Rachenabstrichen bei Angina diphtherica finden sich neben **Di.**-Bakterien oft Streptokokken **216,** letztere bei *Angina scarlatinae* oft nahezu in Reinkultur, desgleichen bei manchen Fällen von *Angina tonsillaris*, in anderen überwiegend Staphylokokken **211,** bei Plaut-Vincentscher Angina im Abstrich massenhaft **Bacterium fusiforme:** ziemlich große, spindelförmige (fusus Spindel), lückenhaft färbbare Stäbchen, sowie gleichzeitig feine **Spirochäten**, beide gramnegativ; ihre Züchtung nur selten geglückt. Auch bei *Stomatis ulcerosa, Noma* und anderen gangränösen Prozessen beide Mikroorganismen massenhaft im Ausstrich. Zum Nachweis der Spindelstäbchen und

212

Spirochäten bei Plautscher Angina Objektträgerausstriche **95** färben mit verdünnter Ziehllösung **114 B** oder einem Tuscheausstrich **103** herstellen!

284. Bact. mallei Löffler, Erreger des Rotzes der *Einhufer*, der von diesen gelegentlich auch auf Ziegen, Hunde, Kaninchen, Raubtiere und *Menschen* übergeht; findet sich in den ulzerierenden Knoten an den Eingangspforten (Haut, Bindehaut, Nasen-, Mund-, Respirationsschleimhaut), in dem aus Roseolen hervorgehenden Blasenausschlag, in den multiplen abszedierenden, in torpide Geschwüre übergehenden Knoten der Haut und Weichteile, in den rasch einschmelzenden Knötchen der inneren Organe und in den namentlich beim chronischen Rotz (dieser in etwa 50%, akuter stets tödlich) häufiger entzündeten Lymphgefäßen und Drüsen:

Unbewegliche mittelgroße Stäbchen, teils sehr kurz, teils ähnlich lang wie **Di.**-Bakterien **277,** aber schlanker, auch mit kolbig verdickten Enden und zuweilen sich nicht gleichmäßig färbend, gram —, gehören zu den schwerer färbbaren, indes die Farbe leicht abgebenden Bakterien; liegen im Gewebe einzeln zwischen oder in Gruppen in den Zellen; wachsen bei 22—40°, am besten bei 37°, auf Serum **58** oder Glyzerinagar **54** als saftige Tropfen, *auf Kartoffeln* **63** *als gelb- bis rotbrauner schmieriger Belag*, auf Gelatine **53** bei 22° nur langsam und ohne Verflüssigung. Kulturen oft schon nach 14 Tagen abgestorben.

Während Hausmäuse immun sind, sterben die hierzu meist benutzten *Feldmäuse* nach 5—8 Tagen, *Meerschweinchen* nach 1 bis 4 Wochen. Die 2—4 Tage nach Einverleibung von Rotzmaterial in die Bauchhöhle **133 C e** männlicher Meerschweinchen auftretende *Hodenschwellung* und -vereiterung wird diagnostisch verwertet, kann indes auch durch andere Bakterien entstehen. Organe der eingegangenen Versuchstiere von gelblichen Knötchen und Herden durchsetzt. Wiederholt Laboratoriumsinfektionen, daher größte Vorsicht bei rotzverdächtigem Material! Entnahme und Einsendung **137.**

Rotzdiagnose: Prüfen, ob

a) nach Einspritzung von *Mallein* (Kulturextrakt nach Art des Alttuberkulins hergestellt, die Körperwärme mindestens um 2° steigt;

b) *Serum des kranken Menschen* (Tieres) noch in der Verdünnung 1 : 400 Rotzbakterien bei 37° in 24 Stunden agglutiniert **220;**

c) Komplementbindung **146** eintritt;

d) verdächtige Kolonien der *Aussaaten* **71** *von Eiter, Nasenschleim, Auswurf* auf Glyzerinagar **54,** auch auf Kartoffelkeilen **63** typisch wachsen und Reinkulturen *durch spezifisches Serum* bis zum Endtiter agglutiniert werden **141 ;**

e) Aufschwemmungen vom rotzverdächtigen Material *männlichen Meerschweinchen in die Bauchhöhle* gespritzt Hodenentzündung machen und

sich aus Eiter, peritonitischen Belägen oder vorhandenen Knötchen der inneren Organe nach **d** Rotzbakterien nachweisen lassen.

2. Gruppe: **Mycobacterium. 285. Säurefeste Bakterien:** Unbeweglich, mittelgroß, teils schlank und gleichmäßig, teils mehr oder weniger vielgestaltig, an Diphtheriebakterien 277 erinnernd; nehmen infolge einer wachsartigen Leibes- (Hüll-) Substanz Farben nur schwer an, so daß Anilin-, Karbolsäure- oder Kalifarblösungen **112—114** oft sogar unter Erwärmen, verwendet werden müssen, halten aber die angenommene Farbe selbst bei Einwirkung von 5—25 % igen wässerigen Lösungen von Säuren eine Zeitlang zurück. Manche auch alkoholfest, d. h. mehrere Minuten lange Behandlung mit reinem, wässerigem oder Säurealkohol (Salzsäure 3, 60 %iger Alkohol 97 ccm) entfärbt sie nicht. Durchweg grampositiv; soweit sie auf Gelatine wachsen **288,** nicht verflüssigend.

286. Bacterium (Mycobacterium) tuberculosis, Koch. Nach Vorkommen, Gestalt, Wachstum, Tierpathogenität unterschieden: Typus humanus A, bovinus B und gallinaceus C; verursacht bei Warmblütern Bildung der Tuberkel, kleiner gefäßloser Knötchen, die aus von proliferierten Gewebszellen abstammenden, größeren epitheloiden (darunter mehrkernigen: Riesenzellen), sowie aus kleineren, aus den Gefäßen eingewanderten lymphoiden Zellen bestehen. In der Mitte einsetzende Koagulationsnekrose führt beim Menschen und Affen zur Verkäsung und dann gewöhnlich zur Verschwärung, Kavernenbildung usw.; beim Rind pflegt Verkalkung, beim Meerschweinchen käsige Pneumonie zu folgen.

Auf erstarrtem *Rinder*serum **58,** Agar **54** mit 4 % Glyzerin, Kartoffelkeilen **63,** die in Bouillon mit 4 % Glyzerin **52** gekocht sind, bilden die Tuberkelbazillen „Tb.“ vom Typus humanus und bovinus bei 29—42⁰, am besten 37⁰, erst nach 2—3 Wochen kleine grau- bis gelblichweiße, trockne, derbe Schüppchen, dagegen die noch bei 45 bis 50⁰ wachsenden vom Typus gallinaceus schon nach etwa 8 Tagen dicken, weißen, schmierigen Belag. Stäbchen in den Kulturen zu S-förmigen Strähnen angeordnet, zuweilen kürzere Fäden mit echter Verzweigung und kolbig verdickten Enden; im Tierkörper nach subduraler, intrarenaler oder intraarterieller Einspritzung öfters an junge Aktinomyzesdrusen **293** erinnernde Ansiedelungen.

A. Typus humanus, häufigster Erreger der *menschlichen,* Lunge, Darm, Haut, Knochen, Gelenke, Drüsen, Gehirn usw. befallenden, *Tuberkulose:* Schlanke, gleichmäßig dicke, nicht selten fiedelbogenartig gekrümmte Stäbchen mit abgerundeten Enden, oft übers Kreuz, auch bündelartig gelagert, wachsen rascher und kräftiger, bilden daher auf mit 2 % Glyzerin versetzter Bouillon **52** ein dickeres, gleichmäßigeres Häutchen als Typus bovinus B. Subkutane Einspritzung hat bei Meerschweinchen erst nach 6—8 Wochen den Tod an allgemeiner Tuber-

kulose, bei Kaninchen und Rindern aber nur örtliche, zur Ausheilung neigende Veränderungen zur Folge.

B. Typus bovinus, Erreger der *Tuberkulose der Säugetiere*, besonders der Rinder, wegen der aus perlgrauen, stecknadelkopf- bis walnußgroßen Knoten bestehenden Wucherungen auf den serösen Häuten auch *Perlsucht* genannt; aber auch beim Menschen, besonders Kindern, in einem kleinen Prozentsatz Erreger einer meist lokal bleibenden, oft ausheilenden primären Darm- und Halslymphdrüsentuberkulose: Dicker, plumper, unregelmäßiger gestaltet, sich öfter ungleichmäßig „in Körnchen" färbend, langsamer und schwächer als der Typus humanus wachsend, auf 2 %iger Glyzerinbouillon ein dünneres, netzartiges Häutchen bildend. Nach subkutaner Injektion sterben an allgemeiner Tuberkulose Meerschweinchen schon nach 3—5, Kaninchen nach 8 Wochen, Rinder nach 2—10 Monaten; nach intravenöser Kaninchen schon in 3 Wochen; mit Typus humanus ebenso geimpfte Kaninchen zeigen erst nach Monaten eine chronische Tuberkulose.

C. Typus gallinaceus, Erreger der Geflügeltuberkulose, besonders bei Hühnern, Tauben, Enten und Gänsen; befallen ist hauptsächlich die Leber. Bei der Papageientuberkulose meist Typus humanus, seltener bovinus und gallinaceus; gallinaceus einmal auch beim Schwein gefunden. Stäbchen noch pleomorpher als beim Typus bovinus, in der Kultur vom Typus humanus und bovinus leicht zu unterscheiden (siehe oben!). Nur Typus gallinaceus erzeugt, auf Hühner verimpft, Tuberkulose; er macht bei Meerschweinchen nur lokale, ausheilende Veränderung, bei Kaninchen und Mäusen aber allgemeine Tuberkulose.

287. Bacterium (Mycobacterium) leprae Hansen, Erreger des Aussatzes, massenhaft in den ganz allmählich zusammenfließenden, schließlich ulzerierenden Hautknoten und Wülsten (Lepromen) bei der *tuberösen*, in geringer Zahl bei der *makulo-anästhetischen Lepra*, bei der zunächst die peripheren Nerven degenerieren, später Schwund oder Nekrose der davon versorgten Weichteile und Knochen folgt· Frühzeitige Infiltration und Verschwärung der Nasenschleimhaut, von der zahlreiche Stäbchen in den Nasenschleim gelangen (R. Koch), ist für die Erkennung, Verbreitung und Verhütung des Aussatzes wichtig. Erreger den menschlichen **Tb.** ähnlich, aber Enden etwas verjüngt, im Sekret oder Gewebssaft oft zigarrenbündelartig gelagert, im kranken Gewebe oft intrazellulär, kranzförmig angeordnet, häufig auch in kugeligen Klumpen „Globi" in „Leprazellen" (Lymphspalten?). Mit wässerigem Fuchsin **111 b** nach manchen Autoren schon in 7 Minuten färbbar, auch weniger säure- und alkoholfest als **Tb.** Bei Züchtungsversuchen wachsen Diphtheroide, die vielleicht die Form des Erregers auf künstlichen Nährböden sind. Tierversuche erfolglos.

Nachweis der Erreger mikroskopisch **a)** in Ausstrichpräparaten aus Nasenschleim, Geschwürssekret, nach Anstechen der Hautknoten

215

(Lepromen) austretendem Gewebssaft oder durch Verstreichen ausgeschnittener Hautknoten hergestellt;

b) in Schnitten der erkrankten Teile. Färbung **bei a und b** nach der Tuberkelbazillenfärbung **123.**

288. Sog. säurefeste Bakterien aus Milch, Butter, Gras, Dung usw., morphologisch den Pseudodiphtheriebakterien **278** ähnlich, säure- aber nicht alkoholfest. Bilden schon bei 20⁰ auf den gewöhnlichen Nährböden **53/4** in wenigen Tagen dicke, schmierige, weiße, gelbliche oder rötliche, später oft runzlig-faltige Auflagerungen. Intraperitoneal erzeugen größere Mengen der Reinkulturen bei Meerschweinchen ähnliche Knötchenbildung usw. wie Impfung mit **Tb.,** indes heilt sie aus, nur bei gleichzeitiger Einspritzung einiger ccm Butter sterben die Tiere nach 1—2 Wochen. Es gelang aber nie, mit diesen Knötchen weitere Meerschweinchen zu infizieren. Ähnliche Stäbchen im menschlichen Auswurf bei *Lungengangrän* beobachtet.

289. Aus Fischen, Fröschen, Blindschleichen isolierte Erreger (?) der **Kaltblütertuberkulose** mikroskopisch und kulturell ähnlich wie **288.** Umzüchtung aus **166** behauptet, aber nicht erwiesen.

290. Die namentlich junge Tiere im Spätsommer und Herbst befallende, unter blutigen Durchfällen stets tödliche **Pseudotuberkulose der Rinder,** bei der in chronischen Fällen der Dünndarm, in akuten auch der Dickdarm hämorrhagisch entzündet ist, wird durch morphologisch den „Grasbazillen" **288** ähnliche Stäbchen verursacht, die in ungeheuren Mengen Darmschleimhaut und Gekrösdrüsen durchsetzen, in kugeligen Haufen, ähnlich wie Leprabakterien angeordnet sind und zur Entstehung von Riesenzellen, aber nicht von Tuberkeln führen. Züchtung und Verimpfung auf andere Tiere bisher nicht gelungen, bei Rindern Übertragung nur durch Verfütterung. Die **Pseudotuberkulose der Nagetiere** wird durch Bakterien aus der Enteritisgruppe **239** hervorgerufen.

Der Nachweis der Erreger bei der Pseudotuberkulose erfolgt in nach der Tuberkelbazillenfärbungsmethode **123** behandelten Ausstrichen **101** der Dünndarmschleimhaut.

291. Smegmabakterien, im Sekretausstrich säure- aber nicht alkoholfest, Züchtbarkeit bestritten, nicht pathogen.

Zum Nachweis derselben Smegmaausstriche **95** nach der Tuberkelbazillenfärbung behandeln, aber nicht mit 70%igem Alkohol differenzieren!

292. Bakteriologische Diagnose der Tuberkulose. Der diagnostisch wichtige Nachweis der Tuberkelbazillen in Se- und Exkreten, sowie dem Körper entnommenen (Punktions-) Flüssigkeiten und Gewebsteilen erfolgt meist mikroskopisch, selten kulturell, sowie durch Verimpfung auf Meerschweinchen.

216

A. Zur *Erkennung der Krankheit* schon *in den frühesten Stadien*, noch bevor **Tb.** in die Se- und Exkrete übertreten, hat sich *Kochs Alttuberkulin* aufs beste bewährt.

Agglutination mit Patientenserum **142** erwies sich als diagnostisch nutzlos. Differenzierung der säurefesten Bakterien durch Serum bisher vergeblich versucht.

B. *Mikroskopischer Nachweis*:

a) mit der Tb-Färbung *in Schnitten und* **direkten Ausstrichen** (auf neuen Objektträgern!); Ausstriche aus Gewebe durch Zerquetschen und Verreiben kleiner Stückchen zwischen 2 Objektträgern herstellen! Von Punktionsflüssigkeiten, Urin usw. das Sediment ausstreichen. Auswurf in einer außen schwarz lackierten Glasschale ausbreiten, unter Vermeiden von Speichel, Speiseresten und anderen Fremdkörpern stecknadelkopfgroße Stückchen aus der Mitte der schleimigen, schleimigeitrigen oder eitrigen Massen, am besten von einer sog. Linse, auf Objektträger in gleichmäßiger, sehr dünner Schicht bis zum Trocknen verreiben. Verwechslungen: a) mit Smegmabazillen bei Urinuntersuchung: daher hier nach Entfärbung nach 15 Minuten 70%igen Alkohol einwirken lassen; b) mit Pseudotuberkelbazillen im Sputum, wenn nicht genügend energisch entfärbt wurde. Verdacht besonders bei sehr kurzen, plumpen Bazillen.

b) mit der **Tb**-Färbung in *nach* **Anreicherung** gemachten Ausstrichen; zu empfehlen nicht nur bei spärlichen Tb, sondern stets, wenn es nur auf den Nachweis der **Tb.** ankommt: 2—5 ccm Sputum (Stuhl, Eiter, Gewebsteile usw.) mit der 4—5fachen Menge einer 10—15%igen wässerigen Lösung von *Antiformin* (enthält NaOCl und NaOH $\overline{aa}$, löst durch naszierendes Cl und O fast alle Bestandteile, auch Bakterien außer Sporen und **Tb.**) übergießen! Durchschütteln und bis zur Homogenisierung oder Verflüssigung (etwa 1 Stunde bei Sputum; länger bei Gewebsteilen, die zweckmäßig im Gefriermikrotom zerschabt oder sonstwie zerkleinert werden) stehen lassen! Hierauf entweder *zentrifugieren*, einige Ösen Sediment auf dem Objektivträger ohne Verstreichen, zum besseren Haften mit etwas *Eiweißlösung* (5 ccm Eiklar, 1 l H_2O, 1 ccm Formalin) eintrocknen lassen; oder Reagenzglas etwa zu $^2/_3$ mit der homogenisierten Flüssigkeit füllen, 1 ccm *Ligroin* (bei 90—120⁰ aus amerik. Rohpetroleum abdestilliert, Mischung von Heptan C_7H_{16} und Oktan C_8H_{18}) hinzusetzen, verkorken, während 10 Minuten wiederholt kräftig durchschütteln! Einsetzen in ein *Wasserbad von 65⁰* bewirkt, daß die infolge der wachsartigen Leibessubstanz mit Ligroin gut benetzten **Tb.** mit diesem rasch aufsteigen. Von der *Grenzschicht* zwischen Ligroin und Antiformin-Mischung 3 Ösen entnehmen und wie oben auf dem Objektträger eintrocknen lassen! Auf einem Objektträger kann man mehrere Proben untersuchen. Fixieren in der Flamme, färben nach **123**!

C. Züchtung: Nach **135** vorsichtig aus dem Innern befallener Organe

entnommene Teile, nötigenfalls nach Zerquetschen zwischen sterilen Objektträgern auf der Oberfläche von 4—5 Schälchen (Röhrchen) mit erstarrtem Serum **58** oder 4%igem Glyzerinagar **59** oder Glyzerin-kartoffeln (Kartoffelkeile in ·Röhrchen **63** mit 4%iger wässeriger Glyzerinlösung ³/₄ Stunden dem gespannten Dampf bei ¹/₂ Atmosphäre **42** ausgesetzt, nach Abgießen der Glyzerinlösung noch 5 Minuten im strömenden Dampf 41) oder Hesses Heydenagar (enthält im Liter je 5 g Nährstoff Heyden und Kochsalz, 5 ccm Normalsodalösung, ferner 30 g Glyzerin und 10—20 g Agar) gründlich verreiben und verteilen, Pfropfen der Röhrchen paraffinieren **46 C**, Kulturen bei 37° halten! Nach 24—48 Stunden Abklatsche **75** auf sterilen Deckgläsern nach **123** gefärbt, auf die inzwischen bereits zu S-förmigen Strähnen vermehrten **Tb.** untersuchen! Strähne auf Heydenagar bei schw. Vergr. zuweilen schon nach 2—3 Tagen zu erkennen; Kulturen vom 10. Tage ab auf mit bloßem Auge erkennbares Wachstum beobachten!

Falls neben **Tb.** andere Bakterien da sind, Organe, Sedimente von Körperflüssigkeiten oder, wenn nötig, Eiter, Se- und Exkrete usw. mit 15%igem Antiformin nach **B b** homogenisieren, gleichzeitig die anderen Bakterien abtöten, zentrifugieren und den mehrfach mit 0,85%iger NaCl-Lösung gewaschenen Bodensatz wie oben behandeln!

D. Verimpfen des verdächtigen Materials, bei Abwesenheit anderer Bakterien ohne weiteres oder, wenn nötig, nach Zerkleinerung, sonst erst nach Zerstörung der anderen Bakterien durch Antiformin und Aus-waschen des Zentrifugates wie bei C, in die Bauchhöhle oder unter die Haut von *2, besser 3 Meerschweinchen* nach **133 C e**. Nach 10 Tagen kann die nächstgelegene Lymphdrüse herausgenommen und nach Be-handlung mit Antiformin mikroskopisch untersucht werden. Einge-gangene oder frühestens nach 17 Tagen getötete Tiere genau, und zwar auch mikroskopisch untersuchen (bei Zweifeln auch Kulturen anlegen und auf weitere Tiere verimpfen!); Geschwür an der Einstichstelle und geschwollene, von z. T. verkästen Knötchen durchsetzte Inguinaldrüsen, falls **Tb.** dabei unter die Haut gelangt waren; Netz zusammengerollt mit z. T. verkästen Knötchen; Tuberkel im Peritoneum, Mesenterial- und andere Lymphdrüsen vergrößert, z. T. verkäst; stark vergrößerte Milz; Leber von gelben nekrotischen Herden und grauen Knötchen durchsetzt; Lunge meist nur mit einzelnen grauen Knötchen. — Meer-schweinchenimpfung, als schärfster Nachweis vereinzelter **Tb.** wohl nach Einführung des Antiforminverfahrens B b jetzt seltener nötig.

3. Gruppe. **293. Aktinomyces bovis** Harz, verursacht die **Strahlen-pilzkrankheit:** beim Rind geschwulstähnlich, besonders an Zunge und Kiefer, mit z. T. vereiterndem Granulationsgewebe nebst Bindegewebs-wucherung oder Knochenauftreibung; beim Menschen chronisch phleg-monös mit Fisteln (Mund, Rachen, Gesicht, am Hals oder an den inneren Organen, der Brust- oder Bauchwand). Infektion wohl mit Getreide-spelzen durch Verletzungen, kariöse Zähne usw. Im Gewebe und Eiter

die diagnostisch wichtigen, kleinstecknadelkopfgroßen, gelblichen, sich fettig anfühlenden „Aktinomyzeskörner": eine oder mehr kugelige Pilzkolonien, jede an der Oberfläche mit radiär ($\dot{\alpha}\varkappa\tau\dot{\iota}\varsigma$ Strahl) gestellten Kolben nach Art einer Kristalldruse dicht besetzt, im Innern ein Knäuel von etwa 0,5 µ dicken verästelten Fäden, z. T. zu kugeligen Gebilden (Konidien) zerfallen. Die Kolben am Ende der Fäden, nur im Körper angetroffen, entstehen wohl durch Vergallertung der Membran, sind zum Unterschied von den Fäden nur z. T. grampositiv 122. Kulturen mit den für die Aktinomyzeten charakteristischen Merkmalen 22 besonders auf Serum 58, Glyzerinagar 54, Kartoffeln 63, am besten bei 37⁰, aber immer nur aus einigen der Körner, manchmal nur anaerob, zu erhalten. Die derben, gebirgsreliefartigen, auch in den Nährboden hineinwachsenden Auflagerungen zuweilen schwefelgelb, ja rötlich. In Bouillon 52 nach Impfung mit zerkleinertem Kulturmaterial kugelige Myzelien am Grunde der klaren Flüssigkeit. Erzeugung der Krankheit mittels Reinkulturen selten geglückt.

Aktinomyzeskörner, z. T. schwarz gefärbt, finden sich beim **Madurafuß** (Madura: Stadt in Vorderindien), einer mit Zerstörung auch der Knochen einhergehenden, nur durch Amputation heilbaren Fußgeschwulst (Mycetoma pedis). **Actinomyces madurae** ähnlich Actinomyces bovis; Infektion durch Dornen vermutet. Impfung nicht geglückt.

Von den vielen *übrigen Aktinomyzeten* nur *wenige tierpathogen*; die anderen oft mit Färbung des Nährbodens (braun, rot, gelb, violett oder himmelblau) wachsend; manche bilden Höfe auf Blutagar, alle verflüssigen Gelatine. Beim Wachsen der Aktinomyzeten an der Glaswand oberhalb des Nährbodens oder in anderen sehr dünnen Nährbodenschichten bilden sich mehlig weiße, konzentrische, aus Konidien bestehende Ringe.

Nachweis der Erreger: A. *mikroskopisch.* **a)** Aktinomyzeskörnchen zwischen 2 Objektträgern zerdrücken, Tropfen von mit Wasser 4fach verdünntem Formalin aufbringen, Deckglas auflegen 92 und die drusenartig angeordneten Kolben erst bei schw., dann bei st. Vergr. einstellen!

b) Schnitt von der erkrankten Rinderzunge usw. nach Gram-Weigert 122 C färben: Fäden und kuglige Gebilde in der Mitte der Druse durchweg, Kolben am Rande nur zum Teil stark blau. Gewebe rosa gefärbt.

B. *Züchten.* Aktinomyzeskörner aus frischem Eiter in steriler physiologischer NaCl-Lösung wiederholt abspülen, auf Schrägröhrchen mit Agar, Glyzerinagar 54, Serum 58, Kartoffelkeilen 63 übertragen, auf der Oberfläche verreiben, schließlich in den Nährboden hineindrücken, einige Körner auf den Boden von mit Agar und Glyzerinagar in hoher Schicht gefüllten Röhrchen bringen 79 B. An den angegangenen Kulturen auf das oben beschriebene Wachstum und den modrigen Geruch achten!

219

5. Unterabteilung: Desmobakterien 21 D.

Beggiatoen: Desmobakterien *ohne* Scheide.

294. Beggiatoa alba Vaucher. (Beggiato ital. Arzt): In unreinem Wasser graue, flottierende Massen, oder schafpelzähnliche Überzüge. Im zwischen Objektivträger und Deckglas ausgebreiteten Tropfen 92 die etwa 4 μ dicken Fäden, schon bei schw. Vergr. durch die Körnung auffallend; bei st. Vergr. ist nur an den weniger von schwarzen rundlichen Schwefelkörnern durchsetzten Fäden deren Aufbau aus flachen, scheibenartigen Zellen zu erkennen. (Gliederung ähnlich wie bei der im Präparat meist auch vorhandenen **Oscillaria viridis** Vaucher (oscillum Schaukel, cilleo bewege), den Phykochromazeen zugehörig). Eigenartig gleitende und pendelnde Bewegung der Beggiatoen.

Chlamydobakterien: Desmobakterien *mit* Scheide ($\chi\lambda\alpha\mu\acute{v}\varsigma$);

295. Sphaerotilus natans ($\sigma\varphi\alpha\~\iota\varrho\alpha$ Kugel, $\tau\acute{\iota}\lambda o\varsigma$ das Zerzupfte): schleimige, weißliche bis rötliche, flottierende Rasen, von widerlich süßlichem Geruch; Fäden aus etwa 8 μ langen, 2,5 u. breiten Zellen, von dicker Scheide umgeben. Makroskopisch ähnlich wie Beggiatoa und Sphaerotilus verhalten sich **Leptomitus** lacteus und **Saprolegnia Thuretii,** den Oomyzeten **19 A** zugehörig, deren verzweigte Fäden mehr als 30 μ dick, bei Leptomitus an den Grenzen der länglichen, ein Zellulinkorn einschließenden Zellen stark eingeschnürt, bei den Saprolegnien mit kugeligen Endsporangien. Das in Wasserleitungen gelbliche, faserig gallertartige Massen bildende **Selenosporium aquaeductuum** ($\sigma\varepsilon\lambda\acute{\eta}\nu\eta$ Mond) trägt an den verzweigten Fäden spindel- oder sichelförmige Sporen mit Querscheidewänden.

296. Cladothrix dichotoma Cohn ($\varkappa\lambda\acute{\alpha}\delta o\varsigma$ Zweig, $\delta\acute{\iota}\chi\alpha$ zweifach, $\tau\acute{\varepsilon}\mu\nu\omega$ trenne), im Oberflächenwasser häufig; charakteristisch ist die Pseudoverzweigung der etwa 3 μ dicken Fäden.

Eisen- oder manganhaltiges Brunnen- und Quellwasser enthält häufig die „Eisenbakterien":

297. Crenothrix polyspora Cohn ($\varkappa\varrho\acute{\eta}\nu\eta$ Quelle): Dünnes festsitzendes Ende 1—2 μ, weites freies bis 7 μ dick, in der Scheide fadenförmig angeordnete zylindrische Zellen nach dem freien Ende hin an Höhe ab-, an Dicke zunehmend, schließlich nur noch etwa halb so hoch als dick, und weiter in je 2 größere kugelige Makrogonidien, oder durch Teilung nach 3 Richtungen in je 16 kleinere Mikrogonidien zerfallend, die aus der Scheide ausgetreten, zuweilen auch durch sie hindurch zu neuen Fäden auswachsen. Im letzteren Fall Scheide mit Wirtel junger Fäden.

298. Leptothrix ochracea Kütz ($\lambda\varepsilon\pi\tau\acute{o}\varsigma$ zart, $\dot{\omega}\chi\varrho\acute{o}\varsigma$ ockerfarbig): 1—2 μ dicke gerade Fäden aus zylindrischen Zellen, etwa doppelt so lang als dick, in dünner Scheide.

299. Gallionella ferruginea Ehrenberg (ferrugo Rost): Bei den 1—2 μ dicken Fäden die beiden Enden von der Mitte ab zopfartig ineinander verflochten, Scheide sehr dünn.

220

Scheiden bei **297—299** gelbbraun vom ein- und aufgelagerten Ferri-(Mangani-) hydroxyd S. 35, das die eingeschlossenen Zellen usw. mehr oder weniger verdeckt, die erst durch verdünnte HCl sichtbar werden.

Zum Nachweis von **297—299** braune Flocken aus Stehproben Fe-haltigen Wassers mit der Pipette **147** fischen und **a)** Tropfen zwischen Objektträger und Deckglas untersuchen: bräunliche starre Fäden von **297** und **298**, zopfartig verflochtene von **299; b)** Tropfen auf dem Objektträger eintrocknen, fixieren und mit Karbolgentiana **116** färben: Die meisten Fäden nur blaß, vereinzelte von **299** stark gefärbt, bei einigen von **297** und **298** in der blassen Scheide die gut gefärbten Zellen; **c)** Tropfen wie bei b, aber nach dem Fixieren $^1/_2$ St. mit 1 Teil HCl und 3 Teilen H_2O behandeln: Von **299** nichts mehr zu sehen, bei den meisten Fäden von **297** und **298** Scheide blaß, Inhalt gut gefärbt.

Anhang.

300. Krankheiten mit filtrierbarem Virus.

Bei einer Reihe von Infektionskrankheiten, wie bei Masern, Scharlach, infektiöser Parotitis, kennt man die Krankheitserreger noch gar nicht. Dagegen ist zuerst für die **Peripneumonie der Rinder** und für die **Maul-** und **Klauenseuche,** dann für die **Rinder-, Hühner-** und **Schweinepest,** die **Variola** und **Vakzine,** die **Tollwut,** das **Epithelioma contagiosum** der *Hühner* und *Tauben,* das **Gelbfieber** und die **spinale Kinderlähmung** festgestellt, daß ihr Virus durch Filter, welche die kleinsten Bakterien zurückhalten, hindurchgeht. Den Erreger der Peripneumonie (Lungenseuche) der Rinder hat man in Kollodiumsäckchen im Tierkörper gezüchtet, er macht in Bouillon Trübungen, auf Agar mit bloßem Auge eben noch erkennbare Kolonien. Die Erreger selbst erscheinen bei 2000facher Vergrößerung als soeben erkennbare Pünktchen; bei den übrigen Krankheiten mit filtrierbarem Virus sind Züchtungen nicht gelungen; man spricht von „unsichtbaren" Krankheitserregern, da man Erreger bisher in dem Virus nicht mit Sicherheit zu sehen vermochte. Ein Hindurchgehen des Virus durch Bakterienfilter hat man mehrfach erst erreicht, wenn man den Infektionsstoff stark verdünnt auf die Filter brachte. Doch ist zu bemerken, daß auch Protozoen von beträchtlicher Größe (Bodo) diese Filter passieren.

301. Fleckfieber. Erreger (da Rocha Lima) nachweisbar in den Magenepithelien von Läusen, die am Kranken gesogen haben. Wahrscheinlich sehr kleines Bakterium. Das Blut des Kranken agglutiniert, wohl durch Paragglutination, eine bestimmte Proteusart X 19. — Agglutination: Schrägagarkultur mit 2 ccm NaCl Lösung abschwemmen; je 1 Tropfen in 1 ccm der Serumverdünnungen. — 1 : 50 beweisend; 1 : 25 nur wenn vorher negativ war und jetzt stark ist.

302. Diagnostisch verwertbare Zelleinschlüsse.

A. Nach Impfung der Kaninchenhornhaut mit **Variola-** oder **Vakzine**virus findet man in den Hornhautzellen die bis 3 μ großen, die Kern-

färbung gebenden rundlichen, nackten oder von einer Hülle umgebenen **Guarnierischen Körperchen** so regelmäßig (Wiederholung der Korneaimpfung nach 3 Wochen bleibt ohne Erfolg), daß man die Korneaimpfung der Kaninchen zur Unterscheidung der Windpocken von den echten in zweifelhaften Fällen benutzt.

Nachweis der Körperchen in den nach Heidenhain 132 gefärbten Hornhautschnitten.

Schnellnachweis nach Paul: Skarifizieren der Hornhaut eines Kaninchens, Einreiben des auf Objektträger angetrocknet eingesandten Materials. — Nach 2 Tagen Töten des Tieres, Bulbus in Sublimatalkohol 102. Es erscheinen Erhabenheiten mit kraterförmiger Einsenkung. Verarbeiten zu Schnittpräparaten und Färben wie oben.

B. Im Ammonshorn (auch einigen anderen Stellen des Gehirns, nicht im Rückenmark) lassen sich bei an **Tollwut** gestorbenen Menschen und Tieren in den Pyramidenzellen da, wo sie mit denen der Fimbrie zusammenstoßen, durch nachstehende Behandlung die $1-17\,\mu$ großen rundlichen oder ovalen, karmoisinrot gefärbten **Negrischen Körperchen** (1903) von wabenartiger Struktur mit Vakuolen, Membran und blauen Innenkörperchen in den hellblauen Ganglienzellen, deren Kerne blau, deren Kernkörperchen schwarzblau gefärbt sind, nachweisen. Erythrozyten zinnoberrot. Auch im frischen Quetschpräparat von der Ganglienzellenschicht des Ammonshornes gelingt der Nachweis der Körperchen bei Färbung nach Fixierung in Methylalkohol und Entwässerung mit absolutem Alkohol.

$1-3$ mm dicke Scheiben aus der Mitte des Ammonshornes 30 bis 40 Minuten in wasserfreies Azeton von 37°, hierauf 60—75 Minuten in verflüssigtes Paraffin vom Schmelzpunkt 55—60° bringen! Schnittserien, auf Objektträger angetrocknet, mit Xylol und absolutem Alkohol behandelt, färben: 1 Minute in Eosin extra B Höchst 0,5 g + 100 ccm 60%igem Alkohol, in Wasser spülen; 1 Minute in Löfflerblau 190 A einlegen, in Wasser spülen, mit Fließpapier trocknen; differenzieren in absolutem Alkohol, dem auf 30 ccm 5 Tropfen einer 1%igen Lösung von NaOH zugesetzt sind; differenzieren bis zur Blaßrosafärbung und weiter in absolutem Alkohol, dem auf 30 ccm 1 Tropfen 50%ige Essigsäure zugesetzt ist, bis Ganglienzellenzüge nur noch schwach blau erscheinen; in absolutem Alkohol kurz abspülen, mit Xylol aufhellen, in Kanadabalsam einbetten!

Diagnose der Wutkrankheit: Bei Auffindung der Negrischen Körperchen wird die Diagnose auf Tollwut gestellt; sonst müssen Aufschwemmungen des verdächtigen Gehirns und Rückenmarks Kaninchen unter die Dura sowie in die Rückensmuskeln eingespritzt werden, und dann muß beobachtet werden, ob sich bei den subdural geimpften in der 3. Woche, bei den intramuskulär geimpften innerhalb von 3 Monaten die Erscheinungen der stillen oder rasenden Wut zeigen.

Sachregister.

Zahlen bedeuten Seiten.

Roßberg'sche Buchdruckerei, Leipzig